AF842261

Thieme

Gelenkschutz

Florentina Van Ginneken

73 Abbildungen

Georg Thieme Verlag
Stuttgart • New York

Bibliografische Information der Deutschen Nationalbibliothek
Die Deutsche Nationalbibliothek verzeichnet diese Publikation in der Deutschen Nationalbibliografie; detaillierte bibliografische Daten sind im Internet über http://dnb.d-nb.de abrufbar.

Ihre Meinung ist uns wichtig! Bitte schreiben Sie uns unter:
www.thieme.de/service/feedback.html

© 2025. Thieme. All rights reserved.
Georg Thieme Verlag KG
Oswald-Hesse-Straße 50, 70469 Stuttgart, Germany
www.thieme.com

Printed in Germany

externe Redaktion: Nicole Meyer, Stuttgart
Projektmanagement: Sina Majer
Zeichnungen: WEYOU GmbH
Covergestaltung: © Thieme
Bildnachweis Cover: © Thieme
Satz: Druckhaus Götz GmbH, Ludwigsburg
Druck: Westermann Druck Zwickau GmbH, Zwickau

DOI 10.1055/b000 000 937

ISBN 978-3-13-245639-6 1 2 3 4 5 6

Auch erhältlich als E-Book:
eISBN (PDF) 978-3-13-245641-9
eISBN (epub) 978-3-13-245646-4

FSC www.fsc.org MIX Papier | Fördert gute Waldnutzung FSC® C110508

Wichtiger Hinweis: Wie jede Wissenschaft ist die Medizin ständigen Entwicklungen unterworfen. Forschung und klinische Erfahrung erweitern unsere Erkenntnisse, insbesondere was Behandlung und medikamentöse Therapie anbelangt. Soweit in diesem Werk eine Dosierung oder eine Applikation erwähnt wird, dürfen die Lesenden zwar darauf vertrauen, dass Autor*innen, Herausgeber*innen und Verlag große Sorgfalt darauf verwandt haben, dass diese Angabe dem Wissensstand bei Fertigstellung des Werkes entspricht.
Für Angaben über Dosierungsanweisungen und Applikationsformen kann vom Verlag jedoch keine Gewähr übernommen werden. Jede*r Benutzende ist angehalten, durch sorgfältige Prüfung der Beipackzettel der verwendeten Präparate und gegebenenfalls nach Konsultation eines/r Spezialist*in festzustellen, ob die dort gegebene Empfehlung für Dosierungen oder die Beachtung von Kontraindikationen gegenüber der Angabe in diesem Buch abweicht. Eine solche Prüfung ist besonders wichtig bei selten verwendeten Präparaten oder solchen, die neu auf den Markt gebracht worden sind. **Jede Dosierung oder Applikation erfolgt auf eigene Gefahr des Benutzenden.** Autor*innen und Verlag appellieren an alle Benutzenden, ihnen etwa auffallende Ungenauigkeiten dem Verlag mitzuteilen.
Marken, geschäftliche Bezeichnungen oder Handelsnamen werden nicht in jedem Fall besonders kenntlich gemacht. Aus dem Fehlen eines solchen Hinweises kann nicht geschlossen werden, dass es sich um einen freien Handelsnamen handelt.
Das Werk, einschließlich aller seiner Teile, ist urheberrechtlich geschützt. Jede Verwendung außerhalb der engen Grenzen des Urheberrechtsgesetzes ist ohne Zustimmung des Verlages unzulässig und strafbar. Das gilt insbesondere für Vervielfältigung und Verbreitung in gedruckter Form, Übersetzung, Übertragung und Bearbeitung in andere Sprachen oder Fassungen sowie die Einspeicherung und Verbreitung in elektronischen Medienformen (z. B. CD-Rom, DVD, USB-Speicher, Datenbank, cloud-basierter Dienst, e-book und sonstige Formen des electronic publishing) und auch öffentlicher Zugänglichmachung (z. B. Internet, Intranet oder andere leitungsgebundene oder -ungebundene Datennetze), u. a. durch Wiedergabe auf stationären oder mobilen Empfangsgeräten, Monitoren, Smartphones, Tablets oder sonstigen Empfangsgeräten per Download (z. B. PDF, ePub, App) oder Abruf in sonstiger Form etc.
Wo datenschutzrechtlich erforderlich, wurden die Namen und weitere Daten von Personen redaktionell verändert (Tarnnamen). Dies ist grundsätzlich der Fall bei Patient*innen, ihren Angehörigen und Freund*innen, z. T. auch bei weiteren Personen, die z. B. in die Behandlung von Patient*innen eingebunden sind.
Die abgebildeten Personen haben in keiner Weise etwas mit der Krankheit zu tun.
Thieme Publikationen streben nach einer fachlich korrekten und unmissverständlichen Sprache. Dabei lehnt Thieme jeden Sprachgebrauch ab, der Menschen beleidigt oder diskriminiert, beispielsweise aufgrund einer Herkunft, Behinderung oder eines Geschlechts. Thieme wendet sich zudem gleichermaßen an Menschen jeder Geschlechtsidentität. Die Thieme Rechtschreibkonvention nennt Autor*innen mittlerweile konkrete Beispiele, wie sie alle Lesenden gleichberechtigt ansprechen können. Die Ansprache aller Menschen ist ausdrücklich auch dort intendiert, wo im Text (etwa aus Gründen der Leseleichtigkeit, des Text-Umfangs oder des situativen Stil-Empfindens) z. B. nur ein generisches Maskulinum verwendet wird.

Vorwort

Seit nunmehr fast zehn Jahren beschäftige ich mich mit dem Thema Gelenkschutz. Vom berühmt-berüchtigten Zettel bis zur letzten Fassung meiner Gelenkschutzbroschüre sind mittlerweile fünf Generationen an Ausgabematerialen für interessierte Menschen entstanden. Mit jeder Person, die aufgrund von rheumatischen Beschwerden zu mir kommt, lerne ich dazu, sehe Grenzen, Fehler und erkenne neue essenzielle Zusammenhänge. Gewichtungen werden verlagert, Informationen umformuliert und neu recherchiert, sogar Reihenfolgen ändern sich. Kaum ist eine neue Broschüre entstanden und wird zum ersten Mal in der Therapie ausprobiert, finde ich neuerliche Denkfehler, Mängel und Diskrepanzen. Wir wachsen somit immer noch, der Gelenkschutz und ich. Doch so unvollkommen meine Abhandlungen in meinen Augen auch sind, sie zeigen Wirkung.

Egal welches Buch oder welche Zeitschrift Sie aufklappen: Wenn über Ergotherapie bei rheumatischen Erkrankungen geschrieben wird, werden immer zuerst Schienenbau und Hilfsmittelversorgung genannt, während der Gelenkschutz wie eine kleine graue Maus darauf wartet, endlich zu Wort zu kommen. Und bekommt er tatsächlich einmal Gelegenheit, sich darzustellen, handelt es sich allenfalls um eine halbe Seite. Das vorliegende Buch ist daher ein Herzensprojekt, das diesem Thema endlich den Platz in der Therapie einräumen soll, den es verdient.

Vielleicht finden Sie Fehler, haben Anwendungsschwierigkeiten, sehen die für Sie passende Umsetzbarkeit auf den ersten Blick nicht. Das kann passieren. Lassen Sie sich Zeit und probieren Sie aus. Was Sie hier in Händen halten, sind meine Erfahrungen, gestützt auf wissenschaftliche Erkenntnisse. Sie bekommen viele Hintergrundinformationen, die Ihnen ermöglichen sollen, den Gelenkschutz in eine für Sie passende Form zu gießen. Keinesfalls möchte ich Ihnen meine Art aufbürden, sondern Ihnen nur eine Variante zeigen, die bereits erprobt ist und gut funktioniert. Allerdings ist auch diese Variante im Wandel. Sogar während der Schaffung dieses Buches hat sich gegenüber den Kursen, die ich wenige Monate zuvor noch gegeben habe, einiges verändert. Die Auseinandersetzung mit dem Thema fördert die Reflexion und damit den Optimierungsprozess. Mein Ziel ist es, Ihren Umgang mit dem Gelenkschutz zu fördern und Veränderungen anzuregen.

Autorin

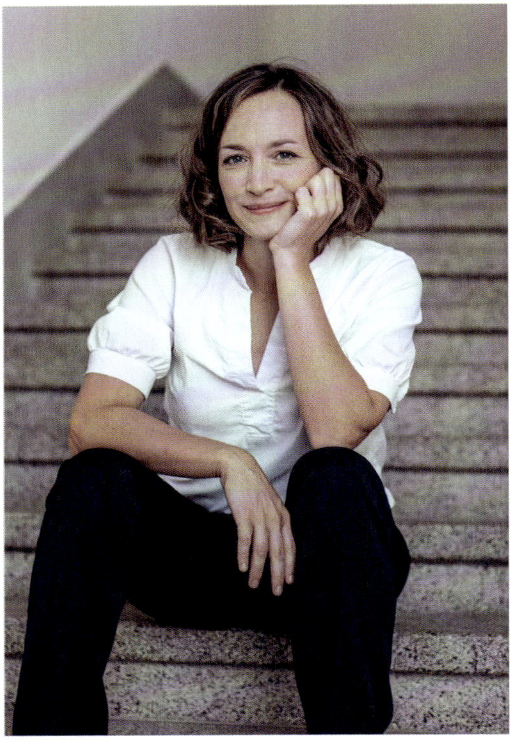

Florentina Van Ginneken (Quelle: @ Jennifer Vass)

Florentina Van Ginneken, BSc., MSc., ist seit 2014 Ergotherapeutin. Hierfür schloss die gebürtige Österreicherin das Studium in den Niederlanden im Schnelldurchlauf ab und absolvierte gleichzeitig im letzten Studienjahr die einjährige Ausbildung zur Handtherapeutin in Rotterdam. Frisch verheiratet und schwanger zog sie direkt im Anschluss mit ihrem Mann zurück in ihr Heimatland, um die erste handtherapeutische Ergotherapiepraxis des Burgenlandes zu eröffnen.

Über vier Jahre war Florentina Van Ginneken Chefredakteurin der österreichischen Fachzeitschrift ergotherapie und absolvierte unter einer der ersten Studienabgänger*innen den Studiengang „Angewandte Gesundheitswissenschaften" an der Fachhochschule in Krems. Mit mittlerweile zwei Kindern ausgestattet schloss sie dieses Studium 2020 ab und zog gleichzeitig mit ihrer Praxis in ein nahegelegenes Gesundheitszentrum. Dort intensivierte sie die Zusammenarbeit mit dem ansässigen Rheumatologen und verfeinerte ihre Arbeit im Bereich der rheumatologischen Handtherapie.

In den Jahren 2022 und 2023 widmete sie sich verstärkt verschiedenen Kommunikationstechniken und machte die Ausbildung zum Supervisor und Coach in Motivational Interviewing. Durch die Auseinandersetzung mit den Themen Motivation und Veränderungsmanagement konnte auch ihre Arbeit im Gelenkschutz klient*innenzentrierter und zielgerichteter angewandt werden.

Seit 2020 gibt Florentina Van Ginneken regelmäßig Fortbildungen in den Bereichen Ergo- und Handtherapie, Kommunikation und Gelenkschutz und schreibt entsprechende Fachartikel.

Inhaltsverzeichnis

Gelenkschutz

Kapitel 1

Gelenkschutz – eine Übersicht

1 Gelenkschutz – eine Übersicht

Gelenkschutz ist, wie der Name bereits suggeriert, eine Methode, um Gelenke zu schützen. Eine wunderbare Erfindung, wenn man bedenkt, dass Arthrose die häufigste Gelenkserkrankung der Welt ist [1]. Gleichzeitig verspricht die Bezeichnung vielleicht auch etwas zu viel, wenn man Schutz definiert wie der Duden, nämlich als etwas, das eine Gefährdung abhält oder einen Schaden abwehrt [2]. Ganz so verhält es sich beim Gelenkschutz leider nicht. Zwar hat er durchaus einen schützenden Charakter, gleichzeitig jedoch auch deutliche Grenzen. Der überragende, alles kontrollierende Mensch hat nämlich überraschenderweise doch nicht alles im Griff, sondern unterliegt, wie alles andere auch, den Gesetzen und Launen der Natur. Einigen wir uns also darauf, dass Gelenkschutz eine Möglichkeit ist, die Gelenke in ihrem Dasein zu unterstützen.

Die Vermittlung der Gelenkschutzprinzipien ist eine ergotherapeutische Grundkompetenz (s. Kap. 1.3.4). Einige der Rollen des ergotherapeutischen Kompetenzprofils stechen bei der Betrachtung des Gelenkschutzes besonders hervor [3], [4]. Nur wenn man die individuelle Handlungsfähigkeit feststellt und entsprechende Aktivitätenanalysen durchführt, kann man optimal auf jede Person und ihre Fragestellung eingehen. Außerdem muss man Inhalte entsprechend aufbereiten und auf individuelle Ängste, Bedürfnisse und Hindernisse eingehen. Um den Veränderungsprozess optimal begleiten zu können, bedarf es außerdem einer sehr guten Kommunikationsfähigkeit und der aktiven Einnahme der gesundheitsfürsprechenden Rolle. Wenn dies alles zusammentrifft, erleben Sie vielleicht die wunderbare Wandlung der Therapiemaßnahme in einen Lebensstil.

1.1 Die Geschichte der Gelenke

Vor ungefähr 3 Milliarden Jahren, ein Zeitraum, den sich ein Mensch, der gerade einmal um die 80 Jahre alt wird, gar nicht vorstellen kann, entwickelten sich Blaualgen als erste Lebewesen auf der Erde. Bakterienartige Einzeller ohne Zellkern und damit weit davon entfernt, etwas so Komplexes wie ein Gelenk zu beinhalten. Einzeller bestehen eben definitionsgemäß nur aus einer einzige Zelle. Erst 2 Milliarden Jahre später hatte die Evolution die wahnwitzige Idee, mehrere Zellen auf einen Haufen zu werfen. Die gesamte Zeit dazwischen nutzte sie, um die sogenannten Eukaryoten zu entwickeln: Lebewesen mit Zellkern. Die Kombination aus Zellkern und mehrteiligen, zusammengehörigen Zellhäufchen löste eine wahre Innovationsexplosion aus. Zellverbünde, intrazellulärer Transport, intrazelluläre Signalgebung und Keimzellen wurden geboren und damit die Tür für ein breites Spektrum neuer Variationen geöffnet. Die darauffolgende Zeit war ein einziges Mutieren und Probieren des Lebens in all seinen Spielarten. Es ist viel geschehen, bis die ersten Tiere entstanden sind, die wir auch als solche erkennen würden [5].

Begeben wir uns nun allerdings in die Zeit, in der die Evolution beschlossen hat, Lebewesen mit Gelenken auszustatten. Das war vor ca. 500–400 Millionen Jahren mit der Entstehung der ersten Wirbeltiere. Eine Zeit, in der Sessel, Topf und Messer noch weit davon entfernt waren, erfunden zu werden – vom Smartphone ganz zu schweigen. Geht man davon aus, dass wir Menschen uns durchschnittlich mit 25 Jahren fortpflanzen, so passen in diesen Zeitraum 16 Millionen Generationen. Ein Stammbaum, der jede Exceltabelle sprengen würde. Lange bevor sich der Mensch zu entwickeln begann, spielte sich allerdings das Leben der ersten Wirbeltiere noch ausschließlich unter Wasser ab. Die ersten Gelenke waren somit dazu da, bestimmte rudimentäre Bewegungen zu ermöglichen, wie etwa das Öffnen des Mundes. Diese Art der Gelenke hat sich tatsächlich bis heute erhalten, denn noch immer nutzen Knorpelfische wie der Hai diese Prototypen.

Nice to know

Henne oder Ei?

Sie wollten immer schon die Frage „Wer war zuerst da, das Huhn oder das Ei?“ beantworten? Tiere wie Lurche waren die ersten Landlebewesen, sie waren jedoch entwicklungstechnisch immer noch ans Wasser gebunden. Um diese Abhängigkeit zu beenden, erfand die Evolution das amniotische Ei. Ein kleiner, nährstoffreicher See in Kalkschale, der die Entwicklung an Land möglich machte. Das unterscheidet Amphibien von reinen Landlebewesen. Das Huhn kam erst viele Millionen Jahre später. Das Ei war folglich zuerst da.

Übrigens ist die Entwicklung des Embryos im Mutterleib nur die Fortsetzung des amniotischen Eies. Säugetiere verzichten auf die Kalkschale und bilden die Fruchtblase mit dem „See“ in Form von Fruchtwasser direkt im eigenen Körper. Ein Wunder, diese Natur!

Erst 100 Millionen Jahre später mussten sich besagte Gelenke mit der Schwerkraft an Land auseinandersetzen. Bis dahin hatten sie ausreichend Zeit, sich an bestimmte Be- und Entlastungen zu gewöhnen und sich entsprechend ihren Herausforderungen zu adaptieren. Erst einige weitere Hundertmillionen Jahre danach entwickelten sich die ersten Primatenarten. In der Zwischenzeit sind die Tiere nicht nur an Land gekrochen, sondern haben auch die sonderbarsten Formen, Farben und Größen angenommen. Das gesamte Spektrum wurde einmal querbeet durchprobiert, bevor sich vor ungefähr 7 Millionen Jahren die ersten Hominiden entwickelten (vgl. ► Abb. 1.1 – in dieser Zeitspanne hätten wir es immer noch auf sagenhafte 280 000 Generationen gebracht). Die Hominiden implementierten eines unserer Alleinstellungsmerkmale unter den Menschenaffen: den aufrechten Gang.

Wie schon bei der Umstellung von Wasser- zu Landlebewesen mussten sich auch bei der Entstehung des aufrechten Ganges und zur Nutzung einfachster Werkzeuge die Gelenke in unserem Körper den neuen Herausforderungen anpassen. Der Homo sapiens, also der Mensch, erschien nach aktuellem Wissensstand erst vor circa 300 000 Jahren auf der Bildfläche [6], [7]. Was unseren möglichen Stammbaum auf vergleichsweise lächerliche 12 000 Generationen reduziert. Unsere Gelenke hatten somit fast 6 700 000 Jahre Zeit, um sich an die damaligen Herausforderungen anzupassen. Betrachtet man diese Wunderwerke genauer, so scheint Zeit tatsächlich Rat beziehungsweise geniale Gelenke zu bringen.

Als die Neandertaler Europa besiedelten, waren ihre Körper an die damalige Belastung bestens angepasst. Ihre Ellbogen, Knie und Knöchel waren deutlich größer als die des modernen Menschen. Nichtsdestotrotz verschwanden sie vor ungefähr 25 000 Jahren von der Bildfläche. Zumindest visu-

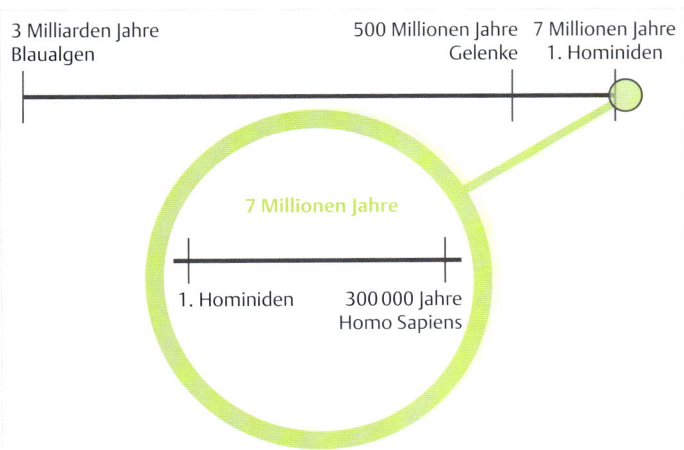

Abb. 1.1 Der Entwicklungszeitraum des Menschen in Relation zur Erdgeschichte.

ell. Genetisch ist diese Hominidenform immer noch in vielen Menschen nachweisbar. Das dürfte auch das letzte große Update seit Entwicklung des Homo sapiens gewesen sein. Wir können demnach davon ausgehen, dass unsere Gelenke, wie wir sie heute kennen und benutzen, schon damals – vor 25 000 Jahren – existierten. Eine Zeitspanne in die statt beeindruckender 16 Millionen nur noch unwesentliche 1000 Generationen passen.

Viele tausend Jahre sind für ein Menschenleben eine unvorstellbare Zeit. Verglichen mit der Zeit, die das Leben grundsätzlich schon auf der Erde existiert, stecken wir noch in evolutionären Windeln. Dieser Jugend zum Trotz haben wir gelernt aufrecht zu gehen, Werkzeuge zu bauen, Feuer zu machen und Salz abzubauen. Wir haben das Rad erfunden und den passenden Motor gleich dazu, haben Elektrizität zu nutzen gelernt, entsprechende Leitungen in unseren Häusern verlegt und begonnen, Maschinen für uns arbeiten zu lassen. Nebenher haben wir aufgehört, uns ausreichend zu bewegen, sitzen dagegen jedoch eingerollt wie Gürteltiere auf dem Sofa und starren hell erleuchtete Bildschirme an. Im schlimmsten Fall verzehren wir dabei Acrylamid-Kartoffelflocken und trinken buntes Zuckerwasser. Der Mensch ist definitiv ein Wunderwerk und seine Gelenke eine der vielen grandiosen Erfindungen darin. Evolutionär gesehen sind sie jedoch vom alten Eisen und definitiv nicht auf das moderne Leben angepasst.

Nach dieser Zeitreise könnte man davon ausgehen, dass unsere Gelenke vor Gesundheit nur so strotzen würden, würden wir noch immer zwischen Grasland und Bäumen pendeln. Dies müsste auch bedeuten, dass alle anderen Gattungen der Menschenaffen frei von Arthrose sind, leben doch Gorillas, Schimpansen und Orang-Utans für gewöhnlich frei von den ungewöhnlichen Belastungen unserer modernen Welt. 2011 wurde zum ersten Mal Arthrose bei einem Menschenaffen in Gefangenschaft dokumentiert [8]. Der Schimpanse wurde in seiner normalen Aktivität eingeschränkt. Die Autoren benennen sogar, dass das höhere Gewicht, die höhere Lebenserwartung und der viel härtere Boden als Ursachen der Arthrose zu sehen sind. Nichtsdestotrotz ist die Anzahl der dokumentierten Arthrosen bei den drei oben genannten Gattungen von Menschenaffen nicht mit der enormen Menge an Dokumentationen beim Menschen vergleichbar. Gut, der Mensch wird ohne Zweifel auch öfter und genauer untersucht. Da steigt logischerweise auch die Chance, Veränderungen oder Krankheiten zu finden. Dieses Argument wurde 2020 von Jurmain anhand von Knochenfunden untersucht, mit dem Ergebnis, dass Arthrose bei wildlebenden Menschenaffen als vernachlässigbares Phänomen zu bezeichnen ist [9].

Sprechen wir also aus, was schon lange bewiesen ist: Der Lebensstil des modernen Menschen ist in vielerlei Hinsicht ungesund.

1.2 Gelenkschutz als Präventionsmaßnahme für den Alltag

Im Gelenkschutz geht es, wie der Name schon sagt, um Gelenke. Genauer gesagt, sind es die Knorpel, die uns dabei interessieren. Warum ist leicht erklärt: Während Knochen, Bänder und Sehnen heilen beziehungsweise operativ dahingehend unterstützt werden können, sind Knorpel dazu nicht in der Lage. Zwar gibt es mittlerweile auch für diese Art Bindegewebe Hilfe von chirurgischer Seite, dies gilt jedoch nur für die großen Gelenke. Die kleinen, fragilen Gelenke der Finger sind hierfür ungeeignet. Obendrein muss bedacht werden, dass jeglicher Eingriff in das sterile System Gelenk auch Schaden verursachen kann. Und sei es nur eine dünne Narbenschicht. Dem unverfälschten Original kann infolgedessen nichts das Wasser reichen. Versuchen wir daher, es so gut wie möglich zu erhalten.

Gelenkschutz wurde als Selbstmanagementstrategie für Menschen mit rheumatoider Arthritis oder Arthrose an der Hand entwickelt. Dies sind sicherlich bis heute die häufigsten Einsatzgebiete dieser Therapieform. Doch darf Gelenkschutz ohne weiteres auch weiter und globaler gedacht werden. Schließlich sind auch Gon- und Coxarthrose häufige Diagnosen beim Menschen. Hier lassen sich aufgrund der Verwendungsart nicht alle Maßnahmen 1:1 umsetzen, das richtige Hintergrundwissen macht dennoch präventive Arbeit realisierbar.

Was ist Gelenkschutz nun eigentlich? Gelenkschutz beschreibt einen physiologisch möglichst korrekten Einsatz unseres Körpers im täglichen

Leben. Eine Beschreibung, die wahrscheinlich die meisten Therapeuten kennen. Doch was bedeutet sie? Jedes Wort für sich genommen ist gut verständlich, doch in ihrer Gesamtheit ergeben sie im Kopf einfach kein Bild, wodurch der Inhalt nicht greifbar ist. Versuchen wir es also etwas anders. Gelenkschutz bedeutet, dass wir unsere Gelenke dafür nutzen sollten, wofür die Natur sie gedacht hat. Das ist in der heutigen Zeit schwierig, wenn nicht sogar eine enorme Herausforderung. Wir möchten weder am Boden sitzen oder schlafen, noch Wasser aus den Händen trinken oder uns von Blüten, Blättern und Wurzeln ernähren müssen. Ebenso wenig, wie wir alles liegen und stehen lassen können, um tunlichst nichts zu belasten. Die gute Nachricht ist, dass dies auch gar nicht Sinn der Sache ist. Wir sollten „möglichst" viel Gutes für unsere Gelenke tun, dabei jedoch nicht vergessen, in welcher Welt wir leben und was uns persönlich Freude bereitet.

Oft wird Gelenkschutz auch mit Hilfsmittelversorgung gleichgesetzt. Auch hiervor graut mir, denn die Hilfsmittelversorgung ist bestenfalls, wie der Name sagt, ein Hilfsmittel zur besseren Versorgung, keinesfalls jedoch der Hauptakt im Gelenkschutz. Gelenkschutz bedeutet, alltägliche Handlungen kritisch zu betrachten, zu hinterfragen und so anzupassen, dass die Gelenke das richtige Maß an Be- und Entlastung erfahren. Dies bedeutet, sich mit Gesundheit und Wohlbefinden auseinanderzusetzen, den eigenen Körper wahrzunehmen und auf ihn zu hören, wobei persönlich bedeutungsvolle Betätigungen, die unabdingbar für unser seelisches Wohlbefinden sind, unabhängig von ihrer Belastung unserer Gelenke immer einen hohen Stellenwert im Leben einnehmen sollen.

Merke

Gelenkschutz bedeutet, alltägliche Handlungen kritisch zu betrachten, zu hinterfragen und so anzupassen, dass die Gelenke das richtige Maß an Be- und Entlastung erfahren, wobei gleichzeitig persönlich bedeutungsvollen Betätigungen ein hoher Stellenwert eingeräumt wird.

Maßnahmen zum Gelenkschutz sind physiologisch und psychologisch zuträglich und obendrein ergonomisch. Man findet sie sehr oft im Kindergarten, weil kleine Kinder aufgrund der fehlenden Kraft und des ausgleichenden Bewegungsdrangs hervorragend in der Umsetzung von Ergonomie sind und auch gar nicht anders können, als auf ihren Körper zu hören. Ihnen fehlt nur die Fähigkeit, dies auch aktiv wahrnehmen und steuern zu können. Das veraltete Schulsystem, welches Kinder immer noch zu stundenlangem Stillsitzen verdonnert, ist der erste Schritt weg von einem natürlichen Umgang mit unseren Gelenken, bei weitem aber nicht der letzte. Man schaue nur auf die Anzahl erwerbsfähiger Menschen mit Knie-, Rücken- oder Schulterschmerzen. Auch wenn es nicht immer direkt die Gelenke sind, in denen der Schmerz seinen Ursprung hat, so ist es doch der unbedachte Umgang mit der Hülle Körper, in der wir nun einmal leben. Hinzu kommen rheumatische Erkrankungen, deren Ursachen unter anderem auch im ungesunden Lebensstil zu finden sind.

Auch das Wort Selbstmanagement ist bereits gefallen. Es bedeutet, dass die jeweilige Person mit chronischer Erkrankung selbst entscheidet, ob und inwieweit sie die Zügel in der Hand halten möchte, um im besten Maße gesund und mit hoher Lebensqualität durchs Leben zu schreiten [10]. Das impliziert gleichzeitig, dass die therapeutische Arbeit in eine beratende, coachende Rolle umschwenkt. Die Gesundheitskompetenz der meisten Menschen reicht noch nicht aus, um diese Entscheidungen vollkommen alleine zu treffen. Um diese Gesundheitskompetenz zu erreichen, ist der Gelenkschutz konzipiert.

Ich würde gerne sagen, dass Gelenkschutz – rechtzeitig und vor allem umfassend umgesetzt – als Präventionsmaßnahme viele Unannehmlichkeiten lindern und teilweise auch verhindern kann. Wissenschaftlich kann das in dieser Form jedoch derzeit leider nicht unterschrieben werden [11]. Grund dafür ist allerdings nicht ein Mangel an Wirksamkeit des Gelenkschutzes, sondern der Mangel an qualitativer Forschung in diesem Bereich, bei gleichzeitiger Inkongruenz in der Therapie selbst.

Diese Therapie kann von vielen Berufsgruppen ausgeführt werden. Ihr beruflicher Schwerpunkt auf alltäglichen Handlungen und Partizipation macht Ergotherapeut*innen allerdings zu den perfekten Coaches in diesem Bereich [12]. Dennoch wird der Gelenkschutz im therapeutischen Alltag oft stiefmütterlich behandelt. Bis heute, da Sie dieses Buch vor sich haben.

1.3 Gelenkschutz als Multifunktionsmaßnahme

1.3.1 Genetik vs. Epigenetik

Man weiß mittlerweile, dass es neben der altbekannten Genetik, die uns mit den Sünden unserer Vorfahren belastet, auch die sogenannte Epigenetik gibt, die, überspitzt ausgedrückt, unsere eigenen Sünden beschreibt. Gene können durch Proteine an- oder ausgeschaltet werden, wenn bestimmte Regionen der DNA zuvor von sogenannten epigenetischen Modifikationen markiert wurden [13]. Ähnlich wie bei einer analogen Zeitschaltuhr, in die man Stifte hineindrückt bzw. herauszieht, um die Uhr zu programmieren, können diese Marker ein zelltypisches Muster aktiver und inaktiver DNA-Sequenzen erzeugen. Diese Muster sind der Grund, warum Zellen der Leber oder eines Nervs unterschiedlich aussehen, obwohl sie eine absolut identische DNA aufweisen. Während unsere DNA bei der Entstehung unseres Lebens festgesetzt wird, kann die epigenetische Markierung weiterhin verändert werden. Sie passt sich Umwelteinflüssen, aber auch Krankheiten, Stress und Ernährung an.

Umwelteinflüsse

So kommt es, dass eineiige Zwillinge trotz meist identischer Genetik unterschiedliche Krankheiten ausbilden können. Die Gründe dafür liegen sehr oft in den Umwelteinflüssen, denen wir uns aussetzen. Gemeint ist hierbei z. B., welche Luft wir atmen, was wir essen, wie wir schlafen, ob und wo wir unsere Smartphones am Körper tragen, welche Medikamente wir nehmen oder wie viel und wie intensiv wir uns bewegen. Diese Liste lässt sich nach Belieben verlängern.

Wie sich herausstellte, hat die christliche Theologie allerdings mit dem Glauben an die Erbsünde auch gar nicht so unrecht, denn auch unsere Epigenetik wird vererbt [14]. Erleben wir im Laufe unseres Lebens schwere Krisen, sind wir schwere Raucher oder sind wir fehlernährt, so beeinflusst dies auch die Epigenetik der nächsten Generationen. Während zu einem Teil die Natur macht, was sie will, haben wir bei dem anderen Teil ein gewisses Mitspracherecht. Nach dem Motto „Geh dem Problem auf den Grund und behandle nicht nur die Symptome“ versuchen wir unter anderem mit der Umsetzung von Gelenkschutzmaßnahmen, dieses Mitspracherecht zu nutzen.

1.3.2 Die Rolle der Reflexion

Gelenkschutz richtig gelehrt und angewandt beginnt mit intensiver Reflexionsarbeit. Ein In-den-Körper-Spüren, sich erden, eins werden mit dem eigenen Ich. Viele Menschen haben verlernt oder gar nie gelernt zu reflektieren. In unserer schnelllebigen Zeit bedeutet dies, kurz innezuhalten, sich umzusehen, wo man sich gerade befindet, und erst dann aktiv einen neuen Schritt einzuleiten. Einige wenige Menschen werden mit ein wenig Übung zu wahren Profis – um nicht zu sagen „Reflexionsjunkies“ – und brauchen, wenn überhaupt, dann nur Unterstützung beim Ordnen der vielen Gedanken, die plötzlich auf sie einprasseln. Bei (vielen) anderen treten in dieser Phase oftmals bereits Überforderung, Trauer, Müdigkeit oder Verzweiflung ans Licht. Hier braucht es deutlich mehr Führung und Fingerspitzengefühl. Gleichzeitig ist es eine wunderbare Gelegenheit, um Burn-out-Prävention zu betreiben. Gelenkschutz als Burn-out-Prävention? Ja, das Wort „Gelenkschutzmaßnahme“ ist nicht nur abschreckend und unsexy, sondern auch nur bedingt zutreffend, denn sie umfasst so viel mehr als nur den Blick auf die Gelenke.

Stress

Unsere Gelenke brauchen, wie auch der Rest unseres Körpers, bestimmte Nährstoffe, um sich versorgen zu können und gesund zu bleiben. Stress ist ein Nährstoffräuber. Eigentlich erfunden, damit wir beim Angriff des Säbelzahntigers möglichst schnell alle Energie mobilisieren und auf den nächsten Baum klettern können, ist er heute ein

Dauergast in unserem Körper. Ein Dauergast, der jedoch auch ständig an unserer Schoko-Lade nascht und sich die besten Nährstoffe herausfischt. Das ernährungstechnisch wieder aufzuholen, darf getrost als Sisyphusarbeit eingestuft werden, vor allem, weil gestresste Menschen gerade bei der Ernährung veränderte Verhaltensweisen zeigen [15]. Sie haben einen erhöhten Bedarf an Sauerstoff, Energie und Nährstoffen, den sie oftmals unbewusst mit stark verarbeiteten Lebensmitteln auszugleichen versuchen, die zwar viel Zucker und Fett, aber nur wenig Nährstoffe enthalten.

Hinzu kommt, dass wir in Stressphasen Entzündungsbotenstoffe ausschütten, die direkten Einfluss auf entzündliche Gelenkserkrankungen wie die rheumatoide Arthritis haben [16]. Außerdem beeinflusst Stress unsere Nachtruhe. Der Schlaf wird leichter, die Schlafphasen kürzer, wodurch wir unausgeschlafen in den nächsten Tag starten. Dann ist der Griff zu diversen Stimulanzien und Zucker nicht weit. Die schlechte Schlafqualität kann umgekehrt wiederum auch zu körperlichem Stress führen [17]. Der Teufelskreis ist somit schon vorgezeichnet. Es ergibt daher absolut Sinn, zunächst den seelischen Ballast abzuwerfen, bevor man versucht, Gelenke anderweitig zu schützen.

Haben Sie es gemerkt? Gelenkschutz ist nicht nur Burn-out-Prävention. Gelenkschutz ist auch eine Maßnahme zur Ernährungsoptimierung. Man befasse sich als Nächstes mit den Rauch- und Trinkgewohnheiten, wobei hier sowohl Alkohol- als auch ein unzureichender Wasserkonsum gemeint ist. Nehmen wir die Bewegungsgewohnheiten der jeweiligen Person hinzu, sind wir schon mitten in der Beeinflussung unserer Epigenetik. Wie leicht das Leben doch sein kann!

Langsam wird es deutlich: Gelenkschutz dreht sich um weit mehr als um Gelenke, steigert umfassend die Lebensqualität und bräuchte dringend eine neue, verlockendere Begrifflichkeit.

Merke

Gelenkschutz ist eine Multifunktionsmaßnahme zu einem gesünderen Lebensstil und mehr Lebensqualität.

1.3.3 Interprofessionell gedacht

Wem es im vorhergehenden Abschnitt noch nicht ins Auge gesprungen ist, dem sei an dieser Stelle die Interprofessionalität ans Herz gelegt. Auch wenn ich persönlich der festen Überzeugung bin, dass der Gelenkschutz, wie er landläufig bekannt ist, eindeutig in die Hände von Ergotherapeut*innen gehört, so sehe ich auch die Grenzen unseres Blickfeldes und die Stärken anderer Disziplinen, die mit ihrem Wissen dem Gelenkschutz einen Extra-Boost verleihen können. Die eigenen Grenzen zu erkennen und diese auch zu benennen, stärkt die Bindung zwischen Ihnen und den hilfesuchenden Personen, da Sie hierdurch Vertrauen vermitteln. Niemand weiß oder kann alles. Wir alle wissen das, und dennoch versuchen viele Menschen, die eierlegende Wollmilchsau zu spielen.

Rheumatologie

Zuallererst sei, wie soll es auch anders sein, die Zusammenarbeit mit Fachkräften aus der Rheumatologie genannt. Ich erfahre den Austausch mit dem Rheumatologen meines Vertrauens als äußerst wertvoll, da sich die Kenntnisse und Fähigkeiten wunderbar ergänzen. Ich lerne täglich mehr über frühe Anzeichen rheumatologischer Krankheiten und diagnostische Verfahren, während er andererseits zunehmend das Thema Finger- und Daumenarthrosen therapeutisch begutachtet und erkennt, dass hier das Potenzial klar in der Ergotherapie liegt. Wir sprechen uns in bestimmten Fällen ab, wann der passende Zeitpunkt für Schmerzmedikation gegeben ist, und ersparen den Menschen, die zu uns kommen, zusätzliche Wege, indem wir uns regelmäßig austauschen und im Notfall immer füreinander erreichbar sind. Eine großartige Partnerschaft, die ich in dem Ausmaß jedem wünsche.

Allerdings gibt es auch die andere Seite der Medaille: Zuweisende Personen, die die Ergotherapie als letzte Zuflucht für lästige, übermäßig fordernde Menschen sehen. Bei denen deutlich wird, dass der einzige Grund für die Überweisung ist, dass die jeweilige Person über einen längeren Zeitraum keine Besuche mehr in der ärztlichen Praxis absolviert. Dieses Negativbeispiel fällt natürlich nicht unter interprofessionelles Arbeiten, sondern unter kommunikativen Klärungsbedarf.

Hausärzt*innen, Psychologie und Chirurgie

Wo keine Rheumatolog*innen bei der Hand sind, sind Hausärzt*innen die nächsten direkten Ansprechpersonen in Bezug auf Therapie. Es ist durchaus sinnvoll, schon vorab einen Überblick über durchführbare Maßnahmen im Rahmen der Ergotherapie zu geben. Diese Information darf an das ärztliche Fachpersonal gegeben werden, allerdings sollten Sie nicht vergessen, dass die Ordinationsangestellten an der Anmeldung häufig diejenigen sind, die Verordnungen und Überweisungen ausstellen, Tipps geben und besonders vermehrt positiv abgespeicherte Gesundheitsprofessionen benennen. Flyer oder Folder zur Mitnahme könnten Ihr Informationsangebot in der ärztlichen Praxis vervollständigen.

Wie bereits erwähnt, ist Burn-out-Prävention ein Teilbereich der Ergotherapie, braucht allerdings gewisse Fähigkeiten im Bereich Kommunikation und einen etwas anderen Zugang als viele andere Bereiche in unserem Fachgebiet. Bestehen seitens der Fachkräfte Ängste, dabei eine emotionale und oder psychische Kiste zu öffnen, die sie selbst nicht mehr schließen können und die Burn-out-gefährdete Personen womöglich am Ende ins Katastrophieren führt, dürfen sie sehr gerne mit Psycholog*innen in Kontakt treten und um Unterstützung bitten.

Für den Fall der Fälle ist es auch anzuraten, großräumig nach guten chirurgischen Fachkräften zu suchen. Für Knie und Hüfte sind wahrscheinlich schneller empfehlenswerte Anlaufstellen ausfindig zu machen als für Finger und Handgelenk, da Operationen in diesem Bereich deutlich weniger häufig ausgeführt werden.

Sich regen bringt Segen – Physiotherapie und Sport

Dasselbe gilt für den Bereich Bewegung und Sport, für den je nach Fragestellung Fachkräfte aus Physiotherapie und Sportwissenschaften, aber auch Sporttrainer*innen ausgebildet sind. Somit verfügen sie wahrscheinlich über einen größeren Wissensschatz und können sich außerdem wirklich genau auf ihr Spezialgebiet fokussieren.

Der Bereich der Bewegung sollte im Gelenkschutzmanagement auf keinen Fall fehlen [18] und steht auch nicht von ungefähr direkt nach der Burn-out-Prävention. Denn Bewegung ist auch ein Weg, die psychische Gesundheit zu fördern. Die Wahlmöglichkeiten unter den Bewegungsdisziplinen sind groß. Wird eine Möglichkeit zur Entspannung gesucht, die auch das Durchbewegen des gesamten Körpers fördert, so kann Yoga eine passende Variante sein. Sollen eher gezielt Muskeln aufgebaut werden, so können, je nachdem, ob es bereits Schäden an Gelenken oder anderen Geweben gibt, Fachkräfte aus Physiotherapie oder Sportwissenschaften eine Lösung bieten.

Überhaupt ist es sinnvoll, die Freizeitangebote im Einzugsgebiet zu kennen. So können Sie auf Wünsche und Bedürfnisse individueller eingehen. Seien es diverse Entspannungskurse, Sportangebote, Gesangsunterricht, ein öffentliches Hallenbad oder die verschiedensten Vereine. Diese ebenso wie alternativmedizinische Angebote können dann hilfreich sein, wenn es darum geht, die Psyche in Einklang mit dem Körper zu bringen (s. Kap. 4.3.2).

Du bist, was du isst – ernährungsoptimierende Professionen

Diätolog*innen (Österreich), Diätassistent*innen (Deutschland) oder Ernährungsberater*innen (Schweiz) dürfen meiner Meinung nach auch auf keinen Fall fehlen [19]. Wie schon angesprochen, ist die Ernährung ein sehr weitreichender und wesentlicher Punkt, wenn es um Gelenkschutz geht – einer, der ausschließlich in die Hände von Profis gelegt werden sollte, die sich wirklich auf die Bedürfnisse in der jeweiligen Situation einstellen können. Je nach Land wird die Leistung dieser Berufsgruppe über die Grundversicherung abgerechnet oder von der Krankenkasse weitgehend ignoriert. Alle Zwischenschritte sind möglich und denkbar. Es ist daher nicht immer einfach, diätologische Beratung in Anspruch zu nehmen. Setzen Sie trotzdem alles daran, eine berufliche Verbindung zu dieser Profession zu knüpfen. Alle Beteiligten werden Ihnen dankbar sein. Unter all jenen, die sich zu den Ernährungsgurus zählen, sind sie – zumindest in Österreich – die Einzigen, die Menschen mit besonderen Ernährungsbedürfnissen therapeutisch betreuen dürfen. Das bedeutet, dass sie, sobald auch nur der Verdacht einer Krankheit vorliegt, die perfekten und einzigen gesetzlich qualifizierten Ansprechpersonen sind [20].

Von konservativen und außergewöhnlichen Schienen

Wenn Sie darüber hinaus noch Kontakte zu den umliegenden Sanitätshäusern haben, ist es teilweise auch denkbar, konservative Schienenproben zur Verfügung gestellt zu bekommen. So können Sie Ihr Angebot auch auf diesem Sektor ausweiten. Ihre Klient*innen können diese Schienen unter professioneller Anleitung testen und gegebenenfalls im Sanitätshaus erwerben. Ähnliches gilt für Hersteller von sogenannten Silversplints, Schienen aus Silber, die für Menschen mit Arthrose oder Arthritis maßgeschneidert werden. Weitere Informationen hierzu finden Sie in Kapitel 5.1, das näher auf Schienenversorgung eingeht.

Langer Rede kurzer Sinn: Es ist überaus deutlich, dass der Gelenkschutz insgesamt nicht in ein, sondern in mehrere Fachgebiete fällt [21]. Lediglich an andere Professionen weiter zu verweisen ist allerdings noch lange kein interprofessionelles Arbeiten. Dieses beginnt dort, wo sich die Schwächen und Stärken der beteiligten Personen gegenseitig ausgleichen bzw. ergänzen und die Person mit der Fragestellung den größtmöglichen Nutzen daraus ziehen kann. Wenn die diätologische Fachkraft Ihres Vertrauens über unglaubliches Wissen verfügt, jedoch im Bereich Kommunikation oder Verhaltensänderung noch Wachstumspotenzial aufweist, so wäre das ein wunderbarer Zeitpunkt, um sich auszutauschen, Vorgehensweisen zu besprechen oder sogar gemeinsame Sprechstunden zu halten. Letztendlich sollte die linke Hand wissen, was die rechte getan hat, um nicht versehentlich gegeneinander zu arbeiten.

1.3.4 Gelenkschutz als ergotherapeutische Grundkompetenz

Worin besteht nun also der einzigartige Beitrag der Ergotherapie zum Gelenkschutz?

Was ist Ergotherapie?

Beschäftigen wir uns doch zuerst einmal mit der Basis. Was ist Ergotherapie eigentlich? Der Deutsche Verband Ergotherapie definiert unseren Beruf als Unterstützung und Begleitung von Menschen jeden Alters in ihrer Handlungsfähigkeit. Das Ziel sieht er darin, diese Menschen bei der Durchführung für sie bedeutungsvoller Betätigungen zu stärken [23]. Der Ergotherapie-Verband Schweiz ergänzt zu dieser Definition noch die Beratungs- und Gutachter*innenrolle [24]. In Österreich wird die Betätigung noch mehr in den Mittelpunkt gestellt, wenn es darum geht, Gesundheit und Wohlbefinden zu fördern [12]. Grundsätzlich sind sich alle Verbände darin einig, dass die Selbstständigkeit und das Tätig-Sein den Kern bei der Förderung der Lebensqualität bilden sollten. Lassen wir diese Aussage sacken und begeben uns zurück zum Gelenkschutz.

Wie erwähnt, führen viele Wege nach Rom, allerdings muss in Rom auch jemand stehen, der alle koordiniert und das darf gerne eine ergotherapeutische Fachkraft sein. Inhaltlich lässt sich vieles auch von anderen Disziplinen übernehmen. So wie in manchen ergotherapeutischen Einheiten schon mal Tipps zu Bewegung und Ernährung fallen, so lässt sich das Spiel natürlich auch andersherum drehen. Was allerdings keine andere Profession übernehmen kann, ist der einzigartige Blick unserer Berufsgruppe auf Betätigungsprobleme. Das Kerngebiet der Ergotherapie ist die menschliche Betätigung, ein Grundbedürfnis, mit dem sorgsam umgegangen werden muss.

Merke

Das Kerngebiet der Ergotherapie ist die menschliche Betätigung. Beim Gelenkschutz werden diese Betätigungen im Licht der jeweiligen physischen wie sozialen Umgebung bis ins kleinste Detail betrachtet, analysiert, genutzt und umgestaltet. Dabei wird darauf geachtet, im Rahmen der Werte zu bleiben, die das Gegenüber mitbringt.

Betätigung als ergotherapeutische Superkraft

All die kleinen verrückten Eigenheiten, die uns so individuell machen. Das, was uns am meisten Freude bereitet, ebenso wie das, womit wir andere zur Weißglut treiben. All das nimmt die Ergotherapie wertoffen an, sieht es im Kontext der Partizipation und baut darauf ihre Therapie auf. Denn nur, wenn wir diese Marotten so ausführen können, wie wir das gerne möchten, wenn wir Sinn finden in unserem Tun, können wir mental gesund sein und empfinden hohe Lebensqualität. Beim Gelenkschutz werden diese Tätigkeiten im Licht der jeweiligen physischen wie sozialen Umgebung bis ins kleinste Detail betrachtet, analysiert, genutzt und umgestaltet. Wobei auch hier darauf geachtet wird, im Rahmen der Werte zu bleiben, die das Gegenüber mitbringt. Alles andere erzeugt Widerstand und ist der Therapie unzuträglich. Betätigung ist die Superkraft der Ergotherapeut*innen, und Superkräfte lassen sich nicht auslagern.

Auch die Erstbetrachtung der fragestellenden Person ist in diesem Fall in der Ergotherapie am besten aufgehoben, da durch die fachspezifisch umfangreiche Betrachtung des Menschen in seiner Ganzheit die Probleme in der Betätigung unmittelbar deutlich werden. Eingeschlossen sind hierbei unter anderem auch Einschränkungen der Bewegung, Ernährungsgewohnheiten und psychische Belastungen. Hierdurch können wir gut abtasten, welche Berufsgruppen wir ins Boot holen sollen oder können, um den Therapieerfolg für die jeweilige Person zu optimieren.

Später in der Therapie ist es unsere Aufgabe, die Tätigkeiten der Person einzuschätzen und ein möglichst genaues Bild davon im Kopf zu halten. Wie wird das Smartphone gehalten? Welcher Finger drückt den Knopf für das Sodawasser? Wie werden Socken ineinandergesteckt? Warum ist es der Person so wichtig, dass alle Handtücher gebügelt sind? Das Leben steckt voller Eigenheiten, und im Zuge des Gelenkschutzes müssen sie alle aufgedeckt werden.

Es ist die Aufgabe der Diätologie, den Inhalt des Tellers zu beeinflussen. Es ist die Aufgabe der Physiotherapie, den Rücken für das Tragen der Einkäufe zu stärken. Es ist Aufgabe der Psychologie zu ergründen, warum eine Person, obwohl sie damit vollkommen überfordert ist, 6-mal pro Woche für 18 Menschen kocht. Aber es ist Aufgabe der Ergotherapie zu ergründen, wie diese Person die Teller füllt, die Lebensmittel von A nach B bringt und die Menüs für eine Großfamilie zubereitet. Mit diesem Wissen können wir dabei unterstützen, dass der Alltag wieder einfach und das Leben wieder lustiger wird.

Kurz: Ergotherapeut*innen denken in der Regel Top-down, also von der Betätigung zum Krankheitsbild, anstatt Bottom-up, vom Krankheitsbild zur Betätigung. Das macht uns einzigartig. Gut, zugegeben auch ein wenig unverständlich, da dies auch unsere Sprache beeinflusst. Wenn ein ganzes Krankenhaus von links nach rechts liest, nur eine einzelne Profession von rechts nach links, kann dies schon mal Fragen aufwerfen. Allerdings empfiehlt auch die European Alliance of Associations for Rheumatology (EULAR), dass Gesundheitsprofessionen, die mit Menschen mit rheumatologischen Erkrankungen arbeiten, Prioritäten identifizieren können sollten, die für die jeweilige Person bedeutsam sind, damit auf dieser Grundlage, nach Abwägung von Vor- und Nachteilen, entsprechende Entscheidungen bezüglich des weiteren Lebensweges getroffen werden können [25]. Ein langer Satz, den mein leicht ergotherapeutisch angehauchtes Gehirn wie folgt übersetzt: Sprechen Sie mit der Ihnen anvertrauten Person darüber, welche alltäglichen Handlungen hinsichtlich der Gesunderhaltung der Gelenke sinnvoll oder optimierungsbedürftig sind. Wenn das nicht eindeutig eine ergotherapeutische Grundkompetenz ist!

Mittlerweile steht es sogar schwarz auf weiß geschrieben, dass zum Beispiel bei einer Arthrose des Karpometakarpal- oder CMC-Gelenks eine nichtoperative Behandlung einem chirurgischen Eingriff vorzuziehen ist [22]. Eine großartige Bestätigung für etwas, was viele therapeutische Professionen schon lange vermuten. Therapieprofessionen können mehr als Ihnen von offiziellen Stellen zugetraut wird.

1.4 Zusammenfassung

Entwicklungen der Neuzeit laufen der Evolution buchstäblich davon. Während die Natur sich noch überlegt, wie viel Haarwuchs ein Körper unserer Zeit braucht – und an welchen Stellen –, erfinden große Tech-Konzerne ständig neue Utensilien, die unser Leben erleichtern sollen. Weniger Bewegung, mehr Knöpfchen drücken ist der Trend unserer Zeit. Unsere Körper sind allerdings nicht an die Anforderungen des modernen Alltags einer dermaßen technisch versierten Zivilisation angepasst.

Als Urzeitrelikt leiden vor allem unsere Gelenke unter dieser Tatsache und sind aufgrund ihrer Vulnerabilität besonders schutzbedürftig. Es ist daher durchaus sinnvoll, sich damit auseinanderzusetzen, was unseren Gelenken guttut – und womit wir ihre Lebenszeit ungewollt verkürzen. Das Konzept dahinter wird, leider wenig kreativ, Gelenkschutz genannt. Es ist ein Selbstmanagement-Programm, das die Nutzung des Körpers in Übereinstimmung mit seiner physiologischen Bestimmung im täglichen Leben fördert. Es soll die richtige Be- und Entlastung der Gelenke gewährleisten, ohne den Genuss des Lebens oder persönlicher Freuden zu vernachlässigen.

Das Wort Gelenkschutz gibt dennoch bei weitem nicht wieder, was sich schlussendlich dahinter verbirgt. Bei genauerem Hinsehen wird nämlich deutlich, dass es sinnlos ist, das System Mensch in seine Einzelteile gestückelt zu betrachten. Die Gesundheit unserer Gelenke wird durch so viele verschiedene Faktoren beeinflusst, dass ein breiterer Blick unumgänglich wird.

So hat Gelenkschutz neben seinem offensichtlichsten Einsatzgebiet, dem Gelenk, durch die Hinzunahme von Bewegung und diätologischer Beratung auch Einfluss auf das Herz-Kreislauf-System, die psychische Gesundheit und sogar andere Krankheiten. Zusammengefasst ist Gelenkschutz also die Königin unter den Maßnahmen, denn sie dient der Verbesserung der Lebensqualität insgesamt. Er umfasst so viele Lebensbereiche, dass ein interprofessioneller Ansatz obligatorisch ist. In diesem Zusammenhang ist es sinnvoll, die eigenen Kompetenzen, Fähigkeiten und Grenzen genau zu kennen, damit die interprofessionelle Kommunikation und Arbeit reibungslos und für die fragestellende Person quasi unsichtbar verläuft.

Hierbei sind es nicht nur anerkannte Gesundheitsprofessionen, die einen positiven Einfluss nehmen können, sondern auch andere Maßnahmen, die Entspannung, Bewegung und mentale Gesundheit fördern. Doch wie jedes Projekt braucht auch der Gelenkschutz jemanden, der koordiniert, berät, organisiert und die Übersicht behält. Aufgrund der Alltagsbezogenheit und des betätigungsorientierten Ansatzes ist die Ergotherapie hierfür prädestiniert. Ergotherapeut*innen unterstützen Menschen dabei, ihre bedeutungsvollen Handlungen im besten Fall selbstständig ausführen zu können, und fördern so durch Betätigung die Lebensqualität. Der einzigartige Blick auf Probleme in diesem Bereich macht sie zu Spezialist*innen, wenn es um Gesundheit bei Handlungen und Partizipation geht. Und nur wenn der Übertrag vom Gelenk in den Alltag wirklich geschieht, entfaltet diese ergotherapeutische Intervention der Superklasse auch ihre vollumfängliche Wirkung.

Literatur

[1] Arden N, Nevitt MC. Osteoarthritis: epidemiology. Best Pract Res Clin Rheumatol 2006; 20 (1): 3–25. DOI: 10.1016/j.berh.2005.09.007

[2] Duden.de. Schutz. Im Internet: https://www.duden.de/node/160 841/revision/1 281 883; Stand: 13.04.2023

[3] Peterko YK, Unterweger K, Wagner C et al. Das Kompetenzprofil der Ergotherapie. Ergotherapie 2019; 4. Im Internet: https://www.ergotherapie.at/sites/default/files/materials/kompetenzpfrofil_druck_final.pdf; Stand: 15.02.2024

[4] Berding J, Flotho W, Flottmann S et al. Kompetenzprofil Ergotherapie. Deutscher Verband Ergotherapie e. V. (DVE); 2019. Im Internet: https://dve.info/resources/pdf/ergotherapie/kompetenzprofil-ergotherapie/3 633-2019-kompetenzprofil/file; Stand: 15.02.2024

[5] Burda H, Hilken G, Zrzavý J. Systematische Zoologie. 2. Aufl. Stuttgart: UTB; 2016

[6] Hublin JJ, Ben-Ncer A, Bailey SE et al. New fossils from Jebel Irhoud, Morocco and the pan-African origin of Homo sapiens. Nature 2017; 546 (7 657): 289–292

[7] Richter D, Grün R, Joannes-Boyau R et al. The age of the hominin fossils from Jebel Irhoud, Morocco, and the origins of the Middle Stone Age; Nature 2017; 546 (7 657): 293–296

[8] Videan EN, Lammey ML, Lee DR. Diagnosis and treatment of degenerative joint disease in a captive male chimpanzee (Pan troglodytes). J Am Assoc Lab Anim Sci 2011; 50 (2):263–266. PMID: 21 439 223

[9] Jurmain R. Degenerative joint disease in African great apes: an evolutionary perspective. J Hum Evol. 2000; 39 (2):185–203. DOI: 10.1006/jhev.2 000 0413

[10] Granse ML. Grundlagen der Ergotherapie. Stuttgart: Thieme; 2019

[11] Bobos P, MacDermid JC, Nazari G et al.. Joint Protection Programmes for People with Osteoarthritis and Rheumatoid Arthritis of the Hand: An Overview of Systematic Reviews. Physiother Can. 2021; 73 (1):56–65. DOI: 10.3 138/ptc-2019-0037

[12] Was ist Ergotherapie? Ergotherapie Austria; o. D. Im Internet: https://www.ergotherapie.at/was-ist-ergotherapie; Stand: 03.01.2024

[13] Epigenetik zwischen den Generationen. Max-Planck-Gesellschaft; 2017. Im Internet: https://www.mpg.de/11 396 064/epigenetik-vererbung; Stand 15.02.2024

[14] Brune B, Brune T. Epigenetik: Einfluss auf die fetale Entwicklung. Neonatologie Scan 2017. DOI: 10.1055/s-0042-119 062

[15] Geiker NR, Astrup A, Hjorth MF et al. Does stress influence sleep patterns, food intake, weight gain, abdominal obesity and weight loss interventions and vice versa? Obesity Reviews 2018; 19 (1):81–97

[16] Sinha R. Role of addiction and stress neurobiology on food intake and obesity.https://www.sciencedirect.com/science/article/pii/S 030 105 111 7 30087X 2018; 1 (131): 5–13

[17] Dem Stress auf der Spur. Deutsche Rheuma-Liga; 2018. Im Internet: https://www.rheuma-liga.de/unser-einsatz/rheumaforschung/aktuelles-aus-der-rheumaforschung/detailansicht/dem-stress-auf-der-spur; Stand 24.10.2023

[18] Rausch-Osthoff A, Niedermann K, Braun J et al. 2018 EULAR recommendations for physical activity in people with inflammatory arthritis and osteoarthritis. Annals of the Rheumatic Diseases 2018; 77:1251–1260

[19] Marriott K, Birmingham TB. Fundamentals of osteoarthritis. Rehabilitation: exercise, diet, biomechanics, and physical therapist-delivered interventions. Osteoarthritis and Cartilage 2023; 31 (10): 1312–1326. DOI:10.1016/j.joca.2023.06.011

[20] Was Diaetologen ausmacht. Verband der Diaetologen Österreichs; o. D. Im Internet: https://www.diaetologen.at/diaetologie/was-diaetologen-ausmacht; Stand: 15.02.2024

[21] Education. Patients. Osteoarthritis Research Society International (OARSI); o. D. Im Internet: https://oarsi.org/education/patients; Stand: 15.02.2024

[22] Esteban Lopez LMJ, Hoogendam L, Vermeulen GM et al. Hand-Wrist Study Group. Long-Term Outcomes of Nonsurgical Treatment of Thumb Carpometacarpal Osteoarthritis: A Cohort Study. J Bone Joint Surg Am 2023. DOI: 10.2106/JBJS.22.01 116

[23] Definition Ergotherapie. Deutscher Verband Ergotherapie e. V. (DVE); 2007. Im Internet: https://dve.info/ergotherapie/definition; Stand: 03.01.2024

[24] Ergotherapie. Ergotherapie-Verband Schweiz (EVS); o. D. Im Internet: https://www.ergotherapie.ch/ergotherapie-de/; Stand: 03.01.2024

[25] Edelaar L, Nikiphorou E, Fragoulis GE et al. 2019 EULAR recommendations for the generic core competences of health professionals in rheumatology. Annals of the Rheumatic Diseases 2020; 79: 53–60

Kapitel 2

Gesundheit verlangt Verhaltensänderung

2 Gesundheit verlangt Verhaltensänderung

Es ist kein großes Geheimnis, dass unsere Gesellschaft zunehmend Krankheiten sammelt, anstatt sie auszurotten. Wir schaffen es sogar, neue Krankheiten zu erfinden und sie großflächig zu etablieren. Die Rede ist von den verschiedensten Zivilisationskrankheiten, die darauf bauen, dass Menschen gerne süß, fettig, viel und möglichst billig essen, das Auto unsere Beine ersetzt und einfachste Handlungen, wie etwa das Betätigen des Lichtschalters, von künstlicher Intelligenz übernommen werden.

Wobei nichts grundsätzlich verteufelt werden sollte. Ich selbst bin auch dankbar dafür, dass der Staubsaugerroboter grobe Kinder- und Tierspuren selbstständig entfernt. Es stellt sich allerdings die Frage, womit die neu gewonnene Zeit verbracht wird. Bei einem Spaziergang im Wald oder mit Chips, Bier und dem neuesten Blockbuster auf dem Sofa. Der Mensch wird immer älter, doch verbringt er immer weniger Zeit davon in einem gesunden Zustand [26]. Wir sprechen davon, 100 Jahre alt werden zu wollen, vergessen dabei jedoch, dass wir im Schnitt ab dem 63. Lebensjahr nicht mehr gesund sind [27]. Das bedeutet, 37 Jahre mit einer mehr oder weniger intensiven Krankheit zu leben. Wobei Gesundheit als Zustand des umfassenden körperlichen, seelischen und sozialen Wohlbefindens natürlich subjektiv ist. Dennoch könnte sich der Mensch viel Leid ersparen, würde er mehr auf seinen Körper und weniger auf die Werbung hören. Es bedarf einer Veränderung des Verhaltens, um den Gesundheitszustand positiv zu beeinflussen.

Verhaltensänderung ist ein mehr oder weniger komplexer Prozess, durch den eine Person sich bewusst bemüht, ihre Denkweisen, Emotionen oder Handlungen zu modifizieren. Es ist eine Art der Selbstoptimierung im besten Sinne, die durch intrinsische Motivation und externe Einflüsse vorangetrieben wird.

Einige wichtige Aspekte, die sich auch in den folgenden Kapiteln wiederfinden, sind:

- Motivation als grundlegendes Element zur Veränderung.
- Die Phasen der Veränderung, die von der begleitenden Person erkannt werden sollten, um die Beratung entsprechend anzupassen.
- Das Setzen von geeigneten Zielen, die den Weg der Veränderung strukturieren und den Fortschritt sichtbar machen sollen.
- Die Selbstreflexion als bewusste Beobachtung des eigenen Verhaltens, wodurch erst erkannt werden kann, was genau verändert werden soll. Sie wird allerdings auch zur Evaluierung des Veränderungsprozesses eingesetzt.
- Rückschläge. Der Weg nach oben ist nun einmal nicht linear, sondern umfasst schon Berg und Tal. Rückschläge sind Lernmomente, die wir umarmen sollten.

2.1 Theorien zur Verhaltensänderung

Ungefähr 50 % der Menschen, die Medikamente verschrieben bekommen, halten sich auch an die Einnahmevorgaben [28]. Die anderen 50 % zeigen einen eher kreativen Einnahmeansatz. Einige beginnen die Medikation erst gar nicht, andere verändern Menge oder Zeitpunkt der Einnahme, und wieder andere beenden die Medikation auf eigene Faust. Grundsätzlich werden Menschen dann je nach Verhalten als „compliant“, was übersetzt so viel wie fügsam heißt, oder eben als „non-compliant“ – aufmüpfig – beschrieben.

Dass Therapie, sei sie medikamentös oder therapeutisch, fügsam hingenommen werden muss, ist ein Relikt aus einer Zeit, in der Gott und der Glaube noch irdische Gesetze schrieben. Wer sich nicht an die Regeln hielt, wurde verbrannt, gevierteilt oder eingemauert. Kirche und Staat sind, zumindest offiziell, bereits vor mehreren Jahren getrennte Wege gegangen, und auch die Rechtsprechung hat, zumindest in unseren Breitengraden, den Pfad drakonischer (Todes-)Strafen mittlerweile verlassen. Diese neu gewonnenen Freiheiten spiegeln sich auch in einem Mangel an Hörigkeit seitens hilfesuchender Menschen wider. Die Compliance lässt nach. Zum Glück, denn fügsames Hinnehmen von Anweisungen ist nur noch sehr selten gefragt. Die Medizin modernisiert zwar ihre Perspektive dahingehend etwas langsamer als andere Bereiche, ist aber dennoch auf dem Weg der Besserung.

Wenn Fügsamkeit nicht der Schlüssel zum Erfolg ist, dann ist es vielleicht etwas, was gegen Ende des 17. Jahrhunderts bereits einmal probiert wurde: die Aufklärung. Diese führt entweder zu Ablehnung oder aber zu Zustimmung. In jedem Fall verhilft sie zur freien Meinungsäußerung. Im Falle von Zustimmung hofft man dann auf die neue Form der Compliance – die Adhärenz [29]. Auch dabei geht es um wunschgemäße Einhaltung der Therapie. Die Therapie selbst wurde jedoch zuerst gemeinsam, um nicht zu sagen partnerschaftlich, zwischen gesundheitsdienstleistender und hilfesuchender Person beschlossen [30]. Trotz dieser Partnerschaftlichkeit scheint Adhärenz ebenfalls Grenzen zu haben. Nämlich dann, wenn der Zweck der Behandlung nicht verstanden wird und/oder diese entweder keinen Nutzen oder sogar unerwünschte Wirkungsweisen zeigt. Außerdem sinkt die Adhärenz, wenn der Therapieplan als zu zeitaufwendig empfunden wird oder es an Partnerschaftlichkeit bei der Entscheidungsfindung zur Therapie gefehlt hat [31].

Angesichts der eben aufgezählten Gründe wage ich es, laut daran zu zweifeln, dass das Konzept der Adhärenz bereits flächendeckend im Gesundheitssystem angekommen ist. Es trägt immer noch den faden Beigeschmack einer leicht autoritären Hackordnung und lässt die Frage aufkommen, wie viel Partnerschaftlichkeit dabei wirklich vorhanden sein kann. Die Begrifflichkeiten zu tauschen, ohne das Verhalten wirklich anzupassen, raubt dem Wort Tragweite und Macht. Belassen wir die rosarote Brille fürs Erste jedoch auf und gehen davon aus, dass Adhärenz die Welt erobert und Therapieempfehlungen auch wirklich umgesetzt werden. Die idealen Patientinnen und Patienten. Doch wie kommt man zu ihnen? Wo finden sich die unkomplizierten, motivierten Personen, die zu den perfekten Therapieergebnissen führen? Die Antwort ist so simpel wie komplex: Produzieren Sie sie selbst!

Aufbauend auf dem Gedanken, dass Wissen zu Entscheidungen und Entscheidungen zu Veränderungen führen können, gibt es verschiedene Theorien zur Verhaltensänderung. Zwei davon möchte ich Ihnen in diesem Buch vorstellen. Das transtheoretische Modell und das Verhaltensmodell nach Balm.

2.1.1 Das transtheoretische Modell

Das transtheoretische Modell (TTM) gehört mittlerweile zu den Oldies unter den theoretischen Modellen der Verhaltensänderung, wurde es doch bereits im Jahre 1982 von James O. Prochaska und Carlo C. DiClemente erstmals beschrieben [32]. Es zeigt, dass nicht nur Gelenke evolutionär ruhiggestellt sind, der menschliche Geist scheint dies auch zu sein. Denn trotz seines Alters wird das Modell bis heute regelmäßig genutzt, um Verhaltensänderung darzustellen. Es ist ursprünglich dem Gesundheitsverhalten gewidmet. Ich bin jedoch davon überzeugt, dass es sich auch auf jegliche andere Situation übertragen lässt.

Befragt man das Internet, so besteht das Modell aus fünf Phasen, die wahlweise zirkulär oder linear dargestellt werden. Die Originalversion ist jedoch ausdrücklich zirkulär, da den beiden Herren durch ihre Forschung mit Menschen, die versuchten, dem Rauchen zu entsagen, sehr wohl deutlich wurde, dass Veränderungsprozesse durch Rückfälle, Misserfolge und neuerliche Veränderungsmotivation geprägt sind. Sie beschreiben, dass die meisten Menschen bis zu drei Versuche benötigten, um das Rauchen zu beenden. Eine wichtige Information für alle, die versuchen sich zu verändern: Es muss nicht auf Anhieb funktionieren! Oder wie eine alte Reiterweisheit sagt: Wer nie vom Pferd gefallen ist, ist auch nie wirklich oben gesessen.

Missglückte Versuche offenbaren Fehler, und nur aus Fehlern kann man lernen. Wer denkt, klüger zu sein, weil er von Anfang an alles schafft, wird am Ende auf der flacheren Lernkurve stehen. Bringen Sie demzufolge jedem Versuch Wertschätzung entgegen, es verbergen sich immer Ressourcen und Stärken dahinter.

Merke

Gescheit. Gescheiter. Gescheitert.

Veränderungsversuche dürfen auch missglücken. Jeder Versuch birgt Fehler, und aus Fehlern lernen wir.

Nun aber zurück zum transtheoretischen Modell, welches Sie in ▶ Abb. 2.1 sehen. Es ist untereilt in die fünf Phasen:

- Absichtslosigkeit,
- Absichtsbildung,
- Vorbereitung,
- Handlung,
- Stabilisierung.

Dieses Modell verfügt somit über eine Zeit vor und eine Zeit nach der Veränderung.

Die Phase der Absichtslosigkeit

In der Phase der Absichtslosigkeit ist, wie schon das Wort sagt, noch nicht einmal die Absicht gebildet, etwas zu ändern. Man wähnt sich in Sicherheit, ist mit dem Status quo zufrieden oder denkt zumindest nicht länger darüber nach. Hier kann es an Informationen mangeln, es könnte jedoch auch sein, dass man das eigene Risikoverhalten nicht sehen möchte und dessen Anwesenheit schlichtweg verleugnet oder wegzurationalisieren versucht. Andere Mechanismen, die die Absicht zur Verhal-

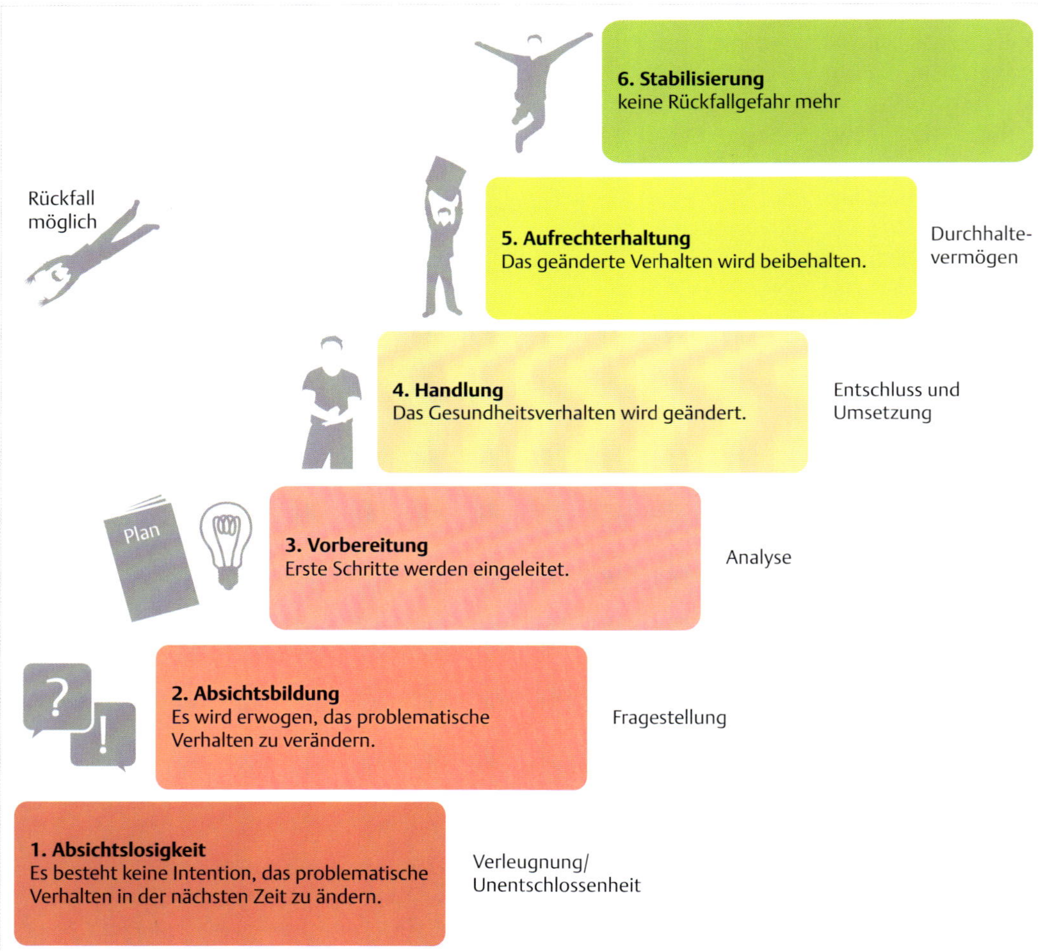

Abb. 2.1 Das transtheoretische Modell als Erklärung für Verhaltensänderung im Gesundheitskontext. (Quelle: I care Pflege. 2., überarbeitete Auflage. Stuttgart: Thieme; 2020)

tensänderung negativ beeinflussen, sind Resignation aufgrund vorheriger Fehlversuche oder, und das wird leider oft vergessen, dass wir uns manchmal in der Ist-Situation einfach wohlfühlen. Auch das darf sein. In diesem Fall braucht es gar kein therapeutisches Angebot, weil es keine Nachfrage gibt.

Manchmal verbleibt eine Person auch im Stadium der Absichtslosigkeit als Reaktanz auf Druck [33]. Wir fühlen uns immer dann besonders wohl in unserem derzeitigen Verhalten, wenn andere von außen versuchen, uns zu verändern. Verhalten, welches oft pubertierenden Jugendlichen nachgesagt wird, jedoch sind auch viele Erwachsene noch ziemlich geübt darin. Blickt man hinter diese Kulissen, findet man vielleicht ein ganz anderes Bild, eines, in dem die Person sich sehr wohl der Tatsache bewusst ist, dass sie sich eben nicht wohlfühlt. Hier helfen Gespräche, worauf das Kap. 3.2.5 zum Umgang mit Widerstand näher eingeht.

Die Phase der Absichtsbildung

Erst in der nächsten Phase werden Wünsche, Bedürfnisse oder Ideen hinsichtlich einer Veränderung laut. Sie äußern sich durch den wunderbaren Konjunktiv *„ich würde …“*. Interessanterweise korreliert der Übergang von der Absichtslosigkeit zur Absichtsbildung häufig mit dem Wechsel vom alten ins neue Jahr. Und üblicherweise verlassen in der Phase der Absichtsbildung die meisten Menschen den Veränderungsprozess in den ersten 21 Tagen des neuen Jahres auch wieder.

Die Wünsche und Ideen sind oftmals zu groß, die Bedürfnisse zu weit hergeholt. Wie oft haben Sie sich schon dafür entschieden abzunehmen, nur im nächsten Moment dem Nachspeisenbuffet zu verfallen? Wir kennen es alle. An dieser Stelle ist es zweitrangig, warum jemand die neuen Verhaltensweisen wieder einstellt. Wenn die Mousse au Chocolat, herrlich garniert mit frischem Obst, luftig und fluffig vor einem steht, wird diese Frage kaum relevante Antworten liefern. Das Dessert ist da. Sichtbar, greifbar, real. Die Veränderungsmotivation hingegen … unnötig darüber zu diskutieren.

Viel wichtiger ist herauszufinden, was die ursprüngliche Motivation zur Veränderung war und wie man diese in mundgerechte Stücke unterteilen kann. Denn anscheinend ist die Veränderung noch nicht praktikabel genug, um sie wirklich ausführen zu können. Die Nachteile überwiegen die Vorteile, vielleicht nicht unbedingt in der Menge, aber in der Gewichtung. Wenn die Anstrengung, neues Verhalten zu zeigen, mehr Energie kostet als der Benefit Freude bringt oder wenn man in Wahrheit gar nicht daran glaubt, jemals das Ziel zu erreichen, bleibt man in dieser Phase stecken.

Die Vorbereitungsphase

Die Antwort auf das *Wie* findet sich in der Vorbereitungsphase, in der geplant wird, was wann, wie und wo passieren soll. Wir verlassen den Konjunktiv und begeben uns ins Futur 1; *„ich werde …“*. Bitte stellen Sie sich diese Planungsphase nicht wie die des Berliner Flughafens vor. Im Allgemeinen wird der Umfang eher der Erstellung einer Einkaufsliste oder der Entscheidung entsprechen, welche Hose Sie anziehen wollen. Sie möchten abnehmen, weil die Hose Sie zwickt? Großartig! Morgen früh lassen Sie das Frühstück aus. Vorbereitung für das Erste beendet. Im Idealfall haben Sie auch schon einige Erfahrungen gesammelt und wissen in der Zwischenzeit, was Ihre Fallstricke sind. Das Nachspeisenbuffet zum Beispiel. Zum Glück bietet das Frühstück nur im Hotelurlaub zahlreiche süße Versuchungen. Sie brauchen somit erstmal nicht darüber nachzudenken.

Die Handlungsphase

Die Vorbereitungsphase hat, sofern zwischen Planung und Ausführung kein allzu großer zeitlicher Abstand besteht, meistens gute Voraussetzungen, in der Handlungsphase zu gipfeln. Diese kann nach oder auch noch während der Planungsphase beginnen und zeichnet sich durch wirkliches Änderungsverhalten aus. Sie begeben sich in die Gegenwart, sagen *„ich mache …“*, verzichten tapfer auf Ihr Frühstück und greifen voller Motivation ausschließlich zum Kaffee …, nur um auf dem Weg zur Arbeit beim Bäcker eine Nussschnecke zu kaufen, welche Sie voller Genuss und Heißhunger verschlingen. Soeben haben Sie die nächste große Möglichkeit zum Ausstieg gefunden. Ausführen heißt eben nicht gleichzeitig durchhalten. Neue

Verhaltensweise anzutrainieren kostet Zeit und Energie, da Sie gegen Ihre Gewohnheiten arbeiten müssen. Um die Handlungsphase positiv zu absolvieren, braucht es viel Übung und die Bändigung Ihres inneren Schweinehundes. Diese Phase ist nicht nur die schwerste, sondern gemeinerweise auch die längste.

Die Stabilisierungsphase

Wenn Sie allerdings ausreichend Durchhaltevermögen gezeigt und sich tapfer durch alle Ups und Downs gekämpft haben, zusätzlich noch nach jedem Sturz wieder aufgestanden sind, die Krone gerichtet haben und weitermarschiert sind, dann haben Sie es irgendwann geschafft und können Ihr neues Verhalten aufrechthalten. Sie haben die inneren Geister besiegt und werden in der Stabilisierungsphase mit Automatismus belohnt. Sie dürfen sich zurücklehnen, sich voller Zufriedenheit in den wieder passenden Hosen der Absichtslosigkeit hingeben und sagen: *„Ich bin …“*.

Vier Schlüsselfaktoren zur Unterstützung des Veränderungsprozesses

Neben diesen Stadien der Veränderung betonen DiClemente und Prochaska außerdem die Bedeutung von vier Schlüsselfaktoren, welche den Veränderungsprozess positiv unterstützen:

- Selbstwirksamkeit
- Fähigkeit zur Entscheidungsfindung
- soziale Unterstützung
- persönliche Bewältigungsstrategien

Alles Ideen, die für Ergotherapeut*innen in den allermeisten Fällen keine Neuigkeit darstellen. Dennoch möchte ich ein wenig darauf eingehen.

Selbstwirksamkeit

Die Selbstwirksamkeit, in der wissenschaftlichen Literatur finden Sie sie häufig auch unter Self-Efficacy, ist die Überzeugung einer Person, dass sie auch schwierige Situationen aus eigener Kraft erfolgreich bewältigen kann. In unserem Fall, dass sie die Verhaltensänderung effektiv umsetzen kann.

Fähigkeit zur Entscheidungsfindung

Die Fähigkeit zur Entscheidungsfindung ist, wie die Bezeichnung bereits vermuten lässt, die Fähigkeit, eine Entscheidung über die Veränderung zu treffen: Führe ich sie tatsächlich aus, und wenn ja, in welchem Umfang und wie?

Soziale Unterstützung

Auch die soziale Unterstützung beeinflusst unseren Veränderungserfolg. Wird einer alkoholkranken Person täglich ein neues Glas des flüssigen Gifts vor die Nase gestellt, wird die Loslösung wahrscheinlich viel schwieriger verlaufen, als wenn die Person von Freund*innen, Familie und Therapeut*innen unterstützt wird.

Bewältigungsstrategien

Die Bewältigungsstrategien, welche ich noch unter der Bezeichnung Copingstrategien kennengelernt habe, sind alle Methoden, die wir uns angeeignet haben, um mit Stress, Rückschlägen und Herausforderungen umzugehen. Während der eine den Boxsack strapaziert, entlässt die andere Person die Flut des Tages beim Yoga. Wir sind eben alle unterschiedlich.

Das transtheoretische Modell ist nach wie vor ein vielzitiertes und oft genutztes Modell der Verhaltensänderung. Es sollte als theoretische Basis allen Personen im Gesundheitsbereich bekannt sein. Gehen Sie also hinaus in die Welt und verbreiten Sie es genauso intensiv, wie manche anderen Menschen Katzenvideos teilen.

2.1.2 Verhaltensmodell nach Balm

Der Niederländer Marcel Balm hat Anfang der 1990er-Jahre ebenfalls ein Verhaltensmodell entworfen, dieses im Laufe der Jahre weiterentwickelt und 2021 in neuer Version veröffentlicht [34], [35]. Im Gegensatz zum transtheoretischen Modell geht das Modell nach Balm tiefer auf die Veränderung selbst ein und macht deutlich, welche basalen Faktoren Veränderung langfristig begünstigen. Sehen Sie es somit nicht als Konkurrenz, sondern als Vertiefung zum transtheoretischen Modell.

Balm beschreibt, dass Verhaltensänderung ein bewusster Lernprozess ist, der in vier Phasen unterteilt werden kann (▶ Abb. 2.2). Dieses Modell ist, obwohl auch farblich rund unterlegt, linear dargestellt. Die Feststellung, dass Veränderung jedoch im Grunde immer zirkulär oder sogar verknotet und mit diversen Richtungswechseln stattfindet, wurde bereits ausgiebig erläutert und sollte sich mittlerweile fest in Ihr Gehirn eingebrannt haben. Stellen Sie sich somit bitte auch bei diesem Verhaltensmodell eine Dauerschleife von Fehlschlägen und Lernmomenten vor.

Phase 1: Offen sein

In Phase 1 nach Balm geht es einzig und allein darum, offen zu sein für Veränderung. Man befindet sich noch in einem unbestimmten Verhaltensschema, das Ziel ist jedoch, Aufmerksamkeit, Interesse und Bewusstsein für Neues zu aktivieren. Wenn Menschen Vertreter von Gesundheitsprofessionen aufsuchen, besteht diese Offenheit im Grunde oftmals schon. Sie sagt noch nichts darüber aus, ob sie mit der Art der Verhaltensänderung oder dem Einsatz, der dafür notwendig ist, einverstanden sind. Lediglich der Wunsch zur Veränderung keimt langsam auf. Wenn ein solcher Mensch jedoch lediglich compliant ist, also füg- und folgsam gegenüber einer ärztlichen Fachkraft, und zu Ihnen kommt, weil deren Verordnung dies besagt, so müssen Sie wohl auch diesen Punkt noch einmal abklären.

Phase 2: Verstehen, Wollen, Können

Die zweite Phase ist umfangreicher und meiner Erfahrung nach ausschlaggebend dafür, wie leicht oder zuverlässig Menschen sich schlussendlich verändern. Es ist die Phase des Lernens und Entwickelns, in der Kenntnisse und Fähigkeiten erworben werden, um Veränderung überhaupt ausführen zu können. Balm unterteilt diese Phase in Verstehen, Wollen und Können.

Das Ziel des Verstehens ist es, Information zu generieren und Einsichten zu gewinnen. Für Gesundheitsberufe ist dies der perfekte Zeitpunkt für ausgiebige Edukation. Ich denke, es gibt keine Menschen in Therapieberufen, die nicht gelernt haben, hierfür eine einfache und angepasste Sprache zu verwenden. Etwas, was weniger propagiert wird, ist das derzeit besonders angesagte Storytelling. Eine Erzählform, mit der zielgerichtete Botschaften in Geschichten verpackt und so zugänglich gemacht werden. Heinrich Hoffmann tat dies z. B. in

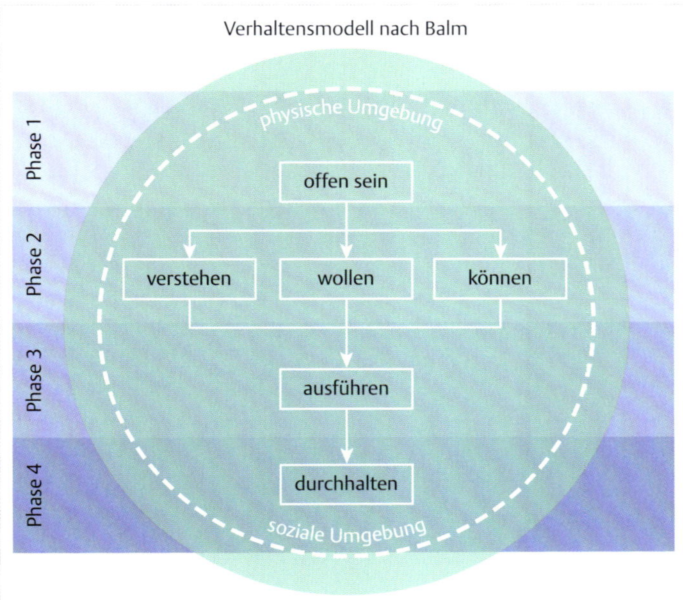

Abb. 2.2 Das Verhaltensmodell nach Balm beschreibt den Lern- und Entscheidungsprozess hinter Veränderung. (Quelle: © Marcel Balm/Balm Academie)

seiner Geschichtensammlung rund um den ungepflegten Struwwelpeter, um die umsichtige Verwendung von Feuerzeugen zu etablieren, das Daumenlutschen als unpopulär abzustempeln oder – was dank des Smartphones derzeit sogar wieder an Aktualität gewinnt – dazu aufzurufen, beim Gehen dem Weg genügend Aufmerksamkeit zu schenken [36]. Wie Sie sehen, ist jegliches Thema dafür geeignet, in Geschichten verpackt zu werden. Warum also nicht auch der Gelenkschutz?

Storytelling – Kommunizieren mit Geschichten

Botschaft ohne Storytelling:
Rauchen verengt Ihre Blutgefäße.

Botschaft mit Storytelling:
Es ist tiefstes Mittelalter. Sie sind Herr*in einer großen Burg und für das Leben und Überleben hunderter Menschen verantwortlich. Eines Tages versuchen Eindringlinge die Burg zu stürmen. Sie legen Feuer. Der Rauch zieht sich durch die Gänge in alle Räume der Burg. Geistesgegenwärtig schließen Sie die Zimmer, die noch nicht vom Rauch eingeschlossen sind und versuchen, die Bewohner vor den giften Gasen zu schützen.

Gleiches versucht Ihr Körper, wenn Sie rauchen. Das Nikotin ist der Gegner, die Burg ist Ihr Körper, Sie sind jedoch immer noch Burgherr*in. Der gravierende Unterschied ist, dass Sie die Chance dazu haben, den Gegner vom Betreten der Burg abzuhalten.

Anmerkung: Medizinisch nicht 100 %ig korrekt, wird die Message in Form von Storytelling dennoch besser haften bleiben, als in Form einer einfachen Aussage.

Zugegeben, ich bin nicht so gut im Storytelling wie Heinrich Hoffmann. Den Informationen auf den Zigarettenpackungen bin ich allerdings weit voraus.

Verstehen

Je mehr Information wir geben, desto eher kann die fragestellende Person autonome Entscheidungen treffen. Wobei an dieser Stelle zwischen Wissen und Verstehen unterschieden werden darf. Wenn ich Ihnen sage, dass Knorpel zur Gesunderhaltung Bewegung braucht, so können Sie das als Information verbuchen, die Sie jetzt *wissen*. Erst wenn Sie Kap. 4.2.1 (Anatomie, Knorpel und Gelenke) gelesen haben, können Sie behaupten, es auch verstanden zu haben. Denn dort erfahren Sie, *warum* Knorpel Bewegung brauchen. Dieses Warum ist der Schlüssel zum Verstehen.

Tabletten gegen Bluthochdruck werden oftmals nur mit dem Kommentar „Sie haben Bluthochdruck, da schreib ich Ihnen was dagegen auf" verschrieben. Der Gedanke, dass man diese Medikamente nicht mehr braucht, wenn der Blutdruck wieder passt, was dank der Medikamente bald der Fall ist, ist da sehr naheliegend. Wir Menschen treffen Entscheidungen aufgrund unseres Wissensstandes. Wenn Bluthochdruck heißt, dass man Medikamente braucht, bedeutet ein passender Blutdruck im Umkehrschluss, dass man keine Medikamente mehr braucht. So einfach ist die Welt. Die Moral von der Geschichte: Geben Sie passende, leicht verständliche und idealerweise ungefärbte Informationen. So sehr Sie selbst vielleicht eine bestimmte Therapie bevorzugen, obliegt es Ihnen doch nicht, die endgültige Entscheidung dafür zu treffen. Trauen Sie den Menschen zu, Vor- und Nachteile selbst abwägen zu können. Was uns direkt zum „Wollen" führt.

Wollen und Können

Erst mit ausreichend Informationen können Menschen sich für oder gegen bestimmte Dinge entscheiden, also bestimmen, ob sie etwas wollen. Diese Wahlfreiheit stärkt die Autonomie, welche im Übrigen einen Teil der ergotherapeutischen Ethik darstellt. Wir respektieren die Autonomie anderer und unterstützen sie in ihrer Selbstbestimmung.

Jegliche Selbstbestimmung ist jedoch nutzlos, wenn ich nicht die Fähigkeiten besitze, etwas auszuführen. Zusätzlich zum Verstehen und Wollen braucht es also auch das Können, um Verhaltensänderungen umsetzen zu können. Wenn ich verstehe, dass ich mir zu viele Tätigkeiten aufhalse, mir selbst gleichzeitig zu wenig Zeit gönne und daher vollkommen überfordert bin und mein Leben ändern will, ist das ein guter erster Schritt. Es hilft allerdings sehr wenig, wenn mir die Fähigkeiten fehlen, meinen Tag anders planen zu können. Können beinhaltet somit nicht nur physische, sondern zum Beispiel auch kognitive oder sozial-kommunikative Fähigkeiten.

Merke

Für Gesundheitsdienstleister liegt der Unterschied zwischen Wollen und Können in der Intervention. Während *Wollen* Motivation fordert, braucht es bei *Können* Training und Übung.

Phasen 3 und 4: Ausführen und Durchhalten der Veränderung

Phase 3 ist vom Ausführen erster Verhaltensänderungen geprägt. An dieser Stelle ist es sinnvoll, auch auf die äußeren Faktoren des Modells hinzuweisen. Auf die physische und soziale Umgebung, die ebenfalls Einfluss darauf haben, ob neue Verhaltensweisen ausgeführt werden oder nicht.

Die Menschen in einer betreuten Wohneinrichtung wissen, dass ein selbstständiger Lebensstil ihrer Gesundheit zuträglich ist, sie möchten trotz zahlreicher körperlicher Einschränkungen auch gerne weiterhin zu Fuß einkaufen gehen. Die Stadt setzt jedoch auf Einkaufszentren, wodurch die innerstädtischen Geschäfte langsam aussterben. Obwohl die Senior*innen verstehen, wollen, und mit Rollatoren, Gehstöcken und dergleichen ausgestattet, auch selbstständig sein könn(t)en, lässt sie ihre physische (die Geschäfte werden geschlossen) sowie soziale Umgebung (die Stadtverwaltung fördert Einkaufszentren am Stadtrand) im Stich.

Einer frischgebackenen Mutter von Zwillingen werden Sie wohl kaum neue Fähigkeiten zur Planung ihres Tagesablaufes beibringen können. Auch wenn sie selbst versteht, dass es sinnvoll wäre, und den regelmäßigen Tagesablauf regelrecht herbeisehnt, werden die Zwillinge doch täglich neue, äußerst kreative Ideen zu diesem Thema präsentieren.

[Haben Sie das Storytelling bemerkt?]

Wenn allerdings auch die Ausführung glimpflich verläuft, kann die letzte Phase beginnen – die des Durchhaltens. Sie hat eine Automatisierung der neuen Verhaltensweisen zum Ziel und entspricht der Phase der Stabilisierung im transtheoretischen Modell. Auch hier sind sowohl Übung als auch Zeit die Schlüsselwörter zum Erfolg. Gute therapeutische Begleitung kann ausschlaggebend für einen positiven Abschluss sein. Lassen Sie folglich nicht zu früh los.

2.2 Verhaltensänderung im Alltag

In der Theorie ist Verhaltensänderung einfach und leicht verständlich. Sofern uns der Alltag selbst zur Veränderung zwingt, stimmt das auch. Nach einer Beugesehnenverletzung in der Hand lernen Menschen meistens sehr schnell, ihren Alltag einhändig zu bestreiten, um der Abhängigkeit von anderen zu entgehen. Besteht jedoch ein Veränderungswunsch ohne Veränderungszwang, so ist die Durchführung bis zum Eintritt eines Automatismus mitunter sehr aufwendig, zeitintensiv und ermüdend. Nicht umsonst sind die meisten Neujahrsvorsätze bereits Anfang Februar vergessen. Schuld ist unter anderem die Zielsetzung. Diese wird häufig in einem Wunsch formuliert, nicht jedoch in einem konkreten Vorhaben.

Das Vorhaben „Ich möchte abnehmen" wäre demnach ein Wunsch, während die Aussage „Im Jänner (Januar) werde ich einmal pro Woche 5 km spazieren gehen" deutlich ein konkretes Vorhaben formuliert. Das grundlegende Bedürfnis („Ich möchte mich in meinem Körper wohlfühlen") könnte bei beiden aber durchaus dasselbe sein.

Im Idealfall werden langfristige Ziele formuliert, welche danach in kleinere Kurzzeitziele unterteilt werden. Hierdurch werden zum einen die einzelnen Schritte sichtbarer, die es für die Veränderung braucht, zum anderen können auch leichter Erfolgserlebnisse generiert werden, die zur Aufrechterhaltung der Motivation unabdingbar sind. Der Idealfall wird Ihnen jedoch selten unterkommen. In den allermeisten Fällen werden Ihnen ausschließlich Wünsche präsentiert. Es liegt an Ihnen, das Bedürfnis hinter dem Wunsch freizulegen und daraus gemeinsam mit Ihrem Gegenüber ein oder mehrere Langzeitziele zu formulieren. Diese werden dann priorisiert, um schlussendlich in einfachen Kurzzeitzielen verbalisiert zu werden.

Auch während Rehabilitations- oder Kuraufenthalten ist die Erstellung einiger kleiner Kurzzeit- und Langzeitziele anzuraten, da auch hier die Aufrechterhaltung der Motivation meistens nicht über drei Wochen hinaus geht.

Die Formulierung solcher Ziele ist Übungssache und bedarf zumindest zu Beginn professioneller Unterstützung. Des Weiteren unterstützen regelmäßige Termine bei einschlägigen Fachkräften beim Durchhalten. Denn um Automatismus zu erreichen, braucht es viele, viele Wiederholungen. Abhängig davon, wie komplex die Tätigkeit ist und wie schnell eine Person lernt, kann dies einmal länger und einmal weniger lang dauern. Lang dauert es jedoch auf jeden Fall. Die Meinungen gehen von ungefähr 60–90 Tagen mit regelmäßigen Wiederholungen bis zu 10 000 Stunden. Suchen Sie sich aus, was Ihnen sympathischer ist. Die Realität wird die Wahrheit dann weisen.

Studien zeigen, dass viel Motivation und Zuversicht nicht ausreichend sind, um neue Verhaltensweisen zu etablieren. Auch die Negativsicht will miteinbezogen werden. Wobei hier nicht die Angst zu versagen gemeint ist, sondern eine gesunde Auseinandersetzung mit möglichen Fallstricken [37]. Es ist viel einfacher, auf die Schlechtwetterausrede zu reagieren, wenn man sie von Anfang an in den Gedankengang einbezieht. Das Thema Motivation wird im kommenden Kapitel eine ausführliche Rolle spielen. Verzweifeln Sie also bitte noch nicht, wenn Ihnen jetzt schon die Fragezeichen aus dem Kopf rauchen.

2.2.1 Gute Ziele erleichtern den Weg

Gute Ziele beeinflussen den Weg nicht nur dahingehend, dass sie wegweisend sind und demnach die Richtung angeben. Gute Ziele unterstützen auch bei der Bewältigung des Weges. Sie erleichtern jeden Schritt. Ein wichtiger Hinweis, um sich die Varianten der Zielsetzung einmal genauer anzusehen.

SMART-Ziele

Die wohl bekannteste Art, Ziele zu formulieren, ist die berühmt-berüchtigte SMART-Regel, die ursprünglich aus dem Managementbereich stammt, genauer aus der Führungstechnik Management-by-Objectives. Hintergrundgedanke ist dabei, dass die Ziele der einzelnen Beschäftigten am strategischen Unternehmensziel ausgerichtet sein müssen, um erfolgreich und effektiv wirtschaften zu können [38]. Neben einer besseren Kommunikation soll der Einsatz von SMART-Zielen auch die Motivation der Mitarbeitenden stärken. Motivation. Die Schlüsselkomponente, nach der alle Welt sucht. Die SMART-Ziele werden jedoch auch in anderen Bereichen eingesetzt, und so findet man sie auch in der einen oder anderen Beschreibung von Lebens- und Gesundheitszielen.

In der Urform ist SMART ein Akronym für Specific – Measureable – Assignable – Realistic – Time-related [39], also Spezifisch – Messbar – Zuordenbar – Realistisch – Terminiert. Dieses Konzept aus dem Jahr 1981 ist mittlerweile allerdings schon durch so viele Hände gegangen, dass die einzelnen Buchstaben teilweise anderweitig interpretiert wurden. So wurde dem A unter anderem attractive (attraktiv), achieveable (erreichbar) oder action-related (aktionsbezogen) zugeschrieben [40]. Bevor ich Sie in die Geheimnisse dieser Zielsetzungsmethode einweihe, möchte ich Ihnen den Hinweis ans Herz legen, sich für eine Variante zu entscheiden und diese mit Ihrer Umgebung abzugleichen. Nur so können auch interprofessionell Übertragbarkeit und klare Kommunikation garantiert werden.

In diesem Buch lernen Sie die derzeit gängigste Variante kennen, welche aus Spezifisch, Messbar, Attraktiv, Realistisch und Terminiert besteht.

- *Spezifisch* bedeutet, dass das Ziel klar und eindeutig sein soll. Je deutlicher die Formulierung, desto sichtbarer die Schritte, die gesetzt werden müssen, um das Ziel erreichen.
- Die *Messbarkeit* ist notwendig, um den Fortschritt sichtbar machen zu können.
- Jeglicher extrinsische Motivationsschub wandelt sich leichter zum intrinsischen, wenn das Ziel *attraktiv*, also für die jeweilige Person von möglichst großem Interesse ist.

- *Realistisch* bedeutet, dass die Ziele anspruchsvoll und gleichzeitig erreichbar sind.
- Und unter *Terminierung* versteht man ein klares, nicht zu großes Zeitfenster, in dem das Ziel erreicht werden soll.

Merke

SMART-Ziele

- Specific (spezifisch)
- Measurable (messbar)
- Attractive (attraktiv)
- Realistic (realistisch)
- Time-bound (terminiert / zeitgebunden)

Unser Satz „Im Jänner werde ich einmal pro Woche 5 km spazieren gehen" kann aufgrund der konkreten Aussage durchaus als spezifisch angesehen werden. *Einmal pro Woche fünf Kilometer* sorgt für die Messbarkeit. Ob das Ziel realistisch ist, ist personenabhängig. Je nach Gehgeschwindigkeit sind 5 km in ungefähr einer Stunde bewältigbar. Es bräuchte somit einmal in der Woche eine Stunde Zeit, allerdings auch ausreichend Kondition, um diese Strecke überhaupt zurücklegen zu können. Grundsätzlich ist dies jedoch ein realistisches Ziel, welches durch die Einschränkung *im Jänner* auch terminiert ist.

Nach Ablauf des Monats würde sowohl die Durchführung als auch das Ziel evaluiert. War es doch zu groß oder zu klein? Wären sich mehrere Einheiten pro Woche ausgegangen? Hat es unerwartete Zwischen- oder Rückfälle gegeben? Die Terminierung sollte eine gewisse Verbindlichkeit nahelegen, jedoch niemanden dazu zwingen, etwas zu tun, bei dem sich herausstellt, dass es am Ende doch nicht so realistisch oder attraktiv war. Ziele sollen motivieren und herausfordern, nicht die Arbeitsmoral schmälern und überfordern.

COAST-Ziele

Eine weitere Variante der Zielsetzung sind die sogenannten COAST-Ziele. Diese wurden von Ergotherapeut*innen für den Einsatz in der Ergotherapie konzipiert und basieren auf zwei der zentralen Säulen dieser Profession – der Klientenzentriertheit und der Betätigungsorientierung. Sie berücksichtigen außerdem den Kontext und welche Unterstützung bei der Ausführung benötigt wird [41]. So lassen sich aus dem Akronym COAST die Wörter Client, Occupation, Assist Level, Specific Conditions und Timeline ableiten.

- *Client* meint die Person, die Gruppe oder die Organisation, die das Ziel erreichen will.
- Als *Occupation* wird jene Betätigung formuliert, die ausgeführt oder erreicht werden soll.
- Das *Assist Level* beschreibt den Grad der Assistenz, die Klient*innen bei der Ausführung benötigen. Dies kann sowohl alle Arten der Assistenz umfassen (physisch, psychisch, verbal) als auch den Grad der Selbstständigkeit beschreiben.
- *Specific Conditions* oder spezifische Bedingungen sind jene Materialien, Werkzeuge, Hilfsmittel, Umweltfaktoren oder zeitliche Aspekte, die bei der Ausführung eine Rolle spielen. Auch der Kontext fällt hierunter.
- Das T, der letzte Buchstabe des Akronyms, beschreibt die *Timeline*, den erwarteten Zeitrahmen für die Ausführung.

Merke

COAST-Ziele

- Client (Klient*in)
- Occupation (Betätigung)
- Assist Level (Grad der Assistenz)
- Specific Condition (spezifische Bedingung)
- Timeline (zeitlicher Rahmen)

Wenden wir uns wieder dem Wunsch abzunehmen und dem ersten geplanten Schritt zu, welcher lautete: „Im Jänner werde ich einmal pro Woche 5 km spazieren gehen".

Die betreffende Person wird hier mit dem unscheinbaren Wörtchen *ich* benannt. Verstärkt würde der Satz, stünde das Personalpronomen an dessen Beginn. Passiver wird die Aussage, wenn stattdessen ein Name eingesetzt wird, da dies den Selbstbezug oft schmälert. Bei dieser Art der Zielsetzung wird auch dem benutzten Verb Beachtung geschenkt. Es sollte aktiv formuliert werden.

Ich gehe/Herr Huber geht im Jänner einmal pro Woche 5 km spazieren.

Klingt bereits, als könnte hier die Eisenbahn drüberfahren. Dieser Vorsatz wird ausgeführt. Das Gehen der 5 km stellt das Betätigungsziel dar. Der Grad der Assistenz sollte in jedem Fall hinterfragt werden. Gibt es eine Person, deren Begleitung erfragt werden kann, oder muss auch der Hund des Hauses sein Aktivitätslevel erhöhen? Braucht es für den Spaziergang neue Schuhe, eine Regenjacke oder ein GPS?

Die spezifischen Bedingungen sind im genannten Satz noch gar nicht enthalten. Wird der Spaziergang im Flachland, im Hügelgebiet oder der Stadt ausgeführt? Werden nur befestigte Wege genutzt oder gibt es eine Abenteuerregelung, welche besagt, dass immer mindestens ein Waldweg erforscht werden muss? Was passiert bei Regen oder Schneefall? Die Beschreibung dieser Bedingungen macht die Betätigung definitiver und regt dazu an, auch die möglichen Fallstricke zu begutachten. Die zeitliche Begrenzung ist hingegen bereits gegeben. So könnte der Satz mittels COAST-Zielsetzung nun folgendermaßen lauten:

Ich spaziere im Jänner mit Susanne einmal pro Woche, unabhängig vom Wetter, 5 km durch den Wald.

Was sich ändert, ist vor allem das Bild im Kopf, welches nun noch deutlicher und lebhafter geworden ist. Und genau darum geht es bei Zielsetzungen: Es soll ein beinahe greifbares Bild entstehen. Visualisierung ist ein sportpsychologisches Instrument, welches schon so manches Ziel in Goldmedaillen verwandelt hat. Möchten Sie Ziele noch einprägsamer formulieren, nutzen Sie nicht nur Bilder, sondern auch Emotionen.

Merke

Bei der Zielsetzung sollte ein beinahe greifbares Bild entstehen. Diese Technik der Visualisierung hat schon so manches Ziel in eine Goldmedaille verwandelt!

2.3 Zusammenfassung

Es ist wohl kein Geheimnis mehr, dass das Leben des modernen Menschen vor ungesundem Verhalten nur so strotzt. Um Gesundheitsförderung zu etablieren, braucht es daher nicht nur ein Umdenken, sondern auch eine Änderung des Verhaltens. Während man früher versuchte, mit imaginären Peitschenhieben und im Befehlston Therapie an die Frau und an den Mann zu bringen, möchte man dies nun mit Partnerschaftlichkeit und Wahlfreiheit versuchen. Aus Compliance wurde Adhärenz. Leider beschränkt sich diese Evolution bisher hauptsächlich auf das Wort, nicht oder nur sehr wenig jedoch bezieht sie die Taten mit ein. Voller Zuversicht wurde eine neue Bezeichnung gefunden und etabliert, ohne dabei die beteiligten Personen mitzunehmen. Paradoxerweise würde selbst die Basis zur Verhaltensänderung noch eine Verhaltensänderung benötigen.

Das Transtheoretische Modell (TTM) und das Verhaltensmodell nach Balm vermitteln Einsichten, wie Veränderung geschieht, welche Voraussetzungen erfüllt sein müssen und welche Gegebenheiten die Chance auf Scheitern vergrößern. Verhaltensänderung wirkt nämlich nur auf den ersten Blick leicht, ist bei genauerem Hinsehen jedoch ein komplexer Prozess mit einigen Fallstricken. Je nach mitgebrachter Konsequenz braucht dieser mehr oder weniger viel Begleitung, scheitert jedoch auf alle Fälle, wenn nicht ausreichend Hintergrundwissen vorhanden ist und/oder zu große Ziele gesetzt werden.

Es hilft definitiv, sich mit der Thematik intensiver auseinanderzusetzen und zu identifizieren, in welcher Phase der Veränderung sich eine Person befindet. Hierbei unterstützend ist das transtheoretische Modell, um eine grobe Einschätzung vornehmen zu können. Das Verhaltensmodell nach Balm wiederum gibt tiefere Einblicke in die Bedürfnisse, Ressourcen und Hindernisse, die im Lauf des Prozesses beachtet werden müssen. Wobei der Unterschied zwischen den beiden Modellen in ihrer Herangehensweise an die Verhaltensänderung liegen. Während das TTM sich auf die Stadien des Veränderungsprozesses fokussiert, hebt Marcel Balm in seinem Modell die Bedeutung von Motivation, Fähigkeiten und Gelegenheiten hervor. Die

Modelle können demnach sehr gut ergänzend verwendet werden.

Veränderungen können im Alltag durch äußere Umstände erzwungen oder aber aktiv und selbstbestimmt geplant werden, wodurch der Aufwand jedoch steigt, da die Kontrollfunktion durch den äußeren Einfluss fehlt. Daher ist bei umfangreicheren Veränderungen die Aufstellung von kleinen, erreichbaren und vor allem konkreten Zielen anzuraten. Ideen, wie diese formuliert werden können, finden sich in der SMART- und in der COAST-Methode. Doch auch mit der perfekten Zielformulierung braucht die selbstbestimmte Verhaltensänderung viel Zeit und noch mehr Wiederholungen, um schlussendlich in eine neue Verhaltensweise zu münden.

Literatur

[26] Die Gesundheitssituation in der Europäischen Union: Gesundheitsunterschiede verringern. Luxemburg: Amt für amtliche Veröffentlichungen der Europäischen Gemeinschaften; 2003

[27] Schlüsseldaten über Europa-Ausgabe 2017. Kapitel 3.1. Gesunde Lebensjahre. eurostat. Im Internet: https://ec.europa.eu/eurostat/documents/15 216 629/15 218 155/KS-EI-17-001-DE-N.pdf/3 087 913d-4 307-dc88-2270-95baaf1107f5?t=166 680 324 4 658; Stand: 18.02.2024

[28] Menditto E, Cahir C, Malo S et al. Persistence as a Robust Indicator of Medication Adherence-Related Quality and Performance. Int J Environ Res Public Health 2021; 18 (9): 4 872. DOI: 10.3 390/ijerph18 094 872

[29] Ritschl V, Stamm TA, Aletaha D et al. 2020 EULAR points to consider for the prevention, screening, assessment and management of non-adherence to treatment in people with rheumatic and musculoskeletal diseases for use in clinical practice. Ann Rheum Dis 2021; 80 (6): 707–713. DOI: 10.1136/annrheumdis-2020-218 986

[30] Mir TH. Adherence Versus Compliance. HCA Healthc J Med 2023; 4 (2): 219–220. DOI: 10.36 518/2689-0 216 1513

[31] Ritschl V, Lackner A, Boström C et al. I do not want to suppress the natural process of inflammation: new insights on factors associated with non-adherence in rheumatoid arthritis. Arthritis Res Ther 2018; 20 (1): 234. DOI: 10.1186/s13 075-018-1732-7

[32] Prochaska JO, DiClemente CC. Transtheoretical therapy: Toward a more integrative model of change. Psychotherapy 1982; 19 (3): 276–288. DOI: 10.1037/h0 088 437

[33] Von dem Berge U. (2012). Zu Verhaltensänderungen motivieren. Psych Pflege Heute 2012; 18 (05): 239–245. DOI: 10.1055/s-0032-1 327 013

[34] Balm M. Meerwaarde model Balm voor doelgerichte gedragsbeïnvloeding. In: NVVK-congresbundel. Uitgave Nederlandse vereniging voor Veiligheidskunde. November 2022

[35] Bieleman A, Balm M, Engels J, Miedema H, Heerkens Y (redactie). Handboek arbeid & gezondheid. Vierde, herziene druk. Houten: Bohn Stafleu van Loghum; 2024

[36] Hoffmann H. Der Struwwelpeter oder lustige Geschichten und drollige Bilder für Kinder von 3–6 Jahren. Frankfurt am Main: Literarische Anstalt (J. Rütten); 1845

[37] Gorr C, Bauer MC. Was treibt uns an? Motivation und Frustration aus Sicht der Hirnforschung. Heidelberg, Berlin: Springer; 2017

[38] Herzog C. SMART-Ziele richtig formulieren und vereinbaren. St. Gallen: Umantis; 2019. Im Internet: https://www.umantis.com/zielvereinbarung/smart-ziele; Stand: 18.02.2024

[39] Doran GT. There's a S.M.A.R.T. way to write management's goals and objectives. Management Review 1981; 70 (11): 35–36.

[40] Swann C, Jackman PC, Lawrence A et al. The (over)use of SMART goals for physical activity promotion: A narrative review and critique. Health Psychology Review 2023: 17 (2): 211–226. DOI: 10.1080/17 437 199.2 021 202 3 608

[41] Brinkmann S, Berding J. Betätigung im Fokus – Zielformulierung nach COAST. ergopraxis 2022; 15 (02), 16–21. DOI: 10.1055/a-1693-1559

Kapitel 3

Kommunikation als Beratungsgrundlage

3

3 Kommunikation als Beratungsgrundlage

Die Begleitung zur Umsetzung von Gelenkschutzmaßnahmen bedarf gekonnter Kommunikation, wobei Kommunikation als wahrscheinlich schwierigstes Feld in der zwischenmenschlichen Beziehung gelten kann.

Der österreichische Philosoph Paul Watzlawick stellte hierfür fünf Grundregeln – Axiome (S. 36) – auf [42]. Die Komplexität des Themas Kommunikation wird spätestens bei der Lektüre ihrer Beschreibungen offenbar, doch dieser erste Eindruck wird mit den folgenden Kapiteln wieder etwas entschärft und das Thema etwas zugänglicher erscheinen.

Für die zwischenmenschliche Kommunikation im Therapiealltag ist jedoch wichtig zu wissen, dass Sie alles ansprechen können, von dem Ihr Bauchgefühl sagt, dass es gesagt werden sollte. Hierdurch decken Sie bereits drei der fünf Axiome ab. Wenn Sie dann noch nachfragen, was ihr Gegenüber von dem verstanden hat, was Sie gesagt haben, sind Sie noch einen Schritt weiter. Axiom Nummer fünf ist eher zur Sensibilisierung gedacht. Seien Sie sich der grundsätzlich komplementären Beziehung im Therapiesetting bewusst. Manchmal wird auch eine Therapiebeziehung symmetrisch. Wenn dem so ist, sollten Sie auch dies bewusst wahrnehmen.

Die fünf Axiome der Kommunikation nach Watzlawick

▸ **Erstes Axiom: „Man kann nicht nicht kommunizieren, denn jede Kommunikation ist Verhalten und genauso wie man sich nicht nicht verhalten kann, kann man nicht nicht kommunizieren.“** Oder anders: Wir kommunizieren ohne Unterlass! Selbst wenn wir in der U-Bahn den Boden anstarren, kommunizieren wir unserer Umgebung zum Beispiel, in Ruhe gelassen werden zu wollen oder müde zu sein. Unsere nonverbale Kommunikation ist weit stärker als die verbale, lässt sich dafür jedoch weit schwieriger lenken.

▸ **Zweites Axiom: „Jede Kommunikation hat einen Inhalts- und einen Beziehungsaspekt, wobei letzterer den ersten bestimmt.“** Was Watzlawick hiermit meint, ist dass der inhaltlich identische Satz abhängig von der jeweiligen Beziehung zwischen den kommunizierenden Parteien sehr unterschiedlich wahrgenommen werden kann.

In diesem Zusammenhang sei außerdem das Kommunikationsquadrat von Friedemann Schulz von Thun genannt (▸ Abb. 3.1) [43]. Dieses zeigt wunderbar auf, dass jede Äußerung gleichzeitig auf 4-fache Weise wirksam ist. Es werden Sachinformationen ebenso transportiert wie eigene Werte, Bedürfnisse oder Gefühle. Genauso wird mit der inhaltlichen Botschaft der Kommunikation auch ein Beziehungshinweis weitergegeben, was man selbst vom Gegenüber hält.

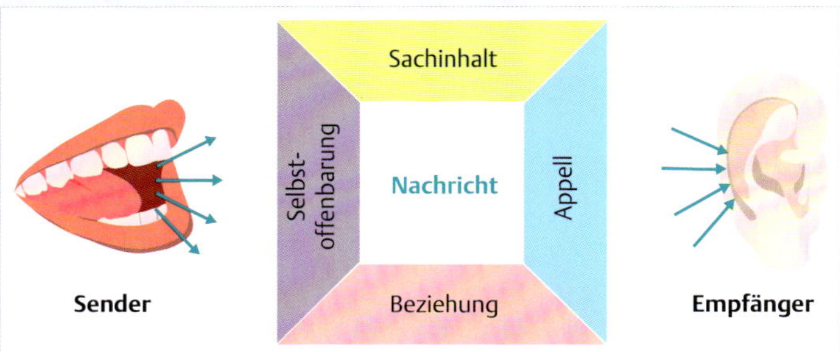

Abb. 3.1 Kommunikationsquadrat nach Schulz v. Thun. (Quelle: I care Pflege. 2., überarbeitete Auflage. Stuttgart: Thieme; 2020)

So kann die Information „Die Ampel ist rot“ bei einem Kind auf dem Schulweg vollkommen anders rüberkommen als bei einem Ehepaar im Auto. Eine reine Informationsübertragung ist bei der Erfindung Mensch leider vollkommen unmöglich.

► **Drittes Axiom: „Die Natur einer Beziehung ist durch die Interpunktion der Kommunikationsabläufe seitens der Partner bedingt.“** Sie fragt: „Hast du heute schon den Müll rausgebracht?“ Er hört: „Du hast schon wieder nicht den Müll rausgebracht!“ und antwortet: „Warum muss ich das immer machen?“ Sie hört: „Räum doch selbst den Müll raus!“ Und antwortet: „Ich bin doch nicht deine Putzfrau!“ Das Szenario spitzt sich zu, bis sich die beiden schlussendlich das Verhalten der jeweiligen Schwiegermutter beim letzten Familientreffen an den Kopf werfen und getrennt voneinander schlafen gehen.

Kommunikation ist immer Ursache und Wirkung. Es hängt nämlich nicht nur von der eben besprochenen Sendung der Kommunikation ab, wie diese aufgenommen wird, sondern auch von deren Empfang. Denn auch dieser ist von den oben genannten vier Wirkungsweisen geprägt. Unterscheiden sich Sendung und Empfang voneinander, kann von einem Konflikt gesprochen werden. Aufgrund der Tatsache, dass auf jeden Reiz eine Reaktion zu erwarten ist, kann dies zu einem sogenannten Teufelskreis der Kommunikation ausufern (► Abb. 3.2) [44]. Ein Konflikt, der erst beim Durchbrechen bekannter Reaktionsmuster zu einer Lösung finden kann. Ein solches neues Reaktionsmuster wäre zum Beispiel: „Oje, das ist jetzt wie ein Vorwurf rübergekommen. Eigentlich wollte ich gar nicht wissen, ob der Müll schon draußen ist, sondern erfahren, ob noch Platz in der Mülltonne ist. Ich habe noch Verpackungsmaterial zum Wegschmeißen.“

► **Viertes Axiom: „Menschliche Kommunikation bedient sich analoger und digitaler Modalitäten.“** Eine hochtrabende Beschreibung der Erkenntnis, dass Kommunikation verbal (digital) und nonverbal (analog) geschieht. Wobei unter nonverbal neben Mimik und Gestik auch Sprechtempo und -lautstärke, Tonfall, Körperhaltung und Stimmlage fallen.

► **Fünftes Axiom: „Zwischenmenschliche Kommunikationsabläufe sind entweder symmetrisch oder komplementär, je nachdem, ob die Beziehung zwischen den Partnern auf Gleichgewicht oder Unterschiedlichkeit beruht.“** Von symmetrischen Beziehungen spricht Watzlawick, wenn ein gewisses Hierarchiegleichgewicht unter den Gesprächspartnern herrscht. Komplementäre Beziehungen hingegen zeichnen sich durch Unterschiede in Rolle, Kompetenz oder Erfahrung aus. Ein Gespräch zwischen zwei Therapeut*innen wird somit eher symmetrisch sein, das zwischen beratender und hilfesuchender Person eher komplementär.

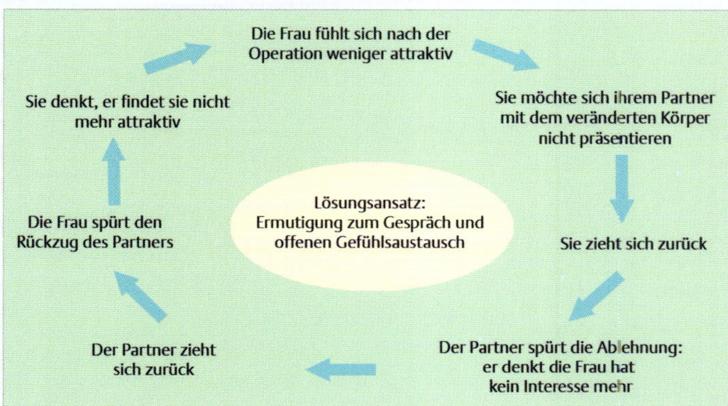

Abb. 3.2 Der Teufelskreis der Kommunikation. (Quelle: Farthmann J, Hasenburg A. Onkologie – Sexualität nach gynäkoonkologischen Krebserkrankungen und Mammakarzinom. Geburtshilfe und Frauenheilkunde 2016; 76 (03): 231–233)

3.1 Die innere Haltung

Um Menschen beim Umgang mit ihrer Krankheit und der Gewinnung neuer Gewohnheiten bestmöglich unterstützen zu können, bedarf es einer entsprechenden inneren Haltung. Es ist die Art und Weise, wie jemand die Welt sieht und auf sie reagiert. Für die Rolle, die Sie in der Gelenkschutzberatung einnehmen, bedeutet das, dass das eigene Mindset so eingestellt ist, dass Förderung und Forderung gleichzeitig umsetzbar sind, ohne zu überfordern, aber auch ohne zu manipulieren. Attribute, die sich hierfür als sinnvoll erwiesen haben, sind Wertoffenheit, Absichtslosigkeit und Partnerschaftlichkeit. Wörter, die wieder sehr einfach wirken, doch der Teufel steckt wie immer im Detail.

Wertoffen zu sein bedeutet, dass man die Werte seines Gegenüber, so wie sie sich darstellen, an dieser Person akzeptieren kann. Niemand verlangt, dass diese Werte angenommen und ins eigene Sein übernommen werden. Für Akzeptanz reicht es aus, diese Werte als gegeben hinzunehmen. Gleichzeitig bedeutet es jedoch, dass die eigenen Werte in der Schublade bleiben und im weiteren Kommunikationsverlauf maximal eine untergeordnete Rolle spielen.

Zu erwarten, dass sie in der Kommunikation gar nicht mitschwingen, würde der Theorie von Schulz von Thun widersprechen, dass jede Kommunikation auch ein gewisses Element der Selbstkundgabe beinhaltet, in der eigene Werte, Bedürfnisse und Gefühle transportiert werden. Sie müssen mit den Werten und Worten Ihres Gegenübers auch nicht einverstanden sein. Das ist die Kehrseite der Medaille, die sicherlich schwieriger umzusetzen ist. Im Laufe der kommenden Seiten werden Ihnen Beispiele unterkommen, die dies deutlicher illustrieren. Versuchen Sie sie mit einem trockenen „aha“ zu quittieren. Denn Entsetzen und Unverständnis spiegeln abermals nur Ihre eigenen Werte wider.

Absichtslos bedeutet, dass eine Therapie oder Beratung immer mit den besten Motiven, jedoch nie mit mehr Motivation durchgeführt wird als die fragestellende Person mitbringt. Es muss folglich auch in Ordnung sein, wenn die Heimübungen nicht ausgeführt und die Ratschläge nicht angenommen werden. Natürlich bricht es das ein oder andere Therapeut*innenherz, wenn man offenen Auges zusieht, wie die anvertraute Person augenscheinlich ungesunde Entscheidungen trifft. Und natürlich darf in diesem Fall an der grundlegenden Beziehung oder der Edukation nachgeschärft werden. Sollte dies die Einstellung des Gegenübers dennoch nicht ändern, so ist es nicht an den Therapeut*innen, hier weiter zu intervenieren.

An dieser Stelle kommt nämlich direkt wieder die Wertoffenheit ins Spiel. Wenn es die andere Person nicht wert findet, ihre Zeit mit Übungen zu füllen, so darf sie vollkommen autonom beschließen, dass sie diese auch nicht ausführt. Wobei hier natürlich noch einmal hervorzuheben ist, dass dieses Buch von Gelenkschutzmaßnahmen handelt. Bei Fällen von akuter Lebensgefahr darf die Absichtslosigkeit gerne von der Liste gestrichen und es dürfen ungefragt lebenserhaltende Maßnahmen eingesetzt werden.

Partnerschaftlichkeit ist wahrscheinlich der einfachste Aspekt der inneren Haltung. Anders als früher, als der weiße Kittel noch für Ehrfurcht gesorgt hat, sollte die Kommunikation im Gesundheitssektor heutzutage von einer gewissen Gleichstellung geprägt sein. Während Personen aus therapeutischen Berufen zwar mit ihrer Fachkenntnis brillieren, so sei doch erwähnt, dass das jeweilige Gegenüber Expert*in für sich selbst ist. Es braucht also beide Seiten, um zu einem umfassenden Bild zu kommen. Nachdem es beim Gelenkschutz, wie mittlerweile deutlich sein sollte, darum geht, das eigene Verhalten zu ändern, wäre es obendrein anmaßend zu denken, man könne dies ohne die hilfesuchende Person in die Wege leiten. Um sinnvoll beraten zu können, muss der Korrektur-Reflex ausgeschaltet und das Herz geöffnet werden.

Merke

Wertoffenheit, Absichtslosigkeit und Partnerschaftlichkeit sind drei wichtige Attribute der inneren Haltung, um in der Gelenkschutzberatung erfolgreich tätig sein zu können.

Aufgrund ihrer ähnlich humanistischen Maxime ist diese innere Haltung der ergotherapeutischen Grundhaltung sehr ähnlich. Ergotherapeut*innen respektieren die Autonomie anderer und unterstützen sie in ihrer Selbstbestimmung [45], was stark nach Wertoffenheit und Absichtslosigkeit mit partnerschaftlichem Touch klingt. Wie so oft braucht es wahrscheinlich nur die Wiederholung, um die innere Haltung wieder aktiver hervorrufen zu können. Gleichzeitig wird immer deutlicher, warum die Suche nach der Adhärenz so schleppend verläuft. Auch sie verlangt nach einer ähnlichen inneren Haltung. Hat man Herz, Hirn und Bauch erst einmal auf die etwas andere Wellenlänge ausgerichtet, löst sich der Drang, für alles eine Lösung haben zu müssen, in Luft auf. In der Beratung braucht es das nicht. Wir dürfen davon Abstand nehmen, als allwissend auftreten zu müssen, denn es gibt eine weitere Expertise im Raum.

3.2 Motivierende Gesprächsführung

Die Kommunikation im Gesundheitswesen ist oftmals sehr führend und direkt. Es wird kundgetan, welche Medikamente einzunehmen und wie oft bestimmte Übungen auszuführen sind, dass man aufhören soll, Alkohol zu trinken, und dass Rauchen sowieso das Allerletzte ist. Wir meinen es alle gut. Doch gut gemeint ist eben nicht zwingend gut gemacht. Während von oben herab diktiert wird, was man nicht alles tun und lassen sollte, um möglichst gesund zu sterben, ist noch nicht einmal entschieden, ob das Gegenüber die Phase der vollkommenen Zufriedenheit überhaupt schon verlassen hat und bereit für Veränderung ist.

„Aber die Person sitzt doch hier! Natürlich ist sie offen, sich zu verändern, was tut sie sonst hier?" Auch wenn es auf den ersten Blick seltsam erscheint, so gibt es dieses Phänomen dennoch relativ häufig. Denken Sie an all die Menschen mit Arthrose, die davon ausgehen, dass eine Handmassage all ihre Schmerzen heilen wird. Diese Menschen möchten sich nicht verändern, sie möchten Absolution für ihren derzeitigen Lebensstil und Heilung durch Handauflegen. Damit sind sie Welten davon entfernt, offen für Veränderung zu sein.

Eine sehr gute, weil einfache und gleichzeitig auch in der Haltung passende Art der Kommunikation findet man in der Motivierenden Gesprächsführung (engl. Motivational Interviewing). Ein kooperativer Gesprächsansatz, der die Veränderungsmotivation des Gegenübers fördert. Nachdem der Gelenkschutz als Gesundheitsfürsorge eine Veränderung des Alltages erfordert, erscheint eine ebensolche Motivationsförderung äußerst sinnvoll. Anders als Gesundheitsberufe es normalerweise gewohnt sind, wird mit dieser Kommunikation nicht von oben herab bestimmt, was der hilfesuchende Mensch fortan zu tun hat. Es geht eher darum, gemeinsam denkbare Lösungswege, Motivationsförderer sowie Hindernisse in der Umsetzung zu finden.

Merke

Die von den beiden Psychologen William R. Miller und Stephen Rollnick entwickelte Motivierende Gesprächsführung ist ein kooperativer Gesprächsansatz, der die Veränderungsmotivation des Gegenübers fördert.

William R. Miller und Stephen Rollnick, beide Psychologen, haben dieses Gesprächsführungskonzept eigentlich entwickelt, um Menschen mit Suchterkrankungen besser unterstützen zu können. Ihr Anfang lag im ehrlichen Interesse an den Gedanken und Erlebnissen derer, die sie zu unterstützen versuchten. Kurz: Sie stellten viele Fragen und hörten offen und wertfrei den Antworten zu [46]. Über die Art der Fragen und des Zuhörens erfahren Sie später mehr.

Miller und Rollnick stellten fest, dass viele ihrer Schützlinge mit ihrem aktuellen Zustand unzufrieden, allerdings aus den verschiedensten Gründen nicht in der Lage waren, ihn zu ändern. Ob Angst, Unsicherheit, Überforderung oder Einsamkeit, jeder Grund war eigentlich ein Bedürfnis. Sehen Sie das Zauberwort? Genau: Bedürfnis! Wie in Kap. 2.2 beschrieben, lassen sich aus Bedürfnissen hervorragend Ziele ableiten, und aus Zielen können erste Veränderungsversuche werden.

Genau hier haben Miller und Rollnick eingehakt. Anstatt, wie in der damaligen Zeit üblich, Menschen mit Drogensucht wie pathologische Lügner*innen zu behandeln, haben sie ihnen durch das Erkennen ihrer Bedürfnisse ihre Menschlichkeit zurückgegeben. Vertrauensbildendere Maßnahmen gibt es wohl kaum. Mit einem Menschen an der Seite, der zuhört, glaubt und wertschätzt, ist es leichter, den Mut zur Veränderung zu finden. Miller und Rollnick merkten, dass die Rate derer, die von den Drogen abkamen, größer war, wenn sie bei ihnen in Therapie waren, als bei anderen Psychologen, die nach dem damaligen Standard verfuhren.

Bis heute wird Motivierende Gesprächsführung regelmäßig in unterschiedlichsten Settings wissenschaftlich untersucht – und so wird aus der subjektiven Wahrnehmung wissenschaftliche Evidenz [47], [48], [49]. Motivierende Gesprächsführung ist in der Tat ein gutes Mittel, Veränderungsmotivation zu fördern. Aber Achtung! Fördern, nicht herausquetschen. Wo nichts ist, da kann nichts wachsen. Wenn, wie oben beschrieben, gar keine Veränderungsmotivation vorhanden ist, konsultieren wir wieder unsere wertoffene und absichtslose innere Haltung und lassen unser Gegenüber unverrichteter Dinge weiterziehen.

Fallbeispiel

Motivierende vs. traditionelle therapeutische Gesprächsführung

Um Ihnen einen kleinen Einblick in die Motivierende Gesprächsführung zu geben, sind im Folgenden zwei Gespräche zwischen einer therapeutischen Fachkraft (T) und einer Klientin (K) nachzulesen, wobei das erste aus einer beliebigen traditionellen Therapiesituation gepflückt sein könnte, das zweite jedoch von Motivational Interviewing geprägt ist.

T: Um Ihre Gelenke zu schonen, gibt es sogenannte Gelenkschutzprinzipien. Auf diesem Merkblatt sehen Sie, welche Handlungen Ihre Gelenke schädigen und wie Sie sie besser ausführen könnten. Zum Beispiel sollten Kraftgriffe, wie ein Glas aufzuschrauben, vermieden werden. Besser wäre es, dafür ein Hilfsmittel zu verwenden. Außerdem sollten Sie Gewicht auf mehrere Gelenke verteilen. Halten Sie Gläser oder Tassen also besser mit zwei Händen fest.

K: Na wie sieht denn das aus, wenn ich meinen Kaffee immer mit zwei Händen halte? Da denken die Leute im Kaffeehaus doch, ich wär nicht mehr ganz richtig.

T: Aber es schützt Ihre Gelenke. Dadurch können Sie Schmerzen reduzieren.

K: Wenn ich meinen Kaffee mit zwei Händen halte, habe ich weniger Schmerzen, dafür trauen sich meine Freundinnen nicht mehr mit mir hinaus. Vielen Dank, darauf verzichte ich.

T: Das ist schade, denn es täte Ihren Gelenken gut. Sehen wir uns etwas anderes an. Ich habe vorher schon erwähnt, dass es für das Öffnen von Gläsern gut wäre, ein Hilfsmittel zu verwenden. Es gibt allerdings noch andere Hilfsmittel, die Ihren Alltag erleichtern könnten. Hier sehen Sie einige abgebildet. Das hier sind zum Beispiel Griffverdickungen für Besteck, und diese hier für Stifte.

K: Ich schreib sehr wenig mit Stiften. Grad einmal die Einkaufsliste. Das schaffe ich auch so noch, und die Griffverdickungen sehen ja aus wie für Kleinkinder oder Schwerbehinderte. Dann kann ich weder ins Kaffee- noch ins Gasthaus. Ich glaube, so schlimm sind meine Hände dann gar nicht.

Wir unterbrechen das Programm an dieser Stelle, bevor es handgreiflich wird oder die gute Frau schreiend aus der Praxis rennt, und widmen uns einer Version die sprachlich ein wenig ausgereifter ist.

T: Sie sind hier, weil Sie aufgrund von Arthrose Schmerzen und auch schon Bewegungseinschränkungen in den Händen sowie in den Knien haben.

K: Im Knie sind nur Schmerzen, die Bewegung funktioniert noch relativ gut, aber die Finger lassen sich wirklich nicht mehr gut schließen.

T: Ja, ich seh schon, der Mittelfinger und der kleine Finger sträuben sich schon ein wenig. Was hat Ihnen denn Ihr Hausarzt erzählt, was Sie hier erwarten können?

K: Er meinte, ich könnte Paraffinbäder bekommen und dass die schmerzlindernd sein sollen. Wobei ich da ein bisschen skeptisch bin, denn ich hatte die schon mal bei der Maniküre und da fand ich das fast ein wenig unangenehm. Allerdings war das eben etwas Kosmetisches. Sie haben sicherlich etwas Medizinisches hier, das hilft vielleicht besser.

T: Sie zweifeln, ob Ihnen die Therapie überhaupt etwas bringt.

K: Naja. Ja. Wie gesagt, war das Paraffin beim letzten Mal sicherlich nicht gut und da frage ich mich schon, wie es jetzt plötzlich meine Schmerzen wegmachen soll. Aber ich möchte natürlich auch nichts unversucht lassen. Sonst wird am Ende alles noch schlimmer, und dann heißt es vielleicht, dass ich selbst schuld bin, weil ich nicht alles probiert habe.

T: Ihre Probleme in den Händen sind schon so weit, dass Sie nichts unversucht lassen, um da etwas dagegen zu tun.

K: Ja natürlich! So kann das nicht weitergehen. Ich habe schließlich einen Haushalt und einen Mann zu versorgen. Die Enkel kommen auch jede Woche und wollen bekocht und bespielt werden. Ich will mir gar nicht vorstellen, wie das ist, wenn das einmal nicht mehr geht. Nein. Das wär schrecklich. Das kann ich nicht zulassen.

T: Sie haben also Hummeln im Hintern. Stillsitzen können Sie wahrscheinlich gar nicht.

K: (muss lachen) Nein, da haben Sie recht. Das liegt mir nicht. Ich brauch das einfach, dass ich was zu tun hab.

T: Was halten Sie dann davon, wenn ich Ihnen erzähle, welchen Mehrwert die Therapie wirklich bieten kann. Denn das Paraffinbad steht bei mir auch nur, weil die Ärzte es so gerne sehen. In Wahrheit liegen meine Superkräfte allerdings ganz wo anders …

K: Oh. Dann erzählen Sie mal.

Auch an dieser Stelle kappen wir das Seil und kommen zurück zum Hier und Jetzt. Denn was hier folgt – und ich hoffe, Sie sind auf die Antwort der therapierenden Person genauso neugierig geworden wie unsere Klientin – erfahren Sie im Laufe des restlichen Buches.

Unser Fallbeispiel illustriert zwei sehr unterschiedliche Arten der Gesprächsführung. Während im ersten Dialog die medizinische Fachkraft versucht, den Gelenkschutz zu verkaufen, und auf Teufel komm raus ihre Ideen in den Mittelpunkt stellt, entfaltet sich im zweiten Gespräch die Art Partnerschaftlichkeit, von der im letzten Kapitel die Rede war. Es stellt sich heraus, dass die Klientin mit einer gewissen, etwas negativ angehauchten Erwartungshaltung zur Therapie gekommen ist. Diese konnte im „Verkaufsgespräch" gar nicht wahrgenommen werden, hat dieses jedoch sicherlich beeinflusst.

Im zweiten Dialog wurde dieses Gefühl jedoch erkannt und benannt. Die Klientin fühlte sich gehört und verstanden und war bereit, die Therapie richtig zu beginnen. Ist Ihnen etwas an der Verteilung des Redeanteils aufgefallen? Werfen Sie noch einmal einen Blick zurück und vergleichen Sie die beiden Gespräche. Sie werden merken, dass im ersten Dialog die therapeutische Fachkraft viel gesprochen hat, die Klientin jedoch nicht nur in ihrer Haltung, sondern auch in ihren Aussagen zurückhaltend war. Im zweiten Dialog dreht sich dieses Verhältnis und der Redeanteil der Klientin steigt gegenüber der therapierenden Person stark an. Weniger Arbeit, mehr Outcome. So macht Therapie Spaß.

Motivierende Gesprächsführung ist nichts, was man mittels Durchlesen eines Buches oder nach einem Tageskurs schnell einmal beherrscht. Die Technik selbst ist relativ schnell gelernt. Miller selbst meinte jedoch einmal, der Unterschied zwischen dem Kennen und dem Können betrage 10 Jahre. Steigen wir also bei null ein und beginnen mit einer Grundtechnik. Dem Stellen der richtigen Fragen.

3.2.1 Richtig fragen

Miller und Rollnick haben so viel Erfolg, weil sie die richtigen Fragen stellen. Wenn man richtig fragen kann, kann man dann auch falsch fragen? Nein, falsche Fragen gibt es nicht. Sehr wohl jedoch Fragen, die nicht zielführend sind. Wobei Fragen nicht gleich Fragen sind. Grundsätzlich unterscheidet man offene und geschlossene Fragen.

Wenn ich die Teilnehmenden meiner Kurse frage, was eine geschlossene Frage ist, so lautet die Antwort immer: „Fragen, die man mit ja oder nein beantworten kann.“. Das ist richtig, jedoch nicht vollständig. Bei geschlossenen Fragen ist die Anzahl der möglichen Antworten begrenzt. Das trifft bei dichotomen (ja/nein) oder Ratingskalen (Wie geht es Ihnen? – gut, schlecht, geht so ...) ebenso zu wie bei Multiple-Choice-Fragen, die in ihrem Aufbau durchaus tricky sein können. So ist die Frage „Möchten Sie Tee, Kaffee oder Wasser trinken?“ noch sehr deutlich als Multiple Choice zu erkennen. Doch wie steht es mit „Wo bist du?“ oder „Wer hat angerufen?“. Auch wenn diese Fragen eine sehr große Bandbreite an Antwortmöglichkeiten zulassen, wird dennoch eher eine direkte Antwort ohne viel Abschweifungen erwartet.

Womit wir auch schon beim Kern der Geschichte angelangt sind: Geschlossene Fragen sind ein gutes Tool zur Informationsgewinnung. Wenn Sie die Adresse oder Sozialversicherungsnummer von jemandem erfahren möchten, dann werden Sie die Frage klar und direkt stellen, um an genau diese Information zu kommen. Und auch wenn Sie wissen möchten, ob das offene Fenster störend wirkt, werden Sie diese Frage zielgerichtet stellen. Geschlossene Fragen beginnen gerne mit Verben: „Möchten Sie...?“, „Wissen Sie ...?“, „Haben Sie schon einmal ...?“ etc.

Offene Fragen hingegen ermöglichen es, komplexere Zusammenhänge, Gefühle und Gedanken auszudrücken. Sie werden mit W-Fragewörtern eröffnet und laden dazu ein, erst einmal darüber nachzudenken, bevor man mehrzeilig antwortet. „Was brauchen Sie, um Gelenkschutz umsetzen zu können?“ wäre eine klassische offene Frage.

Manchmal ist die Einteilung in Schwarz und Weiß jedoch nicht ganz so einfach. Denn während wir eben noch das Wort *wo* Richtung Multiple-Choice-Fragen geschoben haben, wirkt es in „Wo sehen Sie sich in fünf Jahren?“ einladender, um den eigenen Gedanken freien Lauf zu lassen.

Geschlossene und offene Fragen

Geschlossene Fragen
wie dichotome Fragen, Ratingskalen und Multiple-Choice-Fragen dienen der reinen Informationsgewinnung.

Offene Fragen
ermöglichen die Erfassung komplexerer Zusammenhänge und Antworten, die tiefere Einblicke in Geschehen, Gedanken und Gefühle geben.

Ist man noch nicht so geschult im Aushalten von Stille, werden offene Fragen gerne kurz vor dem Fragezeichen doch noch geschlossen. „Was brauchen Sie, um Gelenkschutz umsetzen zu können, Hilfsmittel?“ wäre ein Beispiel hierfür. Ein einzelnes Wort, welches die gesamte Melodie zunichtemacht. „Womit möchten Sie beginnen: Ihre Ernährung umzustellen oder mehr Bewegung zu machen?“ Und wieder ist die Magie verschwunden. Anfangs erfordert es sehr große Überwindung, nach „Womit möchten Sie beginnen?“ einfach still zu sein und abzuwarten. Dennoch sollten Sie versuchen, Ihr Gegenüber eigene Ideen formulieren zu lassen.

Noch eine Spur kniffliger wird die Geschichte in Situationen, in denen wir gewohnt sind, Information zu geben und gar keine Fragen zu stellen. Sie können erklären, was Ergotherapie ist, oder aber nachfragen, was die Person über Ergotherapie weiß. Bei der ersten Methode wird Information gegeben, ohne zu überprüfen, wie diese Information bzw. wie viel davon bei beim Gegenüber ankommt. Bei der zweiten Variante hingegen bekommt man durch die Erklärung des Gegenübers direkt einen Eindruck, welche Information bereits vorhanden ist und somit gar nicht mehr gegeben werden muss und wo Nachbesserungsbedarf besteht. Außerdem kann abgeglichen werden, ob bereits vorhandene Informationen oder Eindrücke richtig oder vielleicht durch persönliche Erfahrungen gefärbt sind. Die offene Frage regt zum Mitdenken und Mitmachen an und gibt der befragten Person gleichzeitig das Gefühl der Wertschätzung, weil ihre Meinung ebenso gefragt ist. Ein Schritt in Richtung Adhärenz.

Der Unterschied zwischen offenen und geschlossenen Fragen ist den meisten therapeutisch tätigen Personen durchaus bekannt. Diese zu erkennen ist schon etwas komplizierter. Sie dann in der jeweiligen Therapiesituation zu identifizieren, grenzt schlussendlich an eine Meisterleistung. Und da geschlossene Fragen einfacher gestellt sind als offene, sind viele Therapiegespräche nicht sehr weit von der Kategorie „Verhör" entfernt. Offene Fragen zu stellen ist eine Kunst, die geübt sein will.

Versuchen Sie es beim nächsten Gespräch mit einer Person aus Ihrem Freundeskreis. Sie werden merken, wie Sie über Formulierungswurzeln stolpern, im Wörterwald nach Bäumen suchen und auf vermeintlich leeren Wiesen zu stehen kommen, die zu interessanten Gesprächspausen heranwachsen können. Diese Pausen sind nur zu Beginn unangenehm. Wenn Sie gelernt haben, sie als Ruhepol zu genießen, an dem Sie Ihre eigenen Gedanken sammeln und ihnen zuhören können, werden Sie den wahren Schatz dahinter erkennen. Schaffen Sie es, ungefähr zehn Sekunden zu schweigen, bevor die Stille Sie erdrückt, werden die meisten ebenfalls am Gespräch oder in diesem Fall an der Stille beteiligten Personen lieber reden als die Ruhe weiterhin zu ertragen. Dies ist der Moment, in dem Sie Dinge hören, die Ihnen anders entgangen wären. Ein wunderbarer Zeitpunkt, um mit dem Aktiven Zuhören anzufangen.

Fallbeispiel

Geschlossene vs. offene Fragestellung

Sehen wir uns den Unterschied noch einmal in Form von Gesprächen an. Die Klientin (K), die uns seit jeher verfolgt, ist zum Glück wiedergekommen und stellt sich nun dem Frage-Antwort-Spiel der therapeutischen Fachkraft (T).

T: Wie geht es Ihnen heute?

K: Danke. Gut.

T: Wir haben uns letztens gemeinsam die Anatomie angesehen. Haben Sie dazu noch Fragen?

K: Nein, eigentlich nicht.

T: Ok. Dann würde ich heute gerne mit Ihnen ein wenig Hintergrundtheorie durchbesprechen. Hierbei geht es zum einen darum, welche Kräfte auf Ihre Gelenke einwirken, und zum anderen, was Schmerz eigentlich ist und welche Funktion er hat. Ist das für Sie in Ordnung?

K: Ich kann mir gerade nichts darunter vorstellen, aber Sie werden schon wissen, was Sie tun.

Sie merken schon, dass dieses Gespräch sehr zäh fließt und sich ein gewisser emotionaler Abstand zwischen den beiden Protagonist*innen auftut. Lassen wir unsere therapeutische Fachkraft die Fragen nun offen gestalten und sehen uns an, welchen Einfluss dies auf den Dialog hat.

T: Schön, dass Sie heute wieder hier sind.

K: Danke. Wie geht es Ihnen?

T: Sehr aufmerksam, dass Sie fragen, wo doch eigentlich Ihr Befinden hier viel wichtiger ist. Mir geht es ausgezeichnet. Wir haben uns letztens gemeinsam angesehen, wie ein Gelenk aufgebaut ist. Ich habe Ihnen vom Knorpel erzählt und welche Besonderheiten er hat. Und wir sind sogar schon darauf eingegangen, was Arthrose ist und wie sie entsteht.

K: Ja.

T: Was waren Ihre Aha-Momente bei all dem?

K: Mich hat eigentlich die Geschichte um den Knorpel sehr ... wie soll ich sagen? Ja, fast erschrocken. Was ich nicht schon alles gemacht habe, was sicherlich nicht gut für meine Finger war. Ich hab mir gleich nach der Therapie zwei Wasserflaschen besorgt und hab eine immer an der Kasse und eine im Lager stehen, damit ich bei der Arbeit mehr trinke.

T: Die Information hat Sie so mitgenommen, dass Sie beschlossen haben, Ihre Gesundheit gleich aktiv in die Hand zu nehmen?

K: Ja, genau. So richtig gut funktioniert das noch nicht. Erst gestern habe ich wieder eine volle Flasche mit nach Hause genommen. Aber eine Flasche habe ich zumindest ausgetrunken. Das ist auch schon mehr als früher, immerhin haben die Flaschen je einen halben Liter. Früher bin ich nicht einmal auf 300 ml am Tag gekommen.

T: Dann trinken Sie jetzt knapp doppelt so viel wie zuvor.

K: Stimmt eigentlich. So habe ich das noch gar nicht gesehen.

T: Das Beste daran finde ich, dass Sie selbst einen Plan entworfen haben, wie Sie Ihre Wassertrinkgewohnheit ändern wollen, indem Sie Wasserflaschen gekauft und sie auch noch an strategisch klugen Orten platziert haben.

K: Ich dachte mir, wenn ich das schaffen will, dann muss ich quasi über die Flasche drüber fallen. Sonst wird das nichts.

T: Also haben Sie auch bereits drüber nachgedacht, was Sie am Umsetzen hindern könnte. Wenn Sie so weitermachen, muss ich mir wohl einen neuen Beruf suchen.

K: (lacht) Na, ich denke, Sie wissen noch so einiges, von dem ich lernen kann.

T: Ja, ein kleines Bisschen hätte ich schon noch zu erzählen. Zuerst möchte ich jedoch noch einmal zurück zu meiner Eingangsfrage. Sie haben gemeint, dass die Geschichte über den Knorpel bereits etwas ausgelöst hat. Welche Informationen sind noch bei Ihnen hängengeblieben?

Während der erste Dialog aus dem Fallbeispiel zu geschlossenen vs. offenen Fragen sogar beim Schreiben problematisch war, da es eigentlich kaum Inhalt gibt, könnte ich den zweiten ohne viel Anstrengung noch seitenweise weiterführen. In der Realität passiert das Gleiche. Stellen Sie eine offene Frage, und Sie lösen eine wahre Gesprächsflut aus. Wenn Sie auch noch gut auf das Gesagte eingehen, was im nächsten Kapitel genauer beleuchtet wird, werden Sie sogar weniger Fragen benötigen.

Die offenen Fragen beeinflussen allerdings auch noch zwei weitere essenzielle Bereiche in der Verhaltensänderung. Das eine ist die Beziehung zur therapierenden Person, welche die Selbstwirksamkeit positiv beeinflusst, wie Sie bereits aus Kap. 2.1.1 zum transtheoretischen Modell wissen. Man kann anhand dessen, was von der Klientin erzählt wird, direkte Rückschlüsse auf ihre Beziehung zu ihrem Gegenüber ziehen. Die offenen Fragen laden zum Erzählen ein, und sie nimmt diese Aufforderung dankbar wahr. Sie gibt Einblicke in Ängste und erwähnt ihre Schwächen. Ein deutlicher Vertrauensbeweis.

Der andere Bereich, den die offenen Fragen locker und ohne viel Zutun stärken, ist jener der Motivation. Es müsste sich schon um eine sehr gesprächige Person handeln, wenn diese ungeachtet der vielen geschlossenen Fragen von ihrer Erfahrung mit den Wasserflaschen erzählen würde. Noch dazu, da sie diese, wie wir aus dem zweiten Dialog wissen, schon fast als misslungen eingestuft hatte, nachdem sie ihr Ziel, beide Flaschen auszutrinken, schlussendlich nicht erreicht hat.

Die Magie der offenen Fragen geht demnach weit über die Einladung hinaus, mit mehreren Wörtern zu antworten. Sollten Sie sich in den nächsten Tagen dabei ertappen, wie Sie selbst mit mehreren geschlossenen Fragen um sich werfen, so verzweifeln Sie bitte nicht. Auch geschlossene Fragen haben ihre Berechtigung. Wenn Sie das Gefühl haben, dass es zu viele sind, haben Sie bereits den ersten Schritt auf dem Weg zur Veränderung getan. Sie gehen von der Absichtslosigkeit, in der Ihnen das noch nicht aufgefallen ist, zur Absichtsbildung, in der Sie merken, dass Ihrer Kommunikation ein paar offene Fragen nicht schaden würden.

3.2.2 Richtig zuhören

Als Kleinkinder lernen wir zuallererst zu verstehen, was gesagt wird. Das Wunder Sprache beherrschen wir erst Jahre später vollumfassend. Auch wenn man sich in Gegenden befindet, in denen man die dortige Sprache nicht beherrscht, versucht man zuallererst, zuzuhören und zu verstehen. Umso spannender ist, dass wir uns in vertrauten Sprachen lieber selbst reden hören statt zuzuhören. So fällt es den meisten Menschen vergleichsweise leicht, offene Fragen zu stellen. Zuhören dagegen ist gerade in einer Zeit von Social Media ein seltenes Phänomen. Von Aktivem Zuhören ist dabei noch gar nicht die Rede.

Wer gut fragt, sollte jedoch auch entsprechend zuhören können, da ansonsten die Frage nur den halben Wert hat. Im Idealfall arbeiten Ihre Ohren sogar doppelt so viel wie Ihr Mund. Erinnern Sie sich an die fünf Axiome (S. 36) von Watzlawick? In zweien davon geht es darum, dass das, was gesprochen wird, nicht zwingend mit dem übereinstimmt, was im Kopf des anderen ankommt. Wenn Sie also der Geschichte anderer Menschen lauschen, macht es durchaus Sinn, ab und an zu überprüfen, ob Sie diese inhaltlich auch richtig verstanden haben. Diesen Vorgang nennt man Aktives Zuhören. Er beinhaltet ein stilles, jedoch aufmerksames Verarbeiten der akustischen Reize und ein verbales Aussprechen dessen, was die Verarbeitung ergeben hat. Je nachdem, wie tiefgründig Sie zugehört haben, spricht man von Aktivem Zuhören erster, zweiter oder dritter Ordnung.

Aktives Zuhören erster, zweiter und dritter Ordnung

Aussage:
Ich koche einfach gerne für meine Familie.

Aktives Zuhören 1. Ordnung:
Sie kochen gerne für Ihre Familie.

Aktives Zuhören 2. Ordnung:
Es ist Ihnen wichtig, dass Ihre Familie täglich warmes Essen auf dem Tisch hat.

Aktives Zuhören 3. Ordnung:
Sie lieben Ihre Familie sehr.

Aktives Zuhören erster Ordnung entspricht einem wörtlichen Wiederholen des Gesagten. Klingt einfach, ist es allerdings nicht. Wenn Ihnen jemand sagt: „Meine Mutter meint, sie unterstützt mich, wenn ich Hilfe brauche. Ich will sie aber nicht belasten.“, wirkt es im ersten Augenblick nämlich unglaublich seltsam, darauf zu erwidern: „Ihre Mutter würde Sie unterstützen, Sie möchten sie jedoch nicht belasten.“ Schlagartig wird man zurück ins Grundschulalter versetzt, in dem „Papagei spielen“ eine anerkannte Methode dafür war, andere zur Weißglut zu treiben.

Tatsächlich wirkt diese wörtliche Wiederholung allerdings nur aufgesetzt, wenn Sie dauerhaft bei dieser Methode bleiben und sie obendrein bei jedem einzelnen Satz anwenden. Als einfache Aussage formuliert, kommt es beim Gegenüber wie ein intensiveres *Aha* oder *Hm* an. Sogenannte Telefonlaute, die andeuten sollen, dass man immer noch bei der Sache ist und zuhört. Der Einsatz von Wörtern, Grammatik und Interpunktion zeigt allerdings, dass Sie wirklich zuhören und noch dazu wichtige Aussagen innerlich aufnehmen und verarbeiten. Wichtig dabei ist allerdings, dass es Aussagen und keine Fragestellungen sind. „Ihre Mutter würde Sie unterstützen, Sie möchten sie jedoch nicht belasten?“ macht aus einem wohlwollenden Aktiven Zuhören beinahe eine vorwurfsvolle Inquisition.

Beim Aktiven Zuhören zweiter Ordnung formulieren Sie den Satz so um, wie Sie ihn verstanden haben. Sie erschließen die Bedeutung hinter dem, was gesagt wurde, und geben es in eigenen Worten wieder. Eine spannende Gelegenheit, um abzuklären, ob Sie wirklich verstanden haben, was gesagt wurde. So könnte man auf: „Meine Mutter meint, sie unterstützt mich, wenn ich Hilfe brauche. Ich will sie aber nicht belasten.“ folgendermaßen reagieren: „Sie haben in Ihrer Mutter eine wichtige Ressource. Sie ist jederzeit für Sie da.“ Fühlen Sie die Magie? Dadurch, dass der Inhalt des Satzes mit anderen Worten noch einmal wiedergegeben wird, können wichtige Details herangezoomt werden. Nun ist es durchaus denkbar, dass Ihr Gegenüber antwortet: „Ja, sie ist leider wirklich immer da. Sie kann unglaublich anstrengend sein.“ Und schon wurde aus der Ressource auch eine Belastung. Wie gut, dass wir näher darauf eingegangen sind.

Den Abschluss bildet die Königsdisziplin, das Aktive Zuhören dritter Ordnung, bei dem Sie versuchen, hinter die Kulissen zu blicken und die Gefühlsebene zu ergründen. Sprechen Sie aus dem Herzen und hören Sie mit allen Sinnen. Was hier zusammengefasst wird ist alles, was Ihnen entgegenschwingt – von Tonlage über Mimik und Gestik bis hin zur Sprache. Fassen Sie kurz und prägnant zusammen, was kommuniziert, nicht unbedingt gesagt wurde. Auf den bereits bekannten Satz „Meine Mutter meint, sie unterstützt mich, wenn ich Hilfe brauche. Ich will sie aber nicht belasten.“ könnte man demnach so reagieren: „Sie lieben Ihre Mutter. Darum stellen Sie ihr Wohlbefinden über das eigene.“

Wie Sie bereits merken, führen alle drei Varianten auf unterschiedlichen Pfaden weiter durch das

Gespräch. Es kann sein, dass Sie schlussendlich auf der gleichen Lichtung enden, ebenso ist es allerdings auch möglich, dass Sie an vollkommen unterschiedlichen Stellen landen. Machen Sie sich keine Sorgen, irgendwas verpasst zu haben. Wichtige Themen ploppen früher oder später wieder auf. Vielleicht müssen Sie dafür nur einen Umweg in Kauf nehmen. Spannend bleibt allerdings, dass es oft unauffällige Sätze sind, die viel beinhalten. Sätze, die schnell übergangen werden. Hierfür ein Ohr zu haben ist Übungssache.

Fallbeispiel

Aktives Zuhören

Betrachten wir noch einmal unser bereits bekanntes Fallbeispiel des Gespräches zwischen Klientin (K) und therapeutischer Fachkraft (T). Diesmal aus der Perspektive des Aktiven Zuhörens.

T: Wie geht es Ihnen heute?

K: Danke. Gut.

T: Wir haben uns letztens gemeinsam die Anatomie angesehen. Haben Sie dazu noch Fragen?

K: Nein, eigentlich nicht.

T: Ok. Dann würde ich heute gerne noch ein wenig Hintergrundtheorie besprechen. Hierbei geht es zum einen darum, welche Kräfte auf Ihre Gelenke einwirken, und zum anderen, was Schmerz eigentlich ist und welche Funktion er hat. Ist das für Sie in Ordnung?

K: Ich kann mir gerade nichts darunter vorstellen, aber Sie werden schon wissen, was Sie tun.

Wie viel Aktives Zuhören finden Sie in diesem ersten Dialog? Richtig, gar keines. In diesem Frage-und-Antwort-Spiel könnte man die Antworten der Klientin einwandfrei durch ganz andere Worte ersetzen. Sehen Sie selbst:

T: Wie geht es Ihnen heute?

K: Grauenhaft! Das Wetter ist kalt, mein Hund hatte die halbe Nacht Durchfall und einer meiner Autoreifen ist geplatzt.

T: Wir haben uns letztens gemeinsam die Anatomie angesehen. Haben Sie dazu noch Fragen?

K: Ich kann mich eigentlich gar nicht mehr erinnern, worum es genau ging.

T: Ok. Dann würde ich heute gerne noch ein wenig Hintergrundtheorie besprechen. Hierbei geht es zum einen darum, welche Kräfte auf Ihre Gelenke einwirken, und zum anderen, was Schmerz eigentlich ist und welche Funktion er hat. Ist das für Sie in Ordnung?

K: Nein. Interessiert Sie das?

Zugegeben, der Dialog hat nun etwas Verstörendes an sich. Er klingt weniger wie ein therapeutisches Beratungsgespräch als ein Austausch zwischen zwei Menschen kurz vor deren Trennung voneinander. Dennoch: Vorstellbar wäre er. Was dazu führt ist, dass die Therapeutin auf die Aussagen der Klientin überhaupt nicht reagiert. Kein Wunder, wenn sich die Gute nicht gehört fühlt. Verwöhnen wir sie doch mit ein bisschen Aufmerksamkeit im nächsten, bereits bekannten Dialog. Versuchen Sie diesmal, vor allem auf das Aktive Zuhören zu achten.

T: Schön, dass Sie heute wieder hier sind.

K: Danke. Wie geht es Ihnen?

T: Sehr aufmerksam, dass Sie fragen, wo doch eigentlich Ihr Befinden hier viel wichtiger ist. Mir geht es ausgezeichnet. Wir haben uns letztens gemeinsam angesehen, wie ein Gelenk aufgebaut ist. Ich habe Ihnen vom Knorpel erzählt und welche Besonderheiten er hat. Und wir sind sogar schon darauf eingegangen, was Arthrose ist und wie sie entsteht.

K: Ja.

T: Was waren Ihre Aha-Momente bei all dem?

K: Mich hat eigentlich die Geschichte um den Knorpel sehr ... wie soll ich sagen? Ja, fast erschrocken. Was ich nicht schon alles gemacht habe, was sicherlich nicht gut für meine Finger war. Ich hab mir gleich nach der Therapie zwei Wasserflaschen besorgt und hab eine immer an der Kasse und eine im Lager stehen, damit ich bei der Arbeit mehr trinke.

T: Die Information hat Sie so mitgenommen, dass Sie beschlossen haben, Ihre Gesundheit gleich aktiv in die Hand zu nehmen.

K: Ja genau. So richtig gut funktioniert das noch nicht. Erst gestern habe ich wieder eine volle Flasche mit nach Hause genommen. Aber eine Flasche habe ich zumindest ausgetrunken. Das ist auch schon mehr als früher, immerhin haben die Flaschen je ei-

nen halben Liter. Früher bin ich nicht einmal auf 300 ml am Tag gekommen.

T: Dann trinken Sie jetzt knapp doppelt so viel wie zuvor.

K: Stimmt eigentlich. So habe ich das noch gar nicht gesehen.

T: Das Beste daran finde ich, dass Sie selbst einen Plan entworfen haben, wie Sie Ihre Trinkgewohnheit ändern wollen, indem Sie Wasserflaschen gekauft und sie auch noch an strategisch klugen Orten platziert haben.

K: Ich dachte mir, wenn ich das schaffen will, dann muss ich quasi über die Flasche drüber fallen. Sonst wird das nichts.

T: Also haben Sie auch bereits drüber nachgedacht, was Sie am Umsetzen hindern könnte. Wenn Sie so weitermachen, muss ich mir wohl einen neuen Beruf suchen.

K: (lacht) Na, ich denke Sie wissen noch so einiges, von dem ich lernen kann.

T: Ja, ein kleines bisschen hätte ich schon noch zu erzählen. Zuerst möchte ich jedoch noch einmal zurück zu meiner Eingangsfrage. Sie haben gemeint, dass die Geschichte über den Knorpel bereits etwas ausgelöst hat. Welche Informationen sind noch bei Ihnen hängengeblieben?

In unserem Fallbeispiel wurde hauptsächlich Aktives Zuhören zweiter Ordnung gebraucht. Es ist in meinen Augen das unverfänglichste. Deutlich wird, wie diese Art der Antwort einlädt weiterzuerzählen, ohne dass es weiterer Fragen bedarf.

Wann immer Sie aktiv zuhören, ist es wichtig, dass Sie Aussagen tätigen. Verstecken Sie sich nicht hinter Fragen, trauen Sie sich aussprechen, was Sie sich denken. Bestenfalls treffen Sie den Nagel auf den Kopf, Ihr Gegenüber fühlt sich gehört und wird sich Ihnen noch mehr öffnen. Schlimmstenfalls wird Ihr Gegenüber irritiert sein, warum Sie eine andere Auffassung der Situation haben, und Sie korrigieren. Seien Sie dankbar für diese Korrektur, denn andernfalls hätten Sie weiterhin ein missverständliches Gespräch geführt.

Aktives Zuhören fühlt sich in erster Instanz für die zuhörende Person seltsam und gespielt an. Es wird bei entsprechend positiver Resonanz, die Sie unweigerlich bekommen werden, mit der Zeit jedoch ganz normal. Versteifen Sie sich nur nicht zu oft auf Stufe eins und zwingen Sie sich, nicht ständig aus falschem Ehrgeiz Stufe drei anzuwenden.

Aktives Zuhören erster Ordnung eignet sich hervorragend, wenn Sie möchten, dass Ihr Gegenüber selbst hört, was es von sich gibt. Auf Stufe zwei können Sie zurückgreifen, wenn Sie Verständnis vermitteln wollen, ohne zu tief zu schürfen. Und Aktives Zuhören dritter Ordnung ist dann besonders sinnvoll, wenn die Gefühle, die Ihnen entgegenwehen, wirklich unübersehbar sind, die Person diese jedoch nicht erfasst.

Wobei diese Anregungen als Anwendungstipps und nicht als in Stein gemeißelte Regeln zu verstehen sind. Verwenden Sie, was Ihnen gerade leichtfällt. Bleiben Sie authentisch und üben Sie, wann immer Sie können.

Die 12 Kommunikationssperren nach Gordon

Wenn Sie allerdings gerne Gespräche mit Vollgas an die Wand fahren, so empfehle ich einen Blick auf die 12 Kommunikationssperren nach Thomas Gordon [50].

12 Kommunikationssperren nach Thomas Gordon

1. Befehlen, Anordnen, Auffordern
Nach „Sie müssen aufhören zu rauchen!“ ist auch „Hör auf zu weinen!“ eine besonders effektive Art, sein Gegenüber in die Flucht zu treiben.

2. Warnen, Mahnen, Drohen
Wir kennen es aus der Erziehung mit den wunderbaren Beiwörtern „wenn ... dann“. Hier zeigt sich eine indirekte Proportionalität zwischen ausgesprochen werden und Effekt.

3. Moralisieren, Predigen, Beschwören
Die dritte Kommunikationssperre lässt sich gleichermaßen mit Politik, Kirche und Stammtisch verbinden.

4. Beraten, Vorschläge machen, Lösungen liefern
Was auf den ersten Blick hilfreich und gut gemeint wirkt, hat eine negative Wirkung, wenn es ungefragt geschieht. Beobachten Sie dies in Ihrer persönlichen sozialen Umgebung und Sie werden merken, dass Ihr Gegenüber sich unmittelbar in die Verteidigung des Ist-Zustandes begibt.

5. (Ver)Urteilen, Kritisieren, Widersprechen, Vorwürfe machen, Beschuldigen
All das durchleben wir im Streit. Sei es als Kind oder als erwachsene Person. Sobald wir uns persönlich angegriffen fühlen oder emotional verwickelt sind, urteilen, kritisieren, widersprechen und beschuldigen wir. Fort ist die Wertoffenheit.

6. Belehren, durch Logik begründen
Als Expert*innen unseres Faches fühlen wir uns hierbei besonders wohl. Doch wie auch schon bei Kommunikationssperre Nummer vier wird dies, ungefragt durchgeführt, nur Widerstand hervorrufen.

7. Loben, Zustimmen, Schmeicheln
Natürlich freuen wir uns, wenn man uns schmeichelt oder lobt. Doch kann dies auch eine hohe Erwartungshaltung signalisieren. Außerdem entscheiden sehr oft der Ton und die Art des Gespräches darüber, wie diese grundsätzlich positiv besetzten Worte wahrgenommen werden. Niemand möchte beim Autokauf von der verkaufenden Person gelobt und umschmeichelt werden.

8. Beschämen, Beschimpfen, Lächerlich-Machen
Dies bedarf wohl keiner weiteren Worte. Auf der persönlichen Ebene angegriffen, wird wohl niemand ein weiteres Gespräch suchen.

9. Interpretieren, Analysieren, Diagnostizieren
Gefragt oder ungefragt: Das macht den entscheidenden Unterschied, ob Analyse und Diagnose positiv oder negativ aufgenommen werden. Wenn man mit Zahnschmerzen zum Arzt geht, wünscht man eine Diagnose. Wenn man der besten Freundin oder dem besten Freund von Liebeskummer erzählt, möchte man wahrscheinlich lieber eine Schulter zum Anlehnen. Eine Person, die einfach da ist und wertoffen zuhört.

10. Beruhigen, Sympathie äußern, Trösten, Aufrichten
Klingt seltsam, aber auch Trost und Sympathie können Widerstand hervorrufen. Der flapsige Ausdruck „Das wird schon wieder“ hat zum Beispiel noch sehr wenigen geholfen.

11. Nachforschen, Fragen, Verhören
Erinnern Sie sich an Ihre Teenagerzeit, wenn Ihre Eltern Sie gefühlt stündlich nach Ihren Aktivitäten fragten? Wer selbst Teenager zu Hause hat, kennt die Reaktion auf derart interessierte Fragen wahrscheinlich auch nur zu gut. Widerstand. Kaltglühender, beißender Widerstand. Denn Fragen können das Gefühl von fehlendem Vertrauen vermitteln. Nach einem ganzen Kapitel über richtiges Fragenstellen wirft diese Kommunikationssperre wahrscheinlich selbst Fragen auf. Wie so oft machen der Ton und die Umgebung die Musik. Im Zweifel kann es helfen zu verdeutlichen, welche Bedeutung die Antwort für einen selbst hat. „Ich vertraue dir, mache mir gleichzeitig jedoch Sor-

gen, wenn du so spät nach Hause kommst. Bitte erzähle mir doch, wo du warst." vermittelt ein komplett anderes Gefühl als „Wo warst du?".

12. Ablenken, Ausweichen, Aufziehen
Wer die Gesprächsrichtung stark verändert, darf sich nicht wundern, wenn es inhaltlich an Tiefgang fehlt. Hier wird die Vertrauensbasis genommen, um tiefgreifende Gedanken aussprechen zu können.

Hören Sie einmal bewusst auf Gespräche in Ihrer Umgebung und versuchen Sie, Kommunikationssperren zu entdecken. Sie werden merken, dass Sie nicht sehr lange darauf warten müssen. Die Frage, die sich dann stellt, ist, welche Reaktion gesprächsfördernder gewesen wäre. Aktives Zuhören ist in den meisten Fällen die richtige Antwort. Es ist Teil des Beziehungsaufbaues, fördert Vertrauen zu- und Respekt füreinander. Sehen Sie den Menschen, nicht die Diagnose. Hören Sie die Geschichte hinter den Worten. Sie werden merken, dass Sie plötzlich ganz andere Gespräche führen.

3.2.3 Würdigen

Wir Menschen streben nach Anerkennung. Dieses Bedürfnis bringt die neue Berufsgruppe der Influencer*innen besonders gut zur Geltung. Und ganz ehrlich: Vollkommen uneigennützig entstehen auch Bücher nicht.

Würdigen bedeutet: anerkennen, was gut ist. Auch durch Würdigung festigen Sie die Beziehungsebene zu der Personen Ihnen gegenüber. Um richtig würdigen zu können, muss jedoch die Haltung stimmen. Nur wenn Sie die andere Person so annehmen, wie sie ist, mit ihren Werten, Stärken und Schwächen, wird die ausgesprochene Würdigung als unterstützend und ermutigend erfahren. Fällt es Ihnen schwer, die andere Person wertoffen anzunehmen, so muss entweder eine andere Bezugsperson gefunden werden oder Sie üben sich darin, kleine Dinge wertschätzend anzunehmen:

- Der Therapeutin sitzt eine frauenfeindliche Person gegenüber? Wie gut, dass diese Person ihre Werte so gut ausdrücken kann. Das gibt ihr die Möglichkeit, zeitnah einen passenderen Therapieplatz zu suchen.
- Vor Ihnen sitzt der jugendliche Trotz in menschlicher Gestalt? Großartig, dass er oder sie es unabhängig von allem Missmut doch zur Therapie geschafft hat!
- Die nette ältere Klientin entpuppt sich als einziger Widerstand, der in der Therapie alles besser weiß? Sie hat in ihrem Leben anscheinend schon gelernt, was sie möchte und was nicht, und kann dies noch dazu ausdrücken. Diese Selbstsicherheit ist bewundernswert!

Versuchen Sie, die Welt durch die rosarote Brille zu sehen und üben Sie wertschätzende Äußerungen in allen Lebenslagen. Sie werden merken, wie es auch Ihr Leben verändert. Achten Sie jedoch darauf, Wertschätzung nicht mit Lob zu verwechseln. Lob wird als Kommunikation von oben herab wahrgenommen. Es wirkt erzieherisch. Wir alle kennen es aus der Schule. Das Lehrpersonal entscheidet, was des Lobes würdig ist und was nicht. Es sind Ausdrücke wie:

- Spitze!
- Ich finde dich prima.
- Für mich bist du das tollste Kind der Welt.

Natürlich freuen wir uns, wenn jemand stolz auf uns ist. Und natürlich darf das auch zum Ausdruck kommen. Doch was genau ist die Leistung dahinter? Würdigung geht tiefer:

- Dein Verhalten heute im Restaurant war so vorbildlich, dass es sogar den anderen Gästen aufgefallen ist.
- Obwohl du schon müde bist, hast du deine Aufgaben großartig gemeistert. Du hast Durchhaltevermögen.
- Während Lob oftmals durch Ich-Botschaften die lobende Person in den Mittelpunkt rückt, wird bei Würdigungen die gewürdigte Person und ihre Leistung zentral gesetzt.

Eigenlob vs. Eigenwürdigung

Eigenlob stinkt!
Stimmt. Zu sagen „Ich bin toll!“ hebt vielleicht das Selbstbewusstsein, wirkt auf andere jedoch überheblich.

Eigenwürdigung hingegen ist Balsam auf der Seele!
Die 3-fache Mutter, die noch dazu berufstätig ist, wirkt nahbar und stolz, wenn sie meint: „Heute habe ich richtig viel geschafft.“ Man hört beinah ihr Lächeln. Auch hier hätte der Satz „Ich bin toll!“ gepasst, sagt jedoch nichts über die Leistung oder die Person aus.

Anerkennung von anderen Menschen ist schön und streichelt die Seele. Selbst ausgesprochene Anerkennung hat jedoch eine fast magische Wirkung. Denn das selbst gesprochene Wort gewinnt direkt an Bedeutung. Es ist glaubwürdiger. Wenn es noch dazu durch einfaches Aktives Zuhören, also wörtliches Wiederholen, ein zweites Mal im Ohr erklingt, kann es kaum noch ignoriert werden. Diese Selbstwürdigung kann zum Beispiel dadurch erreicht werden, dass man gemeinsam Stärken und Chance herausarbeitet. Oder gedanklich in eine vergangene schwierige Situation reist und die Person erzählen lässt, wie sie diese Situation damals gelöst hat:

- „Sie tragen schwerere Gegenstände bereits mit zwei Händen, das ist sehr umsichtig von Ihnen. Was hat Ihnen bei der Umstellung geholfen?“

Ob extern oder intern gewürdigt, wichtig ist, dass Sie auch bei dieser Arbeit authentisch bleiben.

3.2.4 Zusammenfassen

Auch Gespräche brauchen Übersicht. Diese Übersicht erreichen Sie dadurch, dass Sie zwischendurch das Gesagte reflektierend resümieren. Ich persönlich liebe den englischen Ausdruck „to put it in a nutshell“, der so viel bedeutet wie „etwas auf den Punkt bringen“. Versuchen Sie, die wichtigsten Essenzen eines Gespräches immer wieder so in Worte zu fassen, dass sie in einer Nussschale Platz haben. Das ist deutlich mehr als ein Punkt, aber doch so wenig, dass es anschaulich bleibt, was das Wesen und den Kern des Gesagten betrifft.

Die Zusammenfassung hat mehrere Vorteile. Zum einen können Sie hiermit noch einmal kontrollieren, ob Sie die Inhalte gewisser Themenblöcke richtig verstanden haben. Hierdurch zeigen Sie Verständnis und fördern die Beziehungsebene. Des Weiteren lassen Sie Gesagtes noch einmal hören und können mit einer „Was noch?“-Frage zum Weiterdenken und Ergänzen einladen. Und drittens können Sie hierdurch elegant Themenblöcke schließen und einen Übergang zum nächsten Thema eröffnen.

3.2.5 Ja, aber … – Umgang mit Widerstand

Da kommt sie, die ältere Klientin mit Arthrosen, deren Ziel es ist, ihren Alltag mit weniger Schmerzen bestreiten zu können. Erfahrene Therapeut*innen strahlen, denn sie wissen: Gelenkschutz ist hier genau richtig. Die Klientin kommt in den Genuss einer umfangreichen Edukation und bekommt alle Behandlungsmöglichkeiten genau dargelegt. Ebenso wird ihr Einverständnis für die Erarbeitung der Gelenkschutzprinzipien eingeholt. Sie ist noch etwas reserviert, da sie sich noch kein genaues Bild davon machen kann. Der Wunsch, schmerzreduzierter durchs Leben gehen zu können, ist jedoch sehr groß, weshalb sie dennoch einwilligt.

Sie besprechen die verschiedenen Chancen und Varianten der Veränderung. Doch egal, wie gut Sie hervorheben, dass es sich um Beispiele handelt, die Klientin antwortet immer mit: „Ja, aber damit habe ich ja eh keine Probleme.“ Verwenden Sie vorbildhaft Beispiele aus der eigenen Lebenswelt der Klientin, so ist die Antwort dennoch sehr ähnlich: „Ja, aber wissen Sie, manchmal geht es nicht anders. Da muss man die Dinge einfach erledigen. Dann arbeite ich die nächsten zwei Tage eben etwas weniger.“

Sie sind geneigt, den Gebetsteppich auszurollen und abermals zu erklären, dass diese Überforderung genau das Problem an der Geschichte darstellt. Die Klientin möge doch bitte auf ihren Körper hören und den Tag ein klein wenig anders einteilen. Was allerdings passiert dann mit dem Gespräch und auch der Beziehung zwischen den Personen? Sie ändert sich von partnerschaftlich in gegenübergestelltes Tauziehen. Fort sind Autonomie und Selbstbestimmung. Es wird auf Teufel komm raus versucht, der Klientin doch endlich Wissen, Überzeugung und Einsicht einzutrichtern.

An dieser Stelle tritt ein interessantes Phänomen auf. Je mehr Energie seitens der ergotherapeutischen Fachkraft hineingesteckt wird, desto mehr Energie zur Verteidigung des aktuellen Zustandes und somit der Situation, die hätte verändert werden sollen, kommt seitens des Gegenübers zurück.

Ein „wunderbares" Beispiel für eine der Kommunikationssperren nach Gordon (S. 48), die oben bereits beschrieben wurden. Gleichzeitig auch ein Teufelskreislauf, der beiderseits nur energiezehrend ist.

Fallbeispiel

Gesprächsführung bei Widerstand

Kehren wir noch einmal zurück zu unserer bereits bekannten therapeutischen Fachkraft (T) und ihrer Klientin (K) mit Arthrose:

T: Der Wochenplan, den wir zuvor als Analysetool genutzt haben, kann auch als Planungstool genutzt werden. Mit ihm kann man die Handlungen so planen, dass die Balance zwischen Belastung und Belastbarkeit gehalten wird. Das heißt: Wenn Sie jetzt beschließen, die Garage aufzuräumen und dort die Fenster zu putzen, und Sie am selben Tag auch die gesamte Familie bekochen möchten, wissen Sie ja eigentlich schon im Vorhinein, dass Sie dann die nächsten zwei Tage müde sein werden.

K: Ja. Das ist halt so. Das ist auch sehr viel Arbeit. Ich mach das auch nicht gerne. Diesen Sommer habe ich versucht, die Garage einfach nicht aufzuräumen, aber das hilft nicht. Das ist eine Arbeit, die einfach 2-mal im Jahr gemacht werden muss.

T: Wenn Sie die Garage eh nur 2-mal pro Jahr aufräumen, warum muss es dann ausgerechnet an einem Tag sein, an dem Sie auch noch die Familie bekochen? Und warum müssen Sie am selben Tag auch noch die Fenster der Garage putzen?

K: Meine Familie ist mir das wert! Ich bin eine gute Mutter und Oma. Und glauben Sie, ich tu mir das zwei Tage hintereinander an? Nein, auf keinen Fall. Ich mach das nicht gerne, da will ich das ganze Putzzeug sicher nicht zwei Tage lang ansehen. Lieber einen Tag richtig und dann muss ich halt die nächsten zwei Tage weniger machen. Ich weiß das eh schon, dass ich dann weniger kann, das ist auch in Ordnung für mich.

T: Für Sie ist das in Ordnung. Für Ihre Hände ist das aber sehr schlecht. Sie tun sich im Endeffekt damit nichts Gutes!

K: Nur weil ich 2-mal im Jahr die Garage aufräume, wird schon nichts passieren.

T: Das stimmt. 2-mal im Jahr die Garage aufzuräumen, ist nicht der ausschlaggebende Faktor. Sie haben mir aber erzählt, dass Sie sich auch in anderen Situationen verausgaben. Und dann ist das schon schlecht für ihre Hände.

K: Ja es gibt halt so Momente, da sind andere Dinge wichtiger.

T: Es gibt Momente, da ist alles andere wichtiger als Ihre Gesundheit?

K: Wenn Sie es so sagen: Ja.

Was kann man bei einem dermaßen hartnäckigen Widerstand also tun?

Die Antwort ist simpel. Die Ausführung jedoch unerwartet schwer. Kämpfen Sie nicht – tanzen Sie!

T: Der Wochenplan, den wir zuvor als Analysetool genutzt haben, kann auch als Planungstool genutzt werden. Mit ihm kann man die Handlungen so planen, dass die Balance zwischen Belastung und Belastbarkeit gehalten wird. Das heißt: Wenn Sie jetzt beschließen, die Garage aufzuräumen und dort die Fenster zu putzen, und Sie am selben Tag auch die gesamte Familie bekochen möchten, wissen Sie ja eigentlich schon im Vorhinein, dass Sie dann die nächsten zwei Tage müde sein werden.

K: Ja. Das ist halt so. Das ist auch sehr viel Arbeit. Ich mach das auch nicht gerne. Diesen Sommer habe ich versucht, die Garage einfach nicht aufzuräumen, aber das hilft nicht. Das ist eine Arbeit, die einfach 2-mal im Jahr gemacht werden muss.

T: Einerseits möchten Sie Ihren Alltag gerne möglichst schmerzfrei erledigen können, andererseits erzählen Sie mir jetzt, dass Sie bewusst über Ihre Grenzen hinweggehen.

K: Ja, Schmerzfreiheit wäre schon schön, aber da gibt es Arbeiten, wie das Garage aufräumen, die will ich einfach hinter mich bringen. Das will ich mir auf keinen Fall zwei Tage lang antun.

T: An dieser Stelle möchte ich Ihnen zuerst mein Kompliment aussprechen. Die Einstellung „Ich mache das jetzt einfach, damit ich es erledigt habe" ist bewundernswert! Da beneiden Sie sicherlich viele darum. Die Garage ist ein Ort, der schnell zugemüllt wird. Da muss man einfach 2-mal im Jahr ordnen und reinigen, damit man sie auch weiterhin benutzen kann.

K: Ja. Genau.

T: Was halten Sie davon, wenn wir die Garage einfach mal Garage sein lassen und gemeinsam eine andere Situation betrachten, in der Sie Ihre Grenze überschreiten.

K: Ok. Und welche?

T: Was würden Sie selbst sagen, welche die belastendste ist?

K: Naja, ich finde das tägliche Bekochen der ganzen Familie schon anstrengend. Das sind ja schon immerhin 12 Personen.

T: Sie kochen jeden Tag für 12 Personen?

K: Naja, jeden Tag nicht mehr. Das habe ich schon aufgehört. Es sind vielleicht noch 5-mal pro Woche. Und meine Kinder fragen auch immer, ob es mir nicht zu viel ist, und meinen, dass ich sagen soll, wenn ich nicht kochen möchte. Das mach ich auch manchmal, aber dann packt es mich doch. Dann koche ich, allen schmeckt es, und das sagen sie dann auch und das ist schön. Wissen Sie, das befriedigt mich einfach, wenn es dann allen schmeckt.

T: Die Wertschätzung tut Ihnen gut.

K: Ja! Ich denke, dadurch bleibt man auch fit. Dann gehe ich halt ab und zu über meine Grenze, aber wenn dann alle glücklich sind, ist das doch egal!

T: Ihnen ist die Freude, die Sie aus der Wertschätzung ziehen, in dem Moment wichtiger als Ihre Gesundheit.

K: Ja, sicher! Wer bin ich denn noch, wenn ich nicht mehr arbeite? Ich bin Pensionistin, ich werde ja wohl zumindest noch meinen Haushalt schaffen und für meine Familie kochen können. Wissen Sie, die Mädels und die Schwiegersöhne arbeiten sehr viel. Da ist es doch schön, wenn man abends nach Hause kommt, und warmes Essen steht am Tisch. So kann ich sie unterstützen, und die Enkel freuen sich auch immer so.

T: Bedeutungsvoll zu sein, am Leben aktiv teilhaben und die Wertschätzung, die Sie daraus generieren, sind Ihnen sehr, sehr wichtig. Das möchten Sie noch möglichst lange in dem Ausmaß können.

K: Nein, das wird nicht gehen, das weiß ich auch. Ich mache jetzt auch schon viel weniger als vor ein paar Jahren. Ich werde halt auch älter und merke, dass dann die Energie schwindet. Das ist so. Das muss man akzeptieren. Aber solange es geht, möchte ich schon meinen Beitrag dazu geben können. Doch. Ja.

T: Das ist verständlich, dass Sie weiterhin aktiv sein möchten. Was halten Sie davon, wenn wir uns dann ansehen, was Sie brauchen, damit Sie möglichst lange gesund bleiben, um auch weiterhin für Ihre Familie da sein zu können?

K: Das können wir machen. Ja, das ist eine gute Idee.

Bemerken Sie in unserem Fallbeispiel den Unterschied zwischen den beiden Gesprächen? Was hat sich geändert, dass im zweiten Fall doch ein Konsens gefunden wurde?

Neun Methoden, auf Widerstand zu reagieren

Es gibt verschiedene Methoden, auf Widerstand zu reagieren, die in ▶ Tab. 3.1 anhand von Beispielen aufgezeigt sind. Jede einzelne braucht Übung, und nicht jede Methode ist für jede Person passend. Suchen Sie sich auch hier das heraus, was für Sie

Tab. 3.1 Die neun Varianten, mit Widerstand umzugehen.

Methode	Klient*in	Therapeut*in
Aktives Zuhören	Wissen Sie, das befriedigt mich einfach, wenn es dann allen schmeckt.	Die Wertschätzung tut Ihnen gut.
Übertreiben	Schmerzfreiheit wäre schon schön, aber da gibt es Arbeiten, wie das Garage aufräumen, die will ich einfach hinter mich bringen. Das will ich mir auf keinen Fall zwei Tage lang antun.	Drei Tage Schmerzen, dass man sich nicht einmal mehr die Zähne putzen kann, ist natürlich viel besser als zwei Tage die Garage aufzuräumen.
Ambivalenz aufzeigen	Das ist eine Arbeit, die einfach 2-mal im Jahr gemacht werden muss.	Einerseits möchten Sie Ihren Alltag gerne möglichst schmerzfrei erledigen können, andererseits erzählen Sie mir jetzt, dass Sie bewusst über Ihre Grenzen hinweg gehen.
Reframing	So kann ich sie unterstützen, und die Enkel freuen sich auch immer so.	Bedeutungsvoll zu sein, am Leben aktiv teilhaben und die Wertschätzung, die Sie daraus generieren, sind Ihnen sehr, sehr wichtig.
Zustimmen und Wenden	So kann ich sie unterstützen, und die Enkel freuen sich auch immer so.	Glückliche Enkel sind das Schönste auf der Welt, da kann die Gesundheit schon mal hintenangestellt werden.
Autonomie betonen	Ok. Und welche?	Was würden Sie selbst sagen, welche die Belastendste ist?
Konform gehen	Arbeiten wie das Garage aufräumen, die will ich einfach hinter mich bringen. Das will ich mir auf keinen Fall zwei Tage lang antun.	Die Garage ist ein Ort, der schnell zugemüllt wird. Da muss man einfach 2-mal im Jahr ordnen und reinigen, damit man sie auch weiterhin benutzen kann.
Um Entschuldigung bitten	Nein, das meine ich gar nicht.	Oh, dann bitte ich um Entschuldigung. Da habe ich Sie wohl falsch verstanden.
Fokus verschieben	Ich werde halt auch älter und merke, dass dann die Energie schwindet. Das ist so. Das muss man akzeptieren. Aber solange es geht, möchte ich schon meinen Beitrag dazu geben können.	Das ist verständlich, dass Sie weiterhin aktiv sein möchten. Was halten Sie davon, wenn wir uns dann ansehen, was Sie brauchen, damit Sie möglichst lange gesund bleiben, um auch weiterhin für Ihre Familie da sein zu können.

persönlich und die jeweilige Situation passt. Einiges davon werden Sie sicherlich auch jetzt schon nutzen:

Aktives Zuhören (S. 53) wurde bereits zuvor ausführlich beschrieben. Sie können es in allen Lebenslagen einsetzen, so natürlich auch, wenn Sie auf Widerstand treffen.

Wenn Sie sich der Übertreibung (S. 53) hingeben wollen, dann bitte nur, wenn dies eine Art ist, die Ihnen wirklich liegt, ansonsten kann dies leicht als vor Sarkasmus triefende Beleidigung wahrgenommen werden. Wenn Sie von Natur aus einen offensiveren Ton anschlagen, kann diese Methode jedoch locker, flockig und humorvoll rüberkommen.

Das Aufzeigen der Ambivalenz (S. 53) ist ähnlich dem Aktiven Zuhören eine Basismethode, die von jederfrau und jedermann gut anzuwenden ist. Es geht hierbei rein um das Aufzeigen von zwei Seiten einer Medaille, welche in jeder „Ja, aber"-Äußerung stecken.

Reframing (S. 53) hingegen braucht schon deutlich mehr Übung. Wenn Sie Aussagen in einem komplett neuen Licht betrachten können, dürfen Sie sich sicher sein, dass Sie ausgezeichnet zuhören können.

Ein klein wenig hinterlistig arbeitet das Zustimmen und Wenden Zustimmen und Wenden (S. 53). Hier wird vordergründig der Konsens gesucht. Wenn das Gegenüber gleicher Meinung ist, fällt das Streiten nämlich ungleich schwerer. Gleich im Anschluss wird mit einem Perspektivenwechsel jedoch eine unscheinbare Neuinterpretation angeboten. Für mich das „Ja, aber" der Kommunikationsexperten.

Spätestens, wenn Sie die Autonomie betonen (S. 53), verlassen Sie mental den Kriegsschauplatz und lassen Ihr Gegenüber mit seinen oder ihren Gedanken einen Augenblick allein. Eine wunderbare Methode, um Verantwortung abzugeben.

Wenn Sie mit den Ideen der anderen Person konform gehen (S. 53), stimmen Sie zu, ohne um weitere Perspektiven zu bitten. Das kann besonders dann sinnvoll sein, wenn Sie wirklich einer Meinung sind. So zum Beispiel, wenn jemand die Therapie beenden will, weil es finanziell einfach nicht mehr tragbar ist. Dann ist das eben so und bedarf nicht unbedingt neuer Perspektiven, sofern Sie nicht Ihren Tarif anpassen möchten.

Um Entschuldigung zu bitten (S. 53), wird dann vonnöten sein, wenn Sie beim Aktiven Zuhören realisieren, dass Sie etwas vollkommen falsch verstanden haben, oder wenn Ihre eigene Erklärung nicht richtig angekommen ist. Ja, auch dafür, dass Ihr Gegenüber Sie nicht richtig verstanden hat, können Sie sich entschuldigen. Schließlich war es Ihre mittlerweile geschulte Kommunikation, die zum Missverständnis geführt hat.

Die letzte Methode ist, den Fokus zu verschieben (S. 53). Hierbei drehen Sie gemeinsam den mentalen Blick einfach und emotionslos auf ein anderes Thema oder eine andere Perspektive.

Betrachtet man diesen Methodenmix, so lassen sich drei Grüppchen bilden:

- Aktives Zuhören, Übertreiben und das Aufzeigen der Ambivalenz legen den Fokus auf das Zuhören und Wiederholen von Gesagtem.
- Reframing, Zustimmen und Wenden sowie Fokus verschieben suchen einen Lösungsansatz in einer neuen Themenwelt.
- Und wenn Sie sich entschuldigen, die Autonomie betonen oder konform gehen, legen Sie den Ball in das Spielfeld der hilfesuchenden Person.

Sie haben demnach grob drei Möglichkeiten zu reagieren: beim Thema bleiben, vom Thema weggehen oder das Spielfeld verlassen.

3.2.6 Förderung der Veränderungsmotivation

Bevor wir zum Thema Veränderungsmotivation schreiten, sollten wir einen Blick auf Motivation im Allgemeinen werfen:

Motivation im Allgemeinen ...

Wie weithin bekannt ist, wird diese in intrinsische und extrinsische Motivation unterteilt (▶ Tab. 3.2). Während die eine aus der Person selbst kommt, wird die andere von außen ausgelöst. Wobei sie nicht immer so leicht auseinanderzudividieren sind.

Denken Sie an Ihren eigenen Beruf. Menschen in Ihrer Entwicklung zu unterstützen, macht Ihnen Freude, es ist sinnvoll und unterstreicht Ihre Werte. Sie sind intrinsisch motiviert, den Therapieberuf auszuführen. Der äußere Anreiz der Bezahlung erhöht Ihre Motivation. Vielleicht gehören Status und Anerkennung, ebenfalls extrinsische Motivatoren, zu Ihren Werten, welche wiederum intrinsisch arbeiten. Nachdem Ihnen aufgrund Ihres Therapeut*innendaseins jedoch niemand eine Statue aufstellt, gehen Sie in die Politik und greifen nach dem Schlüssel zum Gesundheitsministerium. Gut, auch dort ist die Anerkennung fragwürdig, bis Sie den Chefsessel übernommen haben; sie ist jedoch eine wunderbare Motivationshilfe.

Tab. 3.2 Motivatoren.

Intrinsische Motivation	Extrinsische Motivation
Sinnhaftigkeit	Status und Anerkennung
Interesse	Äußere Anreize
Lust und Spaß	Furcht
Eigene Werte	Erwartungen

Auch wenn es teilweise so kommuniziert wird, so gibt es bei intrinsischer und extrinsischer Motivation kein Gut und Böse, kein Schwarz und Weiß. Sie unterscheiden sich vornehmlich durch ihre Nachhaltigkeit. Wenn Ihr Arbeitgeber die monatlichen Zahlungen einstellt, werden Sie Ihren Arbeitsplatz mit großer Wahrscheinlichkeit nicht mehr aufsuchen. Es wird Sie jedoch nicht daran hindern, Menschen unter die Arme zu greifen, wenn diese es benötigen.

... und Veränderungsmotivation im Besonderen

Mit dieser Weisheit im Hinterkopf wenden wir uns der Veränderungsmotivation zu. Diese sollte idealerweise auf intrinsischen Ideen basieren. Wenn die hilfesuchende Person bei Ihnen sitzt, weil sie den Erwartungen der zuweisenden Person gerecht werden will, wird dies mit großer Wahrscheinlichkeit nicht ausreichen, um gesundheitsförderndes Verhalten zu etablieren.

Man hört die Veränderungsmotivation anhand ausgesprochener Wünsche, Fähigkeiten, Gründe oder Notwendigkeiten. Wünsche werden dabei mit Verben wie „wollen", „wünschen", „hoffen" oder „gernhaben" zum Ausdruck gebracht. Auch dies sind oftmals wieder Aussagen, die schnell überhört werden. Kleine Nebensätze mit tiefer Bedeutung. Versuchen Sie, sie zu erhören:

- „Ich will schmerzfrei sein."
- „Ich hätte gerne weniger Schmerzen."
- „Ich wünschte, ich könnte wieder stricken."
- „Ich hoffe, ich kann noch bis zur Pension da weiterarbeiten."

Mit der Benennung von Fähigkeiten ist gemeint, dass Menschen auch daran glauben bzw. sich im Stande fühlen, das neue Verhalten oder die Veränderung selbst überhaupt auszuführen. Dies kann u. a. mit „in der Lage sein" oder „können" beschrieben werden, wobei hier auch schon der Konjunktiv ein Indikator sein kann:

- „Ich könnte die Wäsche schon liegen lassen und darauf warten, dass mein Sohn sie selbst wäscht."
- „Ich bin in der Lage, meine Aufgaben in der Arbeit selbst einzuteilen."

Auch die Äußerung von Gründen kann auf eine Veränderungsmotivation hinweisen. Sie werden oftmals mit Konsequenzen unterlegt, indem Formulierungen wie „wenn-dann" oder „wäre-würde" eingesetzt werden:

- „Wenn ich das meine Kollegin machen lassen würde, ginge es mir besser."
- „Wahrscheinlich könnte ich besser schlafen, würde ich nicht davor fernsehen."
- „Würde ich öfter gehen, statt alles auf einmal zu tragen, wären die Finger wohl nicht so schmerzhaft und ich hätte gleichzeitig mehr Bewegung."

Werden Formulierungen verwendet, die eine gewisse Dringlichkeit zum Ausdruck bringen, so handelt es sich um eine Aussage zur Notwendigkeit:

- „Ich muss unbedingt etwas tun, damit die Schmerzen nicht schlimmer werden."
- „Ich möchte auf keinen Fall operiert werden."
- „So kann es nicht weitergehen."

Diese vier Aussageformen werden im Übrigen auch in der Werbung genutzt, um unser Einkaufsverhalten zu ändern beziehungsweise zu lenken. Es wird durch akustische und visuelle Reize ein Wunsch erzeugt, durch diverse Finanzierungsangebote hervorgehoben, dass man auch ohne Geld die Möglichkeit hat, einen Kaufvertrag abzuschließen, es werden Gründe genannt, warum man den jeweiligen Gegenstand braucht und durch eine zeitliche Einschränkung wie den Black Friday eine Dringlichkeit erzeugt.

Wie bereits beschrieben, ist die Förderung von Veränderungsmotivation nicht auf den Gesundheitsbereich beschränkt. So wie wir jedoch auch hoffentlich nicht alles kaufen, was die Werbung uns anbietet, so bedeutet das Aussprechen eines oder sogar aller oben genannten Hinweise noch nicht, dass Veränderung geschieht. Es ist lediglich der Hinweis, dass eine gewisse Ambivalenz vorhanden ist und sich die Person somit nicht mehr in der Absichtslosigkeit befindet.

Wirkliche Offenheit im Sinne des Modells von Balm (S. 26) ist jedoch auch noch nicht vorhanden. Es liegt somit wieder an den kommunikativen Fähigkeiten der beratenden Person, was mit dieser Ambivalenz geschieht. Wird sie aufgegriffen und benannt, besteht die Möglichkeit, dass es im Verlauf des weiteren Gespräches zu einer Absichtsbildung kommt. Es gilt also, die bereits beschriebenen Fähigkeiten auszuprobieren. Hören Sie mit offenem Herzen zu, sprechen Sie aus, was Ihr Bauchgefühl Ihnen meldet, und wenn Sie einen der oben genannten Ansätze wahrnehmen, so sprechen Sie dies an. Benennen Sie die Ambivalenz und sehen Sie, was geschieht.

Vielleicht wird hierdurch der Weg zur Veränderung erkannt, vielleicht stellt sich jedoch auch heraus, dass die Veränderung zu diesem Zeitpunkt gar keine Option ist. In vielen Fällen werden Sie jedoch in den kommenden Minuten das Gefühl haben, sich im Kreis zu drehen, wenn Ihr Gegenüber sich in Ausreden und weiteren Ambivalenzen verstrickt. Auch hier können Sie aktiv zuhören oder eine der Varianten nutzen, die Sie bereits kennengelernt haben (▸ Tab. 3.1).

3.3 Zürcher Ressourcenmodell

Wann immer es um Motivation geht, darf auch die Erwähnung des Zürcher Ressourcenmodells (ZRM®) nicht ausbleiben. Dieses heißt übrigens tatsächlich Zürcher Ressourcenmodell – ohne i. Nur wir Banausen der umliegenden deutschsprachigen Regionen wandeln es in ein Züricher Modell. Mit oder ohne zusätzlichen Vokal, das ZRM® ist ein von den Schweizern entwickeltes Selbstmanagement-Training. Genau genommen waren und sind es Dr. Maja Storch und Dr. Franz Krause, denen wir dieses wunderbar bildlich dargestellte Modell zu verdanken haben (▸ Abb. 3.3) [51].

3.3.1 Den Rubikon überschreiten

Das ZRM® basiert hierbei auf dem deutlich älteren Rubikon-Modell von Dr. Heckhausen und Dr. Gollwitzer [46]. Hauptakteur in ihrem Modell ist ein kleiner Fluss südlich von Ravenna in Italien, der Rubicone, im deutschsprachigen Raum besser bekannt als Rubikon. Ursprünglich ein strategischer Wendepunkt in der Kriegsführung von Gaius Julius Caesar, stellt er in diesem Modell den wichtigen Schritt zwischen Wünschen und Wollen dar. Caesar wusste, dass die Überschreitung dieser natürlichen Grenze einen Bürgerkrieg auslösen würde, entschied sich jedoch trotzdem – oder gerade deswegen – aktiv dafür, dieses Hindernis zu überqueren. Denn dieses Ereignis führte unweigerlich zu Veränderung. Die Überschreitung des Rubikons verwandelte den Wunsch nach Macht zu einer machtvollen Tat.

Merke

Im ZRM® wird das „Überschreiten des Rubikon" als Rückbesinnung auf eigene Wünsche und Bedürfnisse betrachtet.

Nun wünsche ich weder mir noch sonst jemandem, eine ähnlich machtvolle Tat zu erleben, denn diese wirkt oberflächlich gesehen heroisch und eindrucksvoll, ist jedoch im Grunde dennoch nichts anderes als Krieg. Wenden wir uns also von Caesar und seinen Bekanntschaften mit Fließgewässern wieder dem ZRM® zu. In diesem wird das Überschreiten des Rubikon als Rückbesinnung

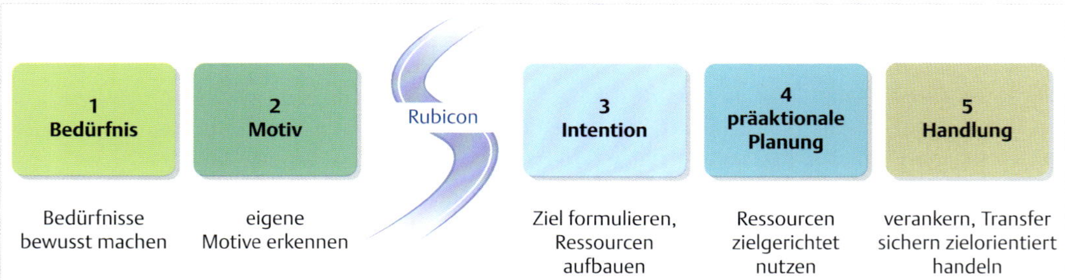

Abb. 3.3 Das Zürcher Ressourcenmodell arbeitet mit tiefliegenden Motivationen, die den Sprung über den Schatten bzw. den Rubicon einfacher machen sollen.

auf eigene Wünsche und Bedürfnisse gesehen, anstatt dem Eifern nach starr verfassten Zielen. Intrinsische Motivation liegt nämlich, wie das Wort schon vermuten lässt, in uns – und ist nicht immer leicht mit unserem oftmals ergebnis- und zielorientiert geführten Leben zu vereinbaren. Um intrinsische Motivation wecken und formulieren zu können, ist es notwendig, in sich selbst hineinzuhören und zu fühlen. Nur so kann erfasst werden, was das eigene Ich gerade braucht. Zäumen wir das Pferd wieder einmal von hinten auf, um zu erfassen, was hiermit gemeint ist. Es ist nämlich viel einfacher zu wissen, was man NICHT will:

Das einfachste Beispiel findet sich wohl am Esstisch. Sobald Kohlgemüse die Szenerie betritt, wird oft sehr schnell deutlich, was die lieben Mitbewohner *nicht* essen möchten. Fragt man umgekehrt im Vorhinein danach, was die werten Damen und Herren zum Abendmahl zu sich nehmen möchten, so entsteht gerne eine Stille, bei der man vor dem inneren Auge den Steppenläufer vorbeiziehen sieht, während Vögel ihren Gesang einstellen und die Natur einzuschlafen droht. Kurz: Bei der Menüplanung ist die Familie vollkommen unbrauchbar, beim Aussortieren der gesunden Nahrungsmittel allerdings an vorderster Front vertreten.

3.3.2 Der innere Wurm

Zu wissen, was man nun eigentlich doch möchte und was uns guttun würde, verlangt nach Körpergespür. Nicht jenem, welches uns sagt, dass sich soeben ein Nagel den Weg durch die Schuhsohle gesucht hat, sondern dem, was landläufig als Bauchgefühl beschrieben wird. Storch und Krause beschreiben es im Zürcher Ressourcenmodell als „inneren Wurm“. Ein sehr schlichtes und wenig komplexes Wesen, welches echt und bedürfnisorientiert handelt.

Kinder sind Meister im Umsorgen ihres Wurmes. Die vollkommene Entwicklung der Fähigkeit der Bedürfnisregulation lässt sich nämlich bis ins Erwachsenenalter Zeit. Ab da geht es – wie so oft – dann steil bergab. Nachdem wir die ersten zwanzig Jahre dazu animiert wurden, unsere Impulse, Wünsche und Bedürfnisse im Zaum zu halten, nutzen wir die darauffolgenden Jahre, um diese Stimmen irgendwie vollkommen zu unterdrücken. Es regiert der Verstand. Die Sprache des Verstandes ist leicht zu identifizieren. Sie beinhaltet bevorzugt das Wort „müssen“ in all seinen Variationen und Konjugationen. Von „Ich muss morgen früh aufstehen“ bis „Wir müssen zu Tante Gretels Geburtstag“ ist alles dabei, was der Mensch sich als zwanghafte Tätigkeit aufbürden kann.

Würgt man seinen Wurm zu lange, wie Storch und Krause den Vorgang der Bedürfnisunterdrückung bezeichnen, bricht das unliebsame Tier jedoch aus den Ketten. Frei nach dem Motto *unerhörte Stimmen führen zu unerhörten Taten*. Dabei sind es nicht etwa Trotz oder Starrsinn, die das Tierchen aufmüpfig werden lassen. Es ist der hauseigene Überlebensinstinkt, der sich hier meldet. Missachtet man die eigenen Begierden, Anliegen und Sehnsüchte und lässt den nüchternen Verstand regieren, droht ein Totalausfall. Die Folge ist oft genug Burn-out. In der Burn-out-Prävention und -Therapie geht es darum, mehr Achtsamkeit ins Leben zu bringen. Und auch bei Menschen mit Gelenkproblemen aller Art ist die Konzentration auf die Schönheiten des Lebens und ihren Einfluss auf unser Bauchgefühl durchaus sinnvoll, wenn man weiß, welchen Einfluss Stress auf das System Gelenk hat. Doch mehr dazu später.

Der Zwiespalt zwischen Wollen und Müssen

Verweilen wir noch ein wenig in dem Zwiespalt zwischen Wollen und Müssen. Oder zwischen Bauch und Kopf, zwischen Würmli und Verstand. Benennen Sie es, wie es Ihnen beliebt. Wichtig ist, dass Sie dem Duo wieder Ihre Aufmerksamkeit schenken. Wir wissen nun, dass es ungesund ist, die eigenen Bedürfnisse zu ignorieren. Begeben wir uns versuchsweise in das andere Extrem und kleben wir gedanklich dem Verstand den Mund zu:

Unser Wohlgefühl darf bestimmen, wie wir den Tag verbringen. Vielleicht beginnt es damit, den Wecker aus dem Fenster zu werfen. Sie stehen nicht rechtzeitig auf, um zur Arbeit zu kommen. Das tangiert Sie allerdings nur peripher, denn Arbeit steht vorerst nicht mehr auf dem Plan. Immer noch in den Flauschpyjama gewickelt, buchen Sie bereits eine Weltreise, während Sie Ihren vierten

Kaffee genießen. Sie wollten schon immer Dubai, Südafrika, Neuseeland und Japan sehen. Sie nehmen den erstbesten Flug, buchen aber Businessclass. Bei langen Flügen geht doch nichts über Beinfreiheit. Der Last-Minute-Flug und die Auswahl der Reiseroute führen wahrscheinlich dazu, dass auch der letzte Notfallgroschen bereits innerhalb kürzester Zeit zwischen Ihren Fingern hindurchrutscht. Doch Ihr inneres Würmchen strahlt Sie zufrieden an.

Der in seiner Meinungsäußerung eingeschränkte Verstand dreht inzwischen vollkommen durch. Ebenso wie Ihre Umgebung, die den plötzlichen Sinneswandel nicht nachvollziehen kann und überlegt, für Sie wegen Unzurechnungsfähigkeit eine Erwachsenenvertretung zu beantragen. Den Verstand zu würgen hat kaum gesundheitliche Auswirkungen, sofern es Sie nicht nach Hochrisikosportarten oder dauerhaft Fastfood dürstet. Ihr Körper wäre voll und ganz mit Ihnen zufrieden. Sie wären allerdings kaum noch in der Lage, Ihren Alltag zu bewältigen.

Ich kann Sie allerdings beruhigen. Es besteht kaum Grund zur Annahme, dass es viele Menschen schaffen, ihrem Wurm die Herrschaft zu überlassen. In der Realität ist eher vom Gegenteil auszugehen.

Die beiden Beispiele sollen Ihnen vermitteln, dass es durchaus sinnvoll ist, Verstand und Bedürfnisse in Einklang zu bringen. Storch und Krause benennen einen Idealwert von ⅔ Bedürfniserfüllung zu ⅓ Verstandeseinsatz. Wobei es hier keine Minutenabrechnung gibt, sondern ein grober allgemeiner Richtwert gemeint ist, der auch eine größere Zeitspanne umfassen kann. So ist es durchaus denkbar, den Wurm für die Vorbereitung zu einer Prüfung einige Tage oder Wochen zu unterdrücken, wenn er danach im Gegenzug wieder ungeahnte Freiheiten erfährt.

Um dem Ideal möglichst nahe zu kommen, umfasst das ZRM® verschiedene Coachingmethoden, die dabei unterstützen, dem inneren Wurm wieder eine Stimme zu geben, zu fühlen, was man über die Jahre mühevoll unterdrückt hat. Wollen und Müssen sollen in einer liebevollen Liaison Hand in Hand über den Weg des Lebens schreiten. Es geht folglich neben dem Umgang mit dem eigenen Körper auch darum, die innere Haltung positiv zu verändern. Womit wir wieder beim Stichwort der Veränderung angelangt wären. Hierfür arbeitet das ZRM® mit sogenannten MOTTO-Zielen, die darauf abzielen, den Menschen mit kleinen Erinnerungshilfen ins Hier und Jetzt zu projizieren. Wobei MOTTO für Motivation und Haltungsziele steht. Dieses Kapitel über Kommunikation als Beratungsgrundlage schließt infolgedessen, wie es begonnen hat. Mit der inneren Haltung.

3.4 Zusammenfassung

Bei der Arbeit mit Menschen ist die passende innere Einstellung von großer Bedeutung. Diese innere Haltung beeinflusst die Sichtweise auf die Welt, und wie wir auf sie reagieren. Im Kontext der Gelenkschutzberatung bedeutet dies, dass sie so angepasst sein sollte, dass Förderung und Forderung im Einklang stehen, ohne zu überfordern oder zu manipulieren. Attribute wie Wertoffenheit, Absichtslosigkeit und Partnerschaftlichkeit sind von entscheidender Bedeutung.

Gelenkschutz findet in einem Beratungssetting statt, weshalb es guter Kommunikationsfähigkeiten bedarf. Kommunikation wiederum ist eine der schwierigsten Künste der Welt und beginnt immer in uns selbst. Unsere innere Haltung bestimmt, wie wir uns austauschen. Sie zeigt, wie es in uns aussieht. Ob wir in der Früh aus dem Bett gefallen sind und uns den Zeh am Nachtkästchen angeschlagen haben oder ob wir mit Kaffeegeruch und Küssen geweckt wurden. Ob wir unser Gegenüber mögen und wie offen wir dafür sind, uns den Problemen anderer zu widmen. Hat sich unsere innere Haltung im Keller eingeschlossen und brummt missmutig vor sich hin, wird der Arbeitstag wohl lang werden. Sind unsere Türen und Fenster offen und lichtdurchflutet, werden sich Menschen in unserer Umgebung wohlfühlen und sich selbst öffnen.

Dann liegt es an uns, sie so anzunehmen, wie sie sind. Mit allen Ecken und Kanten. Dabei vermögen offene Fragen diese unebene Struktur deutlich besser zu entdecken als geschlossene, die geradlinig darüber hinweg scannen. Geschlossene Fragen haben begrenzte Antwortmöglichkeiten. Sie eignen sich gut zur Informationsbeschaffung und starten oft mit Verben. Offene Fragen hingegen erlauben komplexe Antworten und beginnen mit W-Fragewörtern. Sie regen zum Mitdenken an und vermitteln ein Gefühl der Wertschätzung.

Wenn Sie dann noch in der Lage sind, aktiv zuzuhören und Gehörtes ebenso zu benennen, wie die Kommunikation auf anderen Ebenen, unter anderem der Mimik und Gestik, so sind Sie bereits auf dem besten Weg, die Künste irgendeinmal gut zu beherrschen. Beim Aktiven Zuhören unterscheidet man drei verschiedene Ebenen. Das wörtliche Zitat, die Zusammenfassung in eigenen Worten und das Spiegeln der Gefühlsebene. Jede Ebene führt über unterschiedliche Gesprächspfade, alle jedoch zu einer tieferen Verbundenheit und einem größeren Verständnis.

Würdigungen helfen dabei, Stärken und Ressourcen greifbarer zu machen. Sie setzen sie in den Fokus und lassen Probleme in den Hintergrund rutschen. Anerkennung von anderen Menschen ist schön und streichelt die Seele. Selbst ausgesprochene Anerkennung hat jedoch eine fast magische Wirkung. Denn das selbst gesprochene Wort gewinnt direkt an Bedeutung. Es ist glaubwürdiger. Wenn es noch dazu durch einfaches Aktives Zuhören, also wörtliches Wiederholen, ein zweites Mal im Ohr erklingt, kann es kaum noch ignoriert werden.

Wenn Ihnen dennoch Gegenwind ins Gesicht bläst, braucht es einen geschmeidigen Umgang mit Widerstand. Dieser gilt als Königsdisziplin, bei der Sie einerseits in sich selbst ruhen, um andererseits mit voller Aufmerksamkeit bei Ihrem Gegenüber verweilen zu können. Und dann entstehen sie: diese Momente, in denen in der Therapie eine Person richtig schwer arbeitet und alles gibt, während die Person gegenüber sich zurücklehnt und das Schauspiel genießt. Und Sie werden merken: Nichtstun kann manchmal mehr bewirken als der größte schweißtreibende Einsatz. Achten Sie also darauf, welche Position Sie einnehmen wollen.

Neben den verschiedenen Kommunikationstechniken zur Förderung der Veränderungsmotivation gibt es auch Mittel und Wege, an der Haltung des Gegenübers zu arbeiten. So kann das Zürcher Ressourcenmodell ein eindrucksvolles Werkzeug sein, um mithilfe eines inneren Bildes kraftvolle Motivation zu entfachen.

Literatur

[42] Bender S. Die Axiome von Paul Watzlawick (2014). Im Internet: https://www.paulwatzlawick.de/axiome.html; Stand: 21.02.2024

[43] das Kommunikationsquadrat. Schulz von Thun Institut für Kommunikation; o. D. Im Internet: https://www.schulz-von-thun.de/die-modelle/das-kommunikationsquadrat; Stand: 21.02.2024

[44] das Teufelskreis-Modell. Schulz von Thun Institut für Kommunikation; o. D. Im Internet: https://www.schulz-von-thun.de/modelle/das-teufelskreis-modell; Stand: 21.02.2024

[45] Außermaier H, Hohensinn B, Paukowitsch P et al. Im Herzen der Ergotherapie. Ethisches Leitbild der Ergotherapeut*innen in Österreich (2022). Im Internet: https://www.ergotherapie.at/ethisches-leitbild; Stand: 21.02.2024

[46] Miller WR, Rollnick S. Motivierende Gesprächsführung. 3. Aufl. Freiburg: Lambertus; 2015

[47] Kumar R, Sahu M, Rodney T. Efficacy of Motivational Interviewing and Brief Interventions on tobacco use among healthy adults: A systematic review of randomized controlled trials. Invest Educ Enferm 2022; 40 (3): e03. DOI: 10.17533/udea.iee.v40n3e03

[48] Harkin K, Apostolopoulos V, Tangalakis K et al. The impact of motivational interviewing on behavioural change and health outcomes in cancer patients and survivors. A systematic review and meta-analysis. Maturitas 2023; 170: 9–21. DOI: 10.1016/j.maturitas.2023.01.004

[49] Bilgin A, Muz G, Yuce GE. The effect of motivational interviewing on metabolic control and psychosocial variables in individuals diagnosed with diabetes: Systematic review and meta-analysis. Patient Educ Couns 2022; 105 (9): 2806–2823. DOI: 10.1016/j.pec.2022.04.008

[50] Mayrhofer, B. Ich hab's doch nur gut gemeint: wenn Kommunikation blockiert, statt hilft. Gordon Training; 2020. Im Internet: https://www.gordontraining.at/blog/kommunikationssperren; Stand: 21.02.2024

[51] Zürcher Ressourcen Modell (o. J.) Im Internet: https://zrm.ch/ ; Stand 28.09.2023

[52] Heckhausen H, Gollwitzer P, Weinert FE. Jenseits des Rubikon: Der Wille in den Humanwissenschaften. Heidelberg, Berlin: Springer; 1987

Kapitel 4

Gelenkschutz = Verhaltensänderung

4 Gelenkschutz = Verhaltensänderung

Im kommenden Teil möchte ich mit Ihnen den Gelenkschutz so durchgehen, wie es sich in der Praxis bewährt hat. Anhand der Überschriften wird Ihnen auffallen, dass sich das gesamte Programm am Verhaltensänderungsmodell von Balm (S. 26) orientiert. Dies ist eine Möglichkeit, nicht der Heilige Gral. Fühlen Sie sich frei, Ihre eigene Version zu entwickeln, doch vergessen Sie nicht, die Veränderungsabläufe aktiv mit einzubeziehen. Diese sind und bleiben die Grundlage des Gelenkschutzes.

Im Idealfall findet Gelenkschutzberatung nicht nur verbal statt, sondern bietet auch visuelle und haptische Reize. Nehmen Sie sich anatomische Modelle, Bilder, Gegenstände und vielleicht sogar eine eigens erstellte Gelenkschutzbroschüre zur Hand, damit Ihr Gegenüber Gehörtes zu Hause in Ruhe nachlesen kann. Beachten Sie, dass das Wort „Gelenkschutzzettel" in diesem Zusammenhang *nicht* gefallen ist. Die Wirkung, die einfache ein- bis doppelseitige Druckwerke auf die menschliche Psyche haben, wird in Kap. 6.4.1 erläutert. Eins sei jedoch vorweggenommen: Enthusiasmus, Begeisterungsstürme und Exaltiertheit sind Wörter, die in diesem Zusammenhang selten zu finden sind.

4.1 Offen sein

Bereits bevor Sie mit dem eigentlichen Programm beginnen, ist es wichtig, eine kurze Übersicht darüber zu geben. Geben Sie den Menschen die Gelegenheit, selbst zu entscheiden, ob sie dieser Therapiemaßnahme zustimmen möchten oder ob sie sie ablehnen.

Hierfür ist es unerlässlich zu erklären, was Gelenkschutz überhaupt ist. Denn an dieser Stelle „verkaufen" Sie die Therapie und erfragen Zustimmung. Überlegen Sie sich also schon im Vorhinein, was Gelenkschutz für Sie bedeutet, und versuchen Sie, es Menschen aus Ihrem Bekanntenkreis in zwei oder drei einfachen Sätzen zu erklären. Sie werden feststellen, dass dies gar nicht so einfach ist. Bitten Sie bei diesen Übungen außerdem um eine Wiederholung der Beschreibung in eigenen Worten, um auszuloten, ob Ihre Worte für Ihr Gegenüber Sinn ergeben.

Bereits zu Beginn dieses Buches wurden verschiedene Sichtweisen zum Gelenkschutz erläutert. Ähnlich wie bei den Klappbilderbüchern, bei denen man einen Elefantenkopf auf einen Schildkrötenkörper setzen kann, der auf den Beinen einer Gazelle ruht, lässt sich auch mit den Gedanken aus Kapitel 1 ein unterhaltsames Sammelsurium an Erklärungen zusammensetzen:

Gelenkschutz ist eine Gelegenheit, auf vielen Ebenen in Ihre Gesundheit zu investieren. Der langfristige Schutz der Gelenke ist dabei nur die Spitze des Eisbergs. Sie können damit Schmerzen reduzieren, Energie tanken und sogar die Bikinifigur für den nächsten Sommer erarbeiten …
Um Ihrem Ziel der Schmerzfreiheit näher zu kommen, gibt es die Möglichkeit, einen schonenden Umgang mit Ihren Gelenken zu erlernen. Wobei mit schonend gemeint ist, dass Sie weiterhin alles machen dürfen, was Sie machen wollen oder müssen, Sie gleichzeitig jedoch darauf achten, wie Sie die Handlungen ausführen …
Wenn Sie bereit dafür sind, aktiv an sich zu arbeiten, habe ich eine wirksame, billige und medikamentenfreie Therapiemöglichkeit für Sie, die gleichzeitig auch noch einige andere Bereiche in Ihrem Leben positiv beeinflusst …

Sie merken schon, dass die Variationen schier unendlich sind. Finden Sie eine in Ihren eigenen Worten, die zu Ihnen passt und authentisch klingt. Oder seien Sie abenteuerlustig und entdecken Sie jedes Mal eine neue Fassung. Für einige werden Sie mehr Worte benötigen als für andere.

Nennen Sie in jedem Fall neben den Möglichkeiten auch die Endlichkeiten des Programmes. Selbst wenn die allermeisten Menschen mit Arthrose oder rheumatoider Arthritis wissen, dass die Gelenkzerstörung unumkehrbar ist, so ist es essenziell, dies auch noch einmal von ihrer therapeutischen Fachkraft zu hören. Wissen und emotionales Annehmen können Welten voneinander entfernt liegen, vor allem da die Buchhandlungen voller Schreibwerke sind, die Heilung versprechen.

Im Zuge dessen ist es ebenfalls wichtig, die Verhaltensänderung selbst anzusprechen. Nehmen Sie das Modell von Balm (S. 26) zur Hand und sprechen Sie es mit Ihrem Gegenüber durch. Es ist mit seinen sechs Punkten das derzeit einfachste verfügbare Modell und lässt sich durch Kürzung der äußeren Kreise noch weiter minimieren. Die benutzten Wörter bedienen sich leichter Sprache und sind dadurch für ein breites Menschenspektrum nutzbar. Dadurch, dass Sie aktiv darauf hinweisen, dass Gelenkschutz eine Maßnahme zur Verhaltensänderung ist, unterstreichen Sie noch einmal die Relevanz der aktiven Teilnahme und der Eigenverantwortung. Viele Menschen mit Arthrosen stellen sich etwa unter der Therapie eine Streicheleinheit für die Hände vor. Das Besprechen der Verhaltensänderung ist Ihre Chance, mit dieser Vorstellung aufzuräumen. Betonen Sie gleichzeitig jedoch Ihre Rolle in dem Prozess, in dem Sie beraten, motivieren, neue Denkrichtungen initiieren und den Veränderungsprozess so lange wie nötig begleiten.

So einfach das Modell von Balm inhaltlich auch zu sein scheint, so abstrakt ist es für Menschen, die sich in Therapiesituationen befinden. Der Grund dafür ist einfach. Die Umgebung allein verursacht schon ein erhöhtes Stressniveau und der Übergang von Wissen zu Verstehen ist abermals ein schwieriger. Nutzen Sie auch hier die Macht des Storytellings (S. 28) und bringen Sie die Inhalte des Verhaltensmodells in eine greifbare Beziehung mit dem Alltag. Veränderung passiert uns nämlich immer wieder, nur benötigt sie nicht immer den gleichen Energieeinsatz, um sie zu einem guten Ende zu bringen.

Fallbeispiel

Verhaltensänderung einfach erklärt

Bisher hatten Ihre Schlüssel keinen festen Platz. Sie haben sie immer da abgelegt, wo Ihre Hand gerade aufgegangen ist. Das konnte die Manteltasche, die Kücheninsel, der Schuhkasten oder die Einkaufstasche sein. Was zur Folge hatte, dass Sie am nächsten Morgen öfter Zeit zum Suchen des Schlüssels kalkulieren mussten. Die Sucherei wird Ihnen nun aber doch zu blöd und Sie entscheiden sich, ein Schlüsselbrett zu kaufen.

[Sie sind offen dafür, Ihrem Schlüssel einen festen Platz in Ihrem Haus zu gewähren, und haben auch schon verstanden, dass es sinnvoller ist, wenn er ein fixes Zuhause bekommt. Sie haben die Fähigkeiten, ein Schlüsselbrett zu kaufen oder sich sogar eines selbst zu basteln. Sie besitzen ausreichend finanzielle beziehungsweise materielle Güter, um ein solches schlussendlich Ihr Eigen nennen zu können. Und Sie wollen Zeit und Geld in die Anschaffung eines Schlüsselbrettes investieren. Gratuliere! Sie haben bereits mehr als die Hälfte der Veränderung geschafft.]

Der Tag ist gekommen, an dem Ihr Schlüssel erstmals sein neues Heim ausprobieren kann. Sie hängen ihn an den Haken.

[Sie führen die Tätigkeit erstmals probehalber aus]

Sowohl Schlüsselbrett als auch Schlüssel am Haken sehen großartig aus und erfreuen Ihr Auge. Ja, Sie wollen das neue Verhalten beibehalten. Am nächsten Tag kommen Sie schon etwas müde und vollbepackt mit Einkaufstaschen nach Hause. Der Hund springt Sie an, die Kinder geben im Chor die Erlebnisse des Tages zum Besten und fragen gleichzeitig, wann das Essen endlich fertig ist. Am nächsten Morgen suchen Sie Ihren Schlüssel. An dieser Stelle schmeißen Sie das neue Schlüsselbrett nicht etwa aus dem Fenster und verharren in Ihrem alten Suchmodus. Sie verzeihen sich den Fehltritt und achten am Abend besser darauf, den Schlüssel wegzuhängen. Da Sie ihn am nächsten Morgen direkt dort vorfinden, wo er sein sollte, haben Sie ein paar Minuten gewonnen, um den Tag mit deutlich mehr Ruhe zu beginnen. Das Schlüsselbrett ist ein voller Erfolg.

Vier Wochen später ist das Weghängen des Schlüssels bereits routinierter. Nur noch selten bleibt er in der Jackentasche zurück.

[Sie haben durchgehalten!]

Dieser Prozess verläuft im Alltag nebenher und braucht keine großen Pläne und Erinnerungshilfen. So wie Sie kleine Veränderungen leicht und ohne großes Aufheben schaffen, werden Sie auch eine größere wie die Umsetzung des Gelenkschutzes gut bewältigen. Da diese dennoch etwas komplexer und schwieriger ist, gehen wir sie gemeinsam Schritt für Schritt durch und ich begleite Sie so lange, wie Sie es brauchen.

Hören Sie bereits in dieser Phase auf Ihr Bauchgefühl. Es werden Ihnen Menschen begegnen, die zwar der Therapie mündlich zustimmen, deren Haltung, Mimik und sogar Atmung jedoch das Gegenteil zeigen. Tun Sie sich selbst den Gefallen und sprechen Sie genau diese Diskrepanz an. Viele Menschen meinen, im Therapiesetting ungeachtet ihrer eigenen Meinung allem zustimmen zu müssen. Ob dies auf schlechtem Gewissen oder allgemeiner Hörigkeit gründet, ist unerheblich. Wichtig ist, dass die Person, deren Leben Sie mehrere Therapieeinheiten lang durchforsten und auf den Kopf stellen, auch wirklich offen dafür ist. Andernfalls wird wohl kein Gehalt der Welt Ihren persönlichen Energieverlust wieder wettmachen.

Sind Sie über den Punkt der allgemeinen Einführung hinaus, können Sie durchatmen und offiziell in das Gelenkschutzprogramm einsteigen. Offen zu sein ist der einfachste aller Punkte, bei dem Sie außerdem gleich mit positiver Bestärkung um sich werfen können. Die Personen, die es in Ihrer Therapie bis hier geschafft haben, haben bereits zugestimmt, sich erstmal auf das Kommende einzulassen. Sie sind somit bereits offen für Veränderung! Das darf genauso ausgesprochen und bewusst gemacht werden. Bereits den ersten Schritt im Veränderungszyklus erledigt, gleichzeitig dabei jedoch nicht einmal die Sitzposition verändert zu haben, fühlt sich einfach großartig an.

Nachdem während der Einleitung wahrscheinlich ab und zu ein Gefühl der Überforderung aufgetreten ist, ist das Gefühl der Einfachheit in diesem Moment sicherlich erleichternd. Im gleichen Atemzug können Sie jedoch auch die Autonomie Ihres Gegenübers hervorheben, denn so intensiv Sie sich in den nächsten Therapieeinheiten auch mit dem Thema Gelenkschutz auseinandersetzen werden, es bleibt immer der fragestellenden Person überlassen, wie viel sie davon umsetzt. Ihre Aufgabe als Therapeut*in ist die Begleitung der Veränderung in dem Maße, in dem es von der anderen Person gewünscht ist. Nicht mehr und nicht weniger.

4.2 Verstehen

Während in der Philosophie noch darüber diskutiert wird, ob Wissen oder Verstehen den höheren mentalen Status einnimmt, betrachtet die Sprachwissenschaft Verstehen als mentalen Vorgang und Wissen als mentalen Zustand. Ersteres hat deutliche Bezugspunkte zu „greifen", „berühren" oder „nehmen". Ausdrücke, die von Wissen abgeleitet werden, tragen hingegen die Bedeutung „kennen" [53]. Unabhängig davon, ob nun Wissen erst erlangt wird, wenn man verstanden hat, oder das Verstehen die Vertiefung des Wissens ist, wird deutlich, dass es sich bei Verstehen um einen aktiven Vorgang handelt. Um eine Veränderung. Zufällig genau das, woran wir bereits viele Seiten lang arbeiten.

Wie bereits in Kap. 2.1.2 ausführlich erläutert, darf für die Stufe des Verstehens mehr Zeit investiert werden. Das Verständnis ist die Grundlage für eine erfolgreiche Veränderung, da es die intrinsische Motivation und autonome Entscheidungen fördert. Greifen Sie in dieser Phase verstärkt auf Ihre Kommunikationsfähigkeiten zurück, fragen Sie nach und lassen Sie Ihr Gegenüber in eigenen Worten selbst erklären, was es von Ihren Erläuterungen aufgenommen hat.

Wie bei jeder edukativen Maßnahme ist es auch hier sinnvoll, auf die verschiedenen Lerntypen einzugehen. Trauen Sie sich, mit akustischen, visuellen oder haptischen Reizen zu arbeiten (S. 65). In ▸ Abb. 4.1 zum Beispiel finden Sie meine Styroporgelenke, die mich sowohl in der Therapie als auch bei Kursen begleiten, weshalb sie größentechnisch etwas aus der Norm geraten sind. Nichtsdestotrotz sind sie in beiden Settings äußerst beliebte Vorzeigemodelle. Nur wenn die hilfesuchende Person die Hintergründe wirklich verstanden hat, ist sie in der Lage, fakten- und wertbasierte Entscheidungen bezüglich der eigenen Gesundheit zu treffen. Edukation muss somit ein fester Bestandteil der Therapie sein [54].

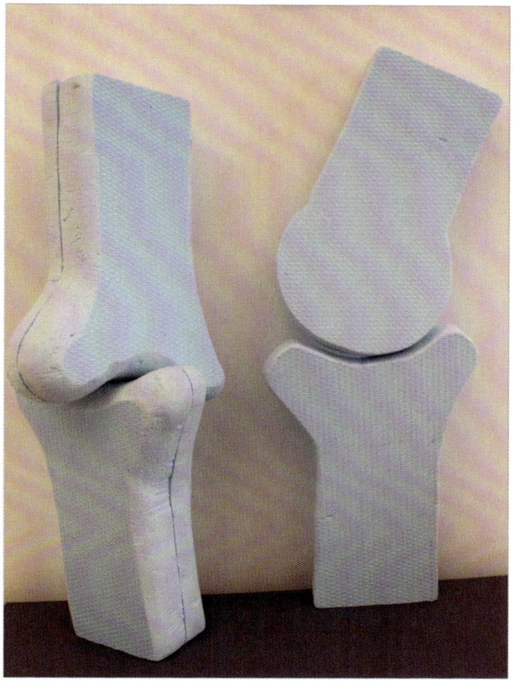

Abb. 4.1 Gelenkmodelle aus Styropor. (Quelle: © Florentina Van Ginneken)

Praxistipp

Ideenbox

- Bilder von gesunden/erkrankten Gelenken zeigen
- Gelenk- bzw. Skelettmodelle zeigen und an- und begreifen lassen
- Erklärvideos
- Aufzeichnen
- Mit den Händen darstellen
- Etc.

Verstehen sagt im Übrigen nichts darüber aus, ob Veränderung schlussendlich auch ausgeführt wird. Es geht einzig darum, eine Entscheidungsgrundlage zu bilden, nicht jedoch eine Entscheidung zu treffen. Bei aller Energie, die Sie in diese Phase der Edukation stecken, bleibt die Absichtslosigkeit Ihrer Haltung unangetastet. Ich darf Sie allerdings beruhigen. Mir ist es bisher noch nicht untergekommen, dass jemand nach erfolgreich überstandenem therapeutischen Anatomie- und Pathologieunterricht beschlossen hätte, dass es das Thema nicht wert wäre, weiterverfolgt zu werden.

Die kommenden Kapitel sind weit umfangreicher, als dies für die Therapie notwendig ist. Jedoch gilt auch hier: Sie müssen die Vorgänge gut verstehen, um sie in eigenen, einfachen Worten an Ihre Umwelt weitergeben zu können.

4.2.1 Anatomie: Knorpel und Gelenke

An der Basis des Gelenkschutzes steht die Anatomie. Beziehungsweise das, worum es hierbei wirklich geht, nämlich das Gelenk.

Unterschiedliche Gelenktypen

Ein Gelenk besteht immer aus mindestens zwei Knochen. Denkt man an das Handgelenk, den Ellbogen, das Knie oder den Mittelfuß, so erscheinen schnell Gelenke, die aufgrund der Anzahl der Knochen, die das Gelenk formen, bereits die Komplexität der kommenden Informationen steigern. Denn mehr Knochen bedeuten auch mehr Bänder, Muskeln und Sehnen, die jedes Gelenk stützen, bewegen und stabilisieren. Das Gesamtbild wird dadurch schwerer zu erfassen.

Gehen wir der Einfachheit halber zunächst vom einfachsten Aufbau eines Gelenkes aus: Ein Scharniergelenk mit zwei Knochen, wie es in den proximalen und distalen Interphalangealgelenken (PIP und DIP) vorkommt. Scharniergelenke erkennt man daran, dass sie nur eine einzige Bewegungsachse aufweisen. Im Falle unserer Finger verläuft diese im Bereich der Flexion und der Extension, ähnlich einer Tür, die auf- oder zugeht.

Möchten Sie zur Auffrischung einen genaueren Blick auf verschiedene Gelenktypen werfen, betrachten Sie die schematischen Darstellungen in ▶ Abb. 4.2. Für den Übertrag in den Praxisalltag können Sie das Gelenk auswählen, das entweder am einfachsten oder am passendsten ist. Wenn Sie Gelegenheit haben, über die Schulter zu referieren, ist es logischerweise anzuraten, das Kugelgelenk zu beschreiben. In der Hand ist es am einfachsten,

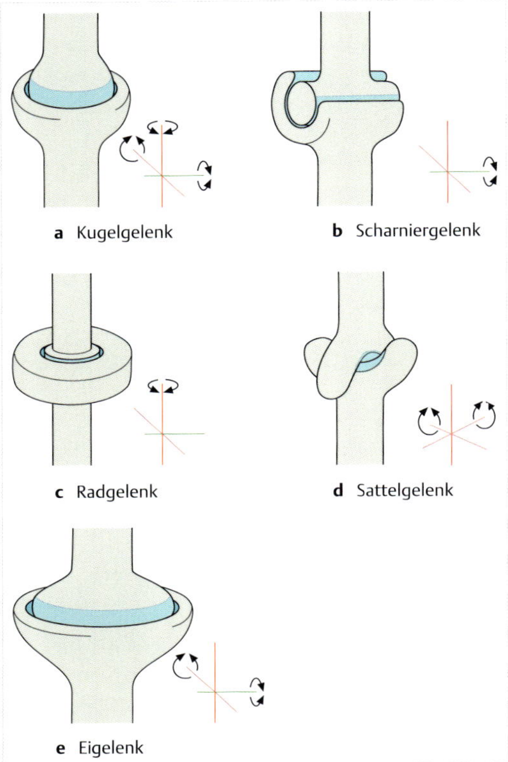

Abb. 4.2 Verschiedene Gelenktypen. (Quelle: Schwegler J, Lucius R, Hrsg. Der Mensch – Anatomie und Physiologie. 7., überarbeitete Auflage. Stuttgart: Thieme; 2021)

beim Scharniergelenk zu bleiben. In seltenen Fällen kann auch versucht werden, das CMC-I-Gelenk zu erklären. Aufgrund seiner Komplexität ist es allerdings schon für medizinisches Fachpersonal teilweise schwierig, sich davon ein Bild im Kopf zu machen. Wägen Sie demnach gut ab, wann und vor allem auch weshalb Sie es näher erläutern.

Knorpeltypen

Schauen wir uns nun jedoch den eigentlichen Helden des Gelenkes an: den Knorpel. Grundsätzlich gibt es drei verschiedene Knorpeltypen: den hyalinen, den elastischen und den Faserknorpel. Faserknorpel zeichnen sich durch einen hohen Anteil kollagener Faserbündel aus und sind dadurch stabiler als andere Knorpelarten. Ein Beispiel hierfür wären unsere Bandscheiben. Elastische Knorpel wiederum behalten im Gegensatz zu anderen Knorpelarten ihre Elastizität ein Leben lang, da sie keine Mineralsalze einlagern. Sie befinden sich zum Beispiel im Ohr und am Kehlkopf. Der Knorpeltyp, um den es sich in echten Gelenken und damit beim Gelenkschutz dreht, ist folglich der hyaline Knorpel. Er kommt auf allen Gelenksflächen von Synovialgelenken vor.

Merke

Wir unterscheiden drei Arten von Knorpel:

- den hyalinen Knorpel (z. B. im Kniegelenk)
- den Faserknorpel (z. B. Bandscheiben)
- den elastischen Knorpel (z. B. Kehlkopf)

Beim Gelenkschutz geht es um den Erhalt des hyalinen Knorpels.

Es handelt sich hierbei um eine gelartige Substanz, der es durch ihren komplexen Aufbau möglich ist, eine unglaubliche Bandbreite von Eigenschaften an den Tag zu legen. Gelartig impliziert, dass er außerdem eine größere Menge Flüssigkeit speichert. Im Fall des Knorpels handelt es sich um Wasser. Und obwohl er so stark wasserhaltig ist, sind Widerstandskraft und Festigkeit die auffallendsten Merkmale dieses Gewebes. Wobei nicht die Knorpelfasern hierfür ausschlaggebend sind, sondern das gebundene Wasser.

Doch Knorpel kann noch mehr! Weil spongiöser Knochen lokale Spitzenbelastungen nur schlecht vertragen kann, wird Druck über den Knorpel verteilt. Neben diesen Kompressionskräften muss der Knorpel auch mit leichten Scherkräften zurechtkommen. Hyaliner Knorpel muss also gleichzeitig elastisch, schockdämpfend, glatt (zum Gleiten) und widerstandsfähig sein. Um zu begreifen, wie er das schafft, müssen wir dieses Wunderwerk der Natur aus nächster Nähe betrachten. Wenn Sie aktiv mitmachen wollen, ist dies der Moment, in dem Sie Ihr Mikroskop hervorzaubern dürfen.

Zusammensetzung hyaliner Knorpel

Hyaliner Gelenkknorpel besteht aus ca. 70 % Wasser, 15 % Kollagen, 12 % Proteoglykan und nur zu 0,1 % aus den gewebetypischen Zellen, die Chondrozyten genannt werden [55]. Wasser, Kollagen und Proteoglykan bilden die extrazelluläre Matrix (EZM).

Pedantisch angehauchten Lesenden ist bereits aufgefallen, dass wir mit dieser Verteilung keine 100 % erreichen. Alle anderen blicken nun noch einmal zurück und kommen zum selben Ergebnis. Die verbleibenden 2,9 % verteilen sich auf Ungenauigkeiten bei den o. g. Prozentzahlen und Stoffe, die für die weiteren Erklärungen nebensächlich sind. Der Einfachheit halber beschränken wir uns also auf die genannten Komponenten. Sie werden merken, dass dies an Komplexität für den Anfang durchaus ausreichend ist.

Zurück zum Start. Sehen wir uns zunächst die einzelnen Bestandteile an, bevor wir ihre Zusammenhänge etwas genauer betrachten:

Wasser

Die chemische Formel von Wasser ist H_2O, wobei Sie sich den Aufbau eines Wassermoleküls wie den Kopf von Micky Maus vorstellen dürfen. Der Kopf entspricht dem Sauerstoffatom (O), die zwei Ohren gleichen den beiden Wasserstoffmolekülen (H_2). Wenn Sie nun auch noch wissen, dass O negativ und H_2 positiv geladen ist, kennen Sie bereits die wichtigsten Informationen über Wasser in diesem Zusammenhang.

Kollagen

Kollagen, nicht zu verwechseln mit Collagen, einem Verbund an Bildern oder Materialien, die in einem Kontext zueinander gesetzt werden und ein neues Bild ergeben. Kollagen also kennen die meisten Menschen aus der Werbung, wenn es darum geht, dem Köper mehr Jugendlichkeit einzuhauchen. Tatsächlich ist es ein Strukturprotein, also ein Eiweiß, das dem Körper eine gewisse Struktur verleiht. Es sind Fasern, die aus vielen noch dünneren Fasern bestehen, den sogenannten Fibrillen. Es werden über 28 verschiedene Kollagentypen unterschieden. Der für Knorpel wichtigste ist Typ 2, wobei der wichtigste impliziert, dass es nicht der einzige ist.

Proteoglykan

Bei Proteoglykanen handelt es sich um große Moleküle, die man sich im Grunde wie eine Feder vorstellen kann. Einmal erfunden und als gut befunden, benutzt Mutter Natur ihre genialen Einfälle nämlich an mehreren Stellen. Proteoglykane bestehen aus einem Kiel und Seitenästen, von denen wiederum dünne Verzweigungen ausgehen. Der Kiel aus Hyaluronsäure ist ein Glykosaminoglykan (GAG). Ein Wort, das nur erwähnt wird, damit Sie es einmal gelesen haben. Interessant ist allerdings, dass GAGs die am negativsten geladenen Makromoleküle des Tierreichs sind [56]. Von diesem Kiel aus verzweigen sich Kernproteine, die oft über hundert lineare GAG-Ketten gebunden haben. Im Fall von Knorpel sind das Chondroitinsulfat und Keratansulfat. Zusammengefasst besteht das Proteoglykan demnach aus einem negativ geladenen Kiel, Kernproteinen und negativ geladenen, daunenartigen Verzweigungen (▶ Abb. 4.3).

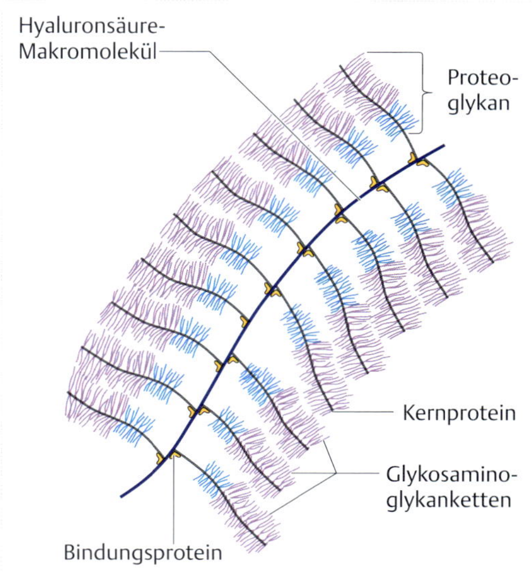

Abb. 4.3 Schematische Darstellung von Proteoglykanen. (Quelle: van den Berg F, Hrsg. Angewandte Physiologie. 5. Auflage. Stuttgart: Thieme; 2022)

Chondrozyten

Jedes Bindegewebe hat seine eigenen gewebetypischen Zellen. Im Knorpel sind es die Chondrozyten (vom altgriechischen χόνδρος [khóndros] – Knorpel). Anders als in anderen Bindegewebearten produzieren Chondrozyten allerdings wenig Kollagen. Sie konzentrieren sich eher darauf, Proteoglykane und hierbei hauptsächlich Aggrecan zu synthetisieren.

Aggrecan

Es gibt viele verschiedene Arten von Proteoglykan. Eine davon ist Aggrecan. Im Knorpel bildet Aggrecan 90 % des Proteoglykan-Gehaltes und 10 % des gesamten Knorpelgewichtes [57].

Extrazelluläre Matrix (EZM)

Zwischen den Zellen braucht es irgendeine Substanz, in der alles versammelt ist, was nicht in der Zelle selbst wohnt. Im Fall von Knorpel beinhaltet diese Substanz, welche extrazelluläre Matrix genannt wird, Wasser, Kollagen und Proteoglykane.

So weit zu den Bestandteilen des Knorpels. Versuchen wir, sie zu einem Gesamtbild zusammenzusetzen und betrachten hierfür ▶ Abb. 4.4.

Die beiden augenartigen Gestalten sollen stark vereinfachte Chondrozyten darstellen. Mitochondrium, Ribosom, Golgi-Apparat und all die anderen Teile, die in jeder Zelle beheimatet sind und die sich aus den unterbewussten Resten des Biologieunterrichts vielleicht nach vorne zu arbeiten versuchen, wurden in dieser Abbildung schlichtweg unter den Tisch fallen gelassen. Einzig der Zellkern ist als Pupille auch in dieser Darstellung sichtbar.

Direkt um die Chondrozyten befindet sich der aggrecanreiche, perizelluläre Hof, der bereits einen Teil der EZM bildet. Dieser Hof wird durch die perizelluläre Kapsel umschlossen, einem Gebilde aus dünnen Kollagenfasern. Wobei einzelne Ausgänge eingebaut sind, sogenannte perizelluläre Kanäle. Alles um die Zelle herum (perizellulär) ist somit besprochen. Was außen noch folgt, sind die territoriale bzw. die interterritoriale Matrix. Diese unterscheiden sich hauptsächlich in der Dicke der beinhalteten kollagenen Fasern. Während sie zellnah noch dünn und korbartig angelegt erscheinen, befinden sich in der interterritorialen Matrix die dicksten Kollagenfasern des Knorpels.

Chondrozyten haben in ihrer Zellmembran verschiedene Mechanorezeptoren, die Verformungen der Zelle messen können. Bei Bewegung entsteht Druck auf den Knorpel und somit auf die interterritoriale und die territoriale Matrix. Die perizelluläre Kapsel verformt sich und mit ihr der perizellu-

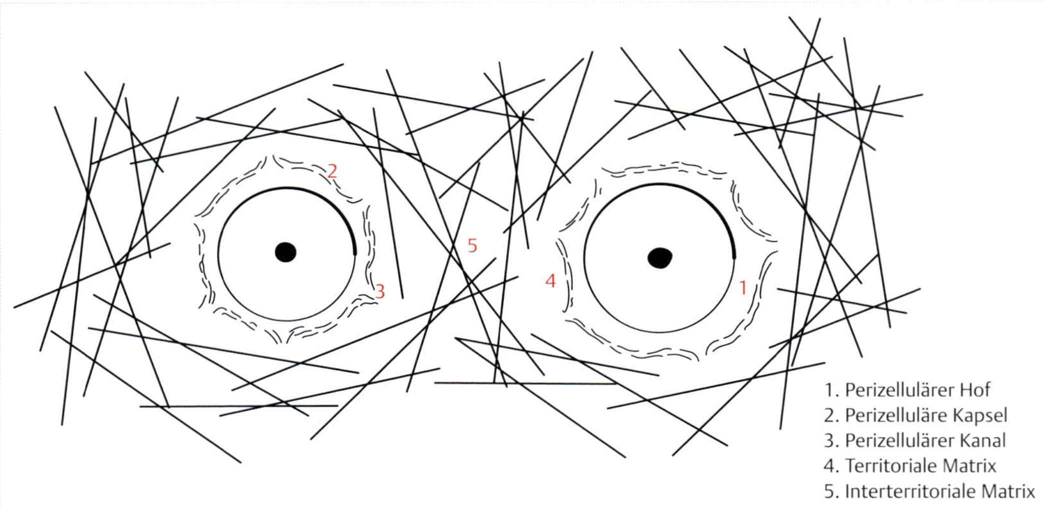

Abb. 4.4 Schematische Darstellung von Knorpel.

läre Hof. Die Mechanorezeptoren erkennen die Bewegung und reagieren mit Produktion von Aggrecan, welches sie in den Hof abgeben. Dynamische Belastungsänderungen drücken die aggrecanreiche Flüssigkeit durch die perizellulären Kanäle nach außen in die territoriale Matrix, wo sie sich schlussendlich mit der interterritorialen Matrix vermischt und die Aggrecane mit dem Wasser Verbindungen eingehen. Diesen Vorgang der Verbindung sehen wir uns gleich näher an.

Wasserbindung und Stoßdämpfung im Knorpel

Zunächst möchte ich den Blick jedoch auf dem gerade beschriebenen Prozess halten. Was hier beschrieben wurde, ist die Bedeutung der Bewegung für die Knorpelgesundheit. Bewegung ist für die Erhaltung der Knorpelqualität essenziell. Anders gesagt: Bei Ruhigstellung ist die Matrixproduktion geringer, was sich nachteilig auf die Knorpelqualität auswirkt. Lassen Sie diese Information mit den einhergehenden Gedanken für einige Momente auf sich wirken, bevor Sie zum nächsten Absatz übergehen.

Merke

Knorpel braucht unbedingt Bewegung, um gesund zu bleiben. Immobilisation hat einen negativen Einfluss auf die Knorpelqualität.

Wenn Sie die Tragweite der letzten Information gut verarbeitet haben, widmen wir uns nun dem versprochenen Aspekt der Verbindung zwischen Aggrecanen und Wasser.

Wie bereits erwähnt, befinden sich in der EZM neben den Kollagenfasern hauptsächlich Wasser und federartig aufgebaute Proteoglykane (denken Sie daran: auch Aggrecane gehören zu den Proteoglykanen). So wie die Feder eines Vogels Luft als Isolation und Wärmedämmung hält, so können Proteoglykane Wasser als Stoßdämpfer und Formgeber halten. Dies geschieht über die einfache physikalische Eigenschaft, dass negativ geladene Teilchen und positiv geladene sich gegenseitig anziehen.

Erinnern Sie sich an die beiden Mickey-Maus-Ohren des Wassers, die positiv geladenen Wasserstoffteilchen? Und erinnern Sie sich ebenfalls an das Meer aus negativ geladenen federartigen Proteoglykanen mit dem negativen Hyaluron und den negativ geladenen GAGs? Betrachtet man den Negativüberschuss dieser Geschichte, wird sehr schnell deutlich, dass die Proteoglykanfedern ihr Wasser nur sehr ungern loslassen. Durch diese Bindung „schwillt" der Knorpel an und erhält die passende Spannung, die Druckbelastung möglich macht. Die Kollagenfasern von hyalinem Knorpel sind größtenteils vom Typ II und somit faserbildend, durch sie erhält der Knorpel wiederum seine Elastizität, welche auch Zugbelastungen standhält. Sowohl die Form der Gelenksprofile als auch die etwas abgeflachte Oberfläche des Knorpels sorgen dafür, dass Druck sich optimal über eine möglichst große Fläche verteilt. Ein äußerst effizienter, elastischer Stoßdämpfer ist geboren.

Merke

Da Wasser den Hauptbestandteil von Knorpel darstellt, ergibt es durchaus Sinn, die eigenen Trinkgewohnheiten zu optimieren.

Und da Chondrozyten Bewegungsreize brauchen, um neue Aggrecane zu bilden, die das Wasser im Knorpel binden, ist auch Bewegung als gesundheitsfördernde Maßnahme essenziell.

Einfluss von Bewegungen auf den Knorpel

Wir wissen nun, was bei Bewegung auf Zellniveau passiert. Angesichts der Tatsache, dass Knorpel als gelartig beschrieben werden kann, ist es auch höchst interessant zu sehen, welchen Einfluss Bewegung auf das Gesamtkonstrukt Knorpel hat. Stellen Sie sich hierfür einen der Quetschbälle im Netz vor, die derzeit von Kindern so geliebt werden. Drückt man diese zusammen, quetschen sie durch die Löcher des Netzes blasenförmig nach außen. Der Bereich, auf dem sich die Hand befindet, wird dabei sehr dünn. Ähnlich geht es dem Wasser im Knorpel. Auch dieses möchte dem Druck ausweichen, schafft dies jedoch kaum, wofür es zwei Gründe gibt:

Zum einen ist da der negativ geladene Sauerstoff, der bisher nur Anhängsel seiner zwei positiv geladenen und dadurch für ihre Umgebung stark attraktiven Wasserstoffatome war. Bei Druck müssen auch die Aggrecane ausweichen und sich erneut Platz suchen. Hierbei nähern sie sich einander an, wobei auch diese eben noch einsamen Sauerstoffatome näher zusammenrücken. Nun wissen wir jedoch, dass sich zwei gleichgesinnte Ladungen voneinander abstoßen. Dieses Phänomen kommt auch bei Magneten vor. Es kommt also, wie es kommen muss: Die Sauerstoffatome kommen einander näher, nur um festzustellen, dass dies gar nicht ihrem Naturell entspricht. Sie stoßen einander ab und drücken die Aggrecane wieder in Form.

Jeder, der als Kind mit Magneten gespielt hat, weiß allerdings: Gewalt regelt alles. Der Knorpel verlässt sich somit nicht allein auf die physikalischen Eigenschaften seiner Bestandteile, sondern hat noch einen weiteren Sicherheitsfaktor eingebaut: Kollagenbündel, die an der Oberfläche eine arkadenförmige Decke bilden. Diese Anordnung in Kombination mit dem Gegendruck des Wassers sorgt dafür, dass der Knorpel auf Druck elastisch mitfedern kann. Die Kollagenbündel straffen sich bei Belastung und kehren bei Entlastung einfach wieder in ihre Ursprungsform zurück. Ein Wunderwerk, dieser Knorpel! ABER … da rauscht dann so ein Nachhall eines Gelenkschutzprinzips durch den Kopf und hinterlässt den faden Beigeschmack von irgendetwas, was so ähnlich klingt wie: Vermeiden Sie langanhaltende, statische Belastungen.

Einfluss von statischer Dauerbelastung auf den Knorpel

Warum denn das, wenn doch der Knorpel so hübsch elastisch ist? Das liegt wohl daran, dass wir in grauer Vorzeit nicht stundenlang im Auto, im Büro oder am Fließband gesessen und gestanden oder stundenlang mit der Fernbedienung in der Hand auf dem Sofa gelegen sind. Anscheinend ging die Natur davon aus, dass auch der Mensch ein bewegtes Leben führt. Denn bei Dauerbelastung wird das Rad neu erfunden und Wasser zu den Seiten gepresst, wodurch der Gelenkknorpel lokal dünner wird. Es findet somit eine richtige plastische Verformung statt, die ein direktes Zurückfedern bei Entlastung vorerst nicht zulässt.

Nun ist logischerweise eine wichtige Frage: Was ist statische Dauerbelastung? Laut Literatur beginnt Dauerbelastung ab ungefähr 30 Minuten, wobei dies abhängig ist vom auf das Gelenk einwirkenden Gewicht. Gehen Sie jedoch davon aus, dass die größten Verformungen in der ersten Stunde eintreten. Ein erschreckend kurzer Zeitraum, wenn man daran denkt, wie lange man im Gemüsebeet hockt, um die Erde auch vom letzten Unkraut zu befreien. Natürlich ist Knorpel auch dann noch in der Lage, zu seiner ursprünglichen Form zurückzukehren. Dies braucht allerdings ebenfalls Zeit. Zeit, in der er unelastischer und dünner und somit verletzlicher ist.

In der Realität muss man diese Belastung allerdings suchen. Unbewusst bewegen wir uns auch bei statischer Belastung. Egal, ob wir schlafen, ein Buch lesen, vor dem Fernseher liegen oder am Fließband arbeiten. Wir zappeln, drehen uns, betten uns um, steigen von einem Bein zum anderen oder legen das Buch von einer Hand in die andere. Mit diesen unbewussten Bewegungen sorgt unser Körper dafür, dass sein Gewebe ausreichend durchblutet bleibt.

Frei nach James Bond – Never say never again – sollte dieser Aspekt in der Therapie dennoch beachtet werden. Dass man diese Belastung suchen muss, heißt nicht, dass sie nicht da ist. Nur, dass es unwahrscheinlich ist, dass die hilfesuchende Person sie allein findet.

Merke

Langanhaltende, statische Belastungen nehmen dem Knorpel die Elastizität und Verformbarkeit.

Der Knorpel und seine Umgebung

Nachdem wir den Knorpel auf Zellniveau und in seiner Gesamtheit betrachtet haben, wird es Zeit, noch ein Stück weiter heraus zu zoomen und ihn in Verbindung mit seiner Umgebung zu bringen.

Ich vergleiche den Knorpel gerne mit einem Almbauern (▶ Abb. 4.5). Hoch oben am Berg, wo es weder Wasser- noch Stromanschluss gibt und der

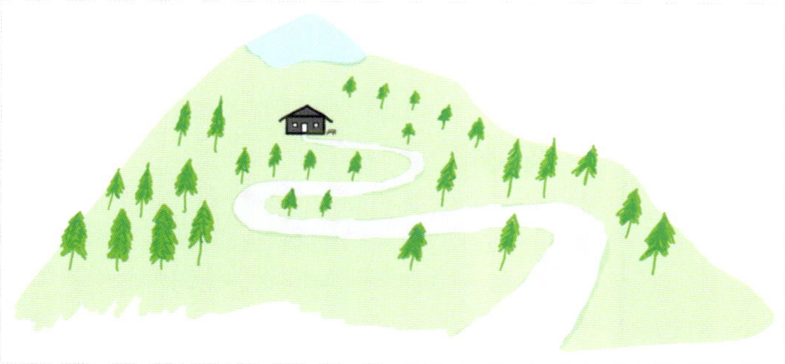

Abb. 4.5 Der Knorpel-Almbauer. Wie ein Almbauer ist auch der hyaline Knorpel ein Selbstversorger, der ohne Nerven, Blut- und Lymphgefäße auskommt. (Quelle: © Florentina Van Ginneken)

nächste Supermarkt zu weit weg ist, um noch ins Versorgungsgebiet zu fallen. Denn der Knorpel umfasst weder Blut- noch Lymphgefäße oder Nerven. Bei Erwachsenen gibt es maximal beim Übergang zwischen Knochen und Knorpel einzelne winzige Kapillaren, die den Knorpel minimal penetrieren. Diese dürfen entspannt übersehen werden, denn sie haben keinerlei schwerwiegende Bedeutung. Die Knorpelzellen werden nur über die Synovialflüssigkeit mittels Diffusion versorgt [58]. Unser Almbauer hat sich somit auf seinem Hof eine Selbstversorgung eingerichtet, die wir nun genauer unter die Lupe nehmen.

Synovialmembran und Synovia

Die Gelenkkapsel ist innen mit einer Synovialmembran ausgestattet. Diese produziert und resorbiert die Gelenkflüssigkeit, die sogenannte Synovia. Synovia besteht aus viel Hyaluron, noch mehr Wasser, Lipiden, Glukose und Proteinen und ist ein Dialysat von Blutplasma. Ihre Elektrolytzusammensetzung entspricht diesem somit. Der perfekte Zeitpunkt, um die Bedeutung der Diätologie noch einmal zu betonen! Nur wenn der Körper ausreichend Nährstoffe zu sich nimmt, kann das Blutplasma auch damit angereichert sein – und nur dann kann die synoviale Membran daraus auch die richtige Nahrung für den Knorpel produzieren.

Merke

Der Knorpel hat nur die Baustoffe zur Verfügung, die dem Körper zuvor auch über die Ernährung zugeführt wurden.

Durch regelmäßige Bewegung vermischt sich frische Synovia mit bereits anwesender Gelenkflüssigkeit und erreicht so die Knorpeloberfläche. Durch Diffusion und Osmose (S. 71) kommen die Nährstoffe dann in den Knorpel zu den Chondrozyten.

Sie erinnern sich an die Erwähnung von Sport und Bewegung als positive Einflüsse bei Gelenkproblemen? Hier haben Sie Ihre mittlerweile dritte Erklärung, warum dies so wichtig ist.

Merke

Das Gelenk braucht Bewegung, um ausreichend Synovialflüssigkeit produzieren zu können.

Definition

Diffusion und Osmose

Diffusion und Osmose sind chemische Vorgänge zum Ausgleich von Konzentrationen.

Hängt man ein Früchteteesäckchen in heißes Wasser, so sieht man an der Farbe deutlich, wie der Tee sich im Wasser verteilt. Der Tee im Teesäckchen hat eine hohe Aromakonzentration. Das Wasser hingegen enthält vorerst keinen Tee. Die Teearomakonzentration ist somit niedrig. Der Tee aber möchte gleichmäßig im gesamten Glas vertreten sein. Am Ende sind im Teesäckchen gleich viele Aromastoffe wie im Wasser. Dieser Vorgang wird Osmose genannt.

Bei Diffusion hätten Sie den Tee lose, also ohne Teesäckchen aufgegossen. Den Unterschied bildet die Membran (das Säckchen), welches bei der Osmose vorhanden ist, bei der Diffusion jedoch fehlt.

Synovia versorgt einerseits den Knorpel mit Nährstoffen, andererseits ist sie ein zusätzlicher Stoßdämpfer und obendrein eine Art „Gelenkschmiere", die Reibung minimiert. Genauer gesagt handelt es sich um ein viskoelastisches Schmiermittel, was so viel bedeutet wie: Die Viskosität passt sich den Bedürfnissen des Nutzers an.

Der Reibungskoeffizient von synovialer Flüssigkeit ist besonders niedrig. Die Viskosität ändert sich jedoch abhängig von den jeweiligen Ansprüchen. In Ruhe muss Synovia eine hohe Viskosität aufweisen, um nicht zwischen den Kontaktflächen rausgepresst zu werden. In Bewegung ähnelt sie jedoch Wasser, um optimalerweise wenig Reibung zu erzeugen.

Grund dafür ist das Hyaluron, welches ähnlich wie Proteoglykane Wasser binden kann. Ein Gramm Hyaluron-Eiweiß Komplex kann sogar bis zu einem Liter Wasser binden! Da es jedoch mehr dieser Komplexe als Wasser in der Synovia gibt, werden die Wasserteilchen auf mehrere Komplexe aufgeteilt. Stellen Sie sich einfach vor, dass Sie einer Gruppe Schüler*innen ein tolles neues Tablet hinhalten. Alle werden gleichzeitig danach greifen und niemand wird es loslassen wollen. So benehmen sich auch die Hyaluron-Eiweiß-Komplexe, wenn sie Wasser erspähen. Es entstehen Bindungen, die zu einer hohen Viskosität führen. Wenn Sie nun mit Anlauf durch die Gruppe, die das Tablet in Beschlag genommen hat, laufen, werden einige Hände gezwungen sein loszulassen. Die Verbindungen werden auseinandergerissen. Selbiges passiert in der Synovia bei Bewegung. Die Viskosität sinkt. Das wohl effektivste Schmieröl der Welt befindet sich direkt in unseren Gelenken.

Doch was passiert bei Luxationen, Kapselrissen oder intraartikulären Operationen? Wird die Synovialmembran als Teil des Gelenkmantels verletzt, hat dies auch Einfluss auf die Synoviaproduktion. Auch dieser Aspekt verdient es, genannt und therapeutisch betrachtet zu werden. Obwohl – oder gerade weil – der Einfluss nicht direkt spürbar ist, ist er doch ein weiterer Grund, präventiv den Gelenkschutz zu implementieren.

Praxistipp

Wissensvermittlung an Klient*innen

An diesem Punkt muss ich Ihrem Wissensdurst Einhalt gebieten. Denn nach den vielen Seiten anspruchsvoller Information wird es Zeit, den gesamten Inhalt so herunterzubrechen, dass ihn auch Tante Herta, Opa Willi und die kleine Luisa verstehen.

Da auch hier gilt, dass die eigenen Worte immer die authentischsten sind, versuche ich Ihnen keine vorgefertigte Kurzdefinition zu hinterlassen, sondern eine kleine Anleitung, wo Sie die wichtigsten Ausdrücke finden.

Beginnen Sie bei dem Augenscheinlichsten, dem Gelenk selbst, dessen wichtigste Strukturen Sie erklären können sollten. Außerdem sollten Sie die grundlegendsten Informationen rund um den Knorpel kennen. Für Ihr Gegenüber ist es wahrscheinlich einerlei, wie die vom Aussterben bedrohte Knorpelart heißt. Essenziell hingegen ist ihre Konsistenz, denn diese gibt einen Hinweis auf den Wassergehalt.

Wenn Sie aufmerksam waren, haben Sie schon bemerkt, dass ich Ihnen kleine Merkboxen in den Text gepackt habe, die Ihnen helfen sollen, die Verbindung von der Anatomie zum täglichen Leben der hilfesuchenden Personen herzustellen. Nutzen Sie diese. Gerne schenke ich Ihnen auch das Bild vom Almbauern dazu, denn auch diese Erkenntnisse sind für Betroffene von äußerster Relevanz, deuten sie doch die Endlichkeit eines bereits erkrankten Knorpels an. Gleichzeitig wird dadurch jedoch auch die Verbindung zu Bewegung versus Immobilisation gelegt und die Bedeutung der Ernährung kann hervorgehoben werden.

Nun wissen wir, wie ein Gelenk aussieht und wie seine grundlegendsten Funktionen erklärt werden können. Was noch fehlt, ist eine einfache Erklärung dessen, was schlussendlich sichtbar wird: Die Knötchenbildung bei Arthrose und die starken Schwellungen, eventuell sogar Deformitäten, bei Arthritis.

4.2.2 Physiologie und Pathologie von Arthritis und Arthrose

Es gibt unzählige Bücher und Artikel, die sich immer und immer wieder mit der Epidemiologie, Ätiologie oder diversen Auslösern beschäftigen. Auch fast alle wissenschaftlichen Artikel in diesem Bereich scheinen keine andere Einleitung zu kennen. An diesen Zahlen, Daten und Fakten gibt es somit kaum ein Vorbeikommen, weshalb ich in diesem Buch darauf verzichten möchte, all das noch einmal aufzuzählen. Wichtiger als zu wissen, wie viele Frauen oder Männer diese oder jene Krankheit aufweisen, ist, erklären zu können, was sich in dem Moment, in dem eine hilfesuchende Person bei Ihnen aufkreuzt, in ihren Gelenken abspielt.

Arthrose

Beginnen wir bei der Arthrose und der sich hartnäckig haltenden Erklärung einer Verschleißerscheinung, obwohl es seit längerem Hinweise und Argumente gibt, dass unter „normalen" Umständen von Verschleiß kaum die Rede sein kann.

So hat Knorpel eine sehr niedrige Kollagensynthese. Das heißt, dass kaum neues Kollagen gebildet wird. Der Turnover von Knorpelkollagen wird sogar auf 100 Jahre geschätzt. Es gibt aber auch Meldungen von mehr als 200 Jahren! Somit sollten die einzigen Menschen mit Knorpelproblemen über 100-Jährige sein. Aggrecane haben, abhängig von Ort, Belastung und Gelenk, ihren Turnover bereits nach 3–4 Jahren, werden aber, wie oben beschrieben, bei Bewegung ständig nachproduziert.

Auch die Dicke von Knorpelgewebe nimmt beim Älterwerden nicht automatisch ab. Es treten allerdings Veränderungen in der Aggrecan-Zusammensetzung auf. Die großen Aggrecane verlieren nämlich mit den Jahren Teile ihrer GAGs. Übrig bleiben immer mehr kleine Aggrecane, was dazu führt, dass weniger Wasser aufgenommen und der Knorpeldurchmesser kleiner werden kann. Und auch die Tatsache, dass Chondrozyten regenerationsunfähig sind, deutet stark darauf hin: Knorpel wird nicht wie Autoreifen abgenützt, sondern leidet vielmehr unter der physiologisch inkorrekten Behandlung.

Dennoch gibt es sie, die Arthrose. Gründe für ihre Entstehung gibt es viele. Sie sind auf jeder noch so kleinen Internetseite über Arthrose nachzulesen. Viel schwieriger zu finden sind da die Antworten auf die Fragen, warum Arthrose Schmerzen verursacht, wo Knorpel doch gar nicht innerviert ist. Woher die Knötchen kommen und warum es aktivierte Arthrosen gibt, bei denen Entzündungserscheinungen auftreten, obwohl Arthrose doch gar keine entzündliche Gelenkerkrankung ist.

Die Schmerzen bei Arthrose entstehen nicht im Knorpel. So viel steht fest. Während dort keine Nerven zu finden sind, ist in allen umliegenden Geweben sehr wohl eine Innervierung zu finden. Knochen, Bänder und Kapseln sind äußerst feinfühlig, müssen sie das Gelenk doch millimetergenau führen können und bei Verletzungen entsprechend schnell reagieren.

Sobald die Gelenkoberfläche – also der Knorpel – beschädigt ist, sind auch seine herausragenden Eigenschaften nicht mehr verfügbar. Da er nicht mehr glatt ist, kann das Gelenk nicht mehr gleiten, sondern rollt nun über die Gelenkpfanne. Hierdurch kann eine Endstellung schon weit früher erreicht werden als im gesunden Zustand. Der Range of Motion (ROM) ist eingeschränkt. Um doch noch mehr Bewegung herauszuholen, wird mit mehr Kraft gearbeitet, was zu einer erhöhten Belastung des Knorpels führt, der mittlerweile jedoch an Elastizität verloren hat. Gleichzeitig werden dadurch auch Bänder und Kapseln überlastet und überdehnt. Nicht nur die des erkrankten Gelenks, sondern auch die der umliegenden Gelenke, die verringerte Beweglichkeit zu kompensieren versuchen. Entzündungsreaktionen entstehen dann, wenn in der Synovia Teile enthalten sind, die dort eigentlich nicht hingehören. Diese können Abbauprodukte oder Fragmente vom Knorpel selbst sein, aber auch Produkte, die durch Beschädigung der Gelenkkapsel entstehen.

Bei Arthrose können mehrere Phänomene gleichzeitig oder hintereinander auftreten, wobei die Osteophytenbildung das Auffälligste ist. Als Osteophyten werden hierbei Knochenneubildungen als Reaktion auf degenerative Veränderung im Gelenk bezeichnet. Es sind die typischen Knoten der Heberden- (DIP) und Bouchardarthrosen (PIP)

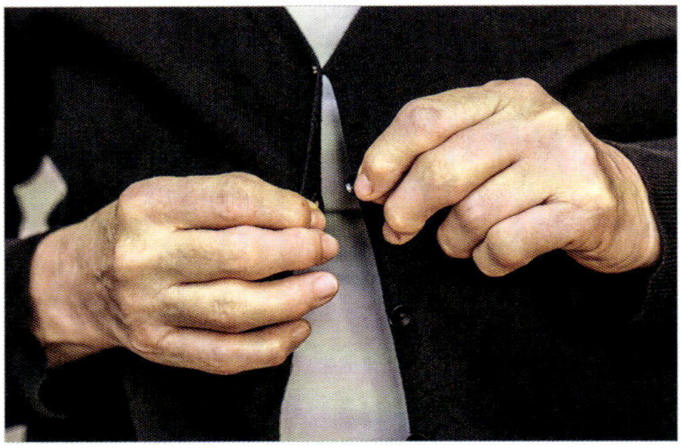

Abb. 4.6 Heberden- (DIP) und Bouchardarthrosen (PIP). (Quelle: © K. Oborny/Thieme)

(► Abb. 4.6). Bereits bei 6-wöchiger Immobilisation wurde Osteophytenbildung nachgewiesen [59].

Rheumatoide Arthritis

Bei der rheumatoiden Arthritis (RA) sieht das Immunsystem den Feind in der synovialen Membran, was die Synovia unmittelbar beeinflusst. Ein Drama für unseren Almbauern, der sich voll und ganz auf die Selbstversorgung spezialisiert hat. Es ist allerdings nicht nur die schlechte Ernährung, unter der der Knorpel leidet. Die Synovia verwässert zunehmend und verliert ihre wichtige Eigenschaft als Schmiermittel. Der Rattenschwanz an Problemen, die sich dadurch auftun, gleicht den bereits beschriebenen der Arthrose. Bei rheumatoider Arthritis sind sie jedoch um ein Vielfaches aggressiver und intensiver.

Was bei der RA noch dazukommt, ist das Risiko für Deformitäten. Auch bei der Arthrose sind Deformitäten möglich, jedoch nicht in dem Stil und Umfang, wie es die RA umzusetzen vermag. An der Hand zählen unter anderem die Ulnardeviation, der Swannek und die Boutonniere-Deformität zu den bekanntesten Erscheinungen (► Abb. 4.7).

Die Ulnardeviation ist eine Folge mehrmaliger und langwieriger Entzündungsgeschehen der Metacarpophalangealgelenke (MCP). Die langwierigen und mehrmals auftretenden Entzündungsödeme lockern die umliegenden Bandstrukturen, wodurch die Extensorsehnen von ihrer erhabenen Stellung auf den MCPs abrutschen. Die neue Position bringt auch neue Aufgaben mit sich. Der M. extensor digitorum communis, der lange Fingerstrecker, dessen eigentliche Aufgabe gerade das Strecken der MCPs ist, zieht fortan bei jeder Streckbewegung die Basisphalangen der Finger nach ulnar. Es entsteht eine Ulnardeviation.

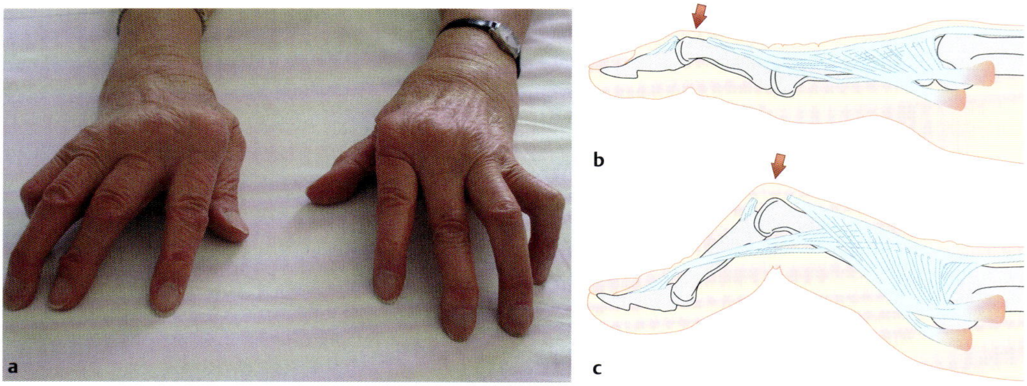

Abb. 4.7 Ulnardeviation, Swannek und Boutonniere.

- **a** Ulnardeviation. (Quelle: Rehart S, Sell S, Hrsg. Expertise Orthopädische Rheumatologie. 1. Auflage. Stuttgart: Thieme; 2015)
- **b** Swannek. (Quelle: Aumüller G, Aust G, Conrad A et al., Hrsg. Duale Reihe Anatomie. 5., korrigierte Auflage. Stuttgart: Thieme; 2020)
- **c** Boutonniere. (Quelle: Aumüller G, Aust G, Conrad A et al., Hrsg. Duale Reihe Anatomie. 5., korrigierte Auflage. Stuttgart: Thieme; 2020)

Der Swannek oder, wie es im Deutschen so schön heißt, die Schwanenhalsdeformität, kann eine weitere Folge der dauerhaften Entzündungen der MCPs sein. Eine ständige Beugestellung dieser Gelenke oder auch ihre Subluxation kann zu einer Extensionsausgleichsbewegung der intrinsischen Muskulatur führen, die versucht, die Extension in den PIPs zu kompensieren. Dies führt über kurz oder lang zur Überstreckung dieser kleinen Gelenke und leitet das Bild des Schwanenhalses ein.

Die letzte im Bunde, die Boutonniere- oder Knopflochdeformität, ist eine Folge der Schädigung des zentralen Teiles des Strecksehnenapparates. Die lateralen Zügel rutschen daraufhin nach palmar und wechseln, wie zuvor die Sehne des M. extensor digitorum communis bei der Ulnardeviation, die Arbeitsweise. Aus Strecksehnen werden aufgrund der neuen Lage nun Beugesehnen für das PIP-Gelenk.

4.2.3 Physik

Gelenkschutz beschreibt einen physiologisch möglichst korrekten Einsatz unseres Körpers im täglichen Leben. Wenn die physiologisch korrekte Gebrauchsweise unserer Gelenke so wichtig ist, stellt sich natürlich die Frage, was genau die inkorrekte Gebrauchsweise beinhaltet. Was tun wir denn, was unseren Gelenken so gar nicht gefällt?

Betrachtet man das Beispiel der Menschenaffen in Kap. 1.1, so wird deutlich, dass allein schon der unnatürlich harte Untergrund, auf dem wir uns unentwegt fortbewegen, gepaart mit der Tatsache, dass wir einen übertrieben statischen Lebensstil an den Tag legen, unseren Knorpeln die Lebensfreude nimmt. Es gibt jedoch noch weitere Faktoren, die das Leben und Überleben des Knorpels beeinflussen.

Auflagedruck

So sagt das *Prinzip des Auflagedrucks* zum Beispiel, dass ein bestimmtes Gewicht auf einer kleinen Auflagefläche mehr Druck ausübt als auf einer großen. Sprich: Wenn der Eisbär auf dünnem Eis nicht einbrechen will, legt er sich flach auf den Bauch. Das Gewicht des Eisbären ist unverändert, die Auflagefläche hat sich jedoch von vier Tatzen auf den gesamten Körper ausgedehnt. Auf diese Art bleibt unser Eisbär trocken. Das gleiche Prinzip gilt auch für unseren Körper. Jedes Gewicht, das wir unseren Gelenken zumuten, ist leichter zu ertragen, wenn wir es auf größere bzw. mehrere Gelenke verteilen können. Zu erwarten, dass Menschen dieser Anregung Folge leisten, ist allerdings ziemlich realitätsfern. Denn auch wenn wir alle sie täglich benutzen – das Alltagswissen über unsere Gelenke ist noch geringer als das über unseren Darm. Viele Menschen können nicht einmal grob umschreiben, wozu wir Gelenke haben, geschweige denn einige benennen. Wie soll es ihnen dann gelingen, im Alltag darauf zu achten? Halten Sie dies im Hinterkopf, wenn Sie physikalische Edukation geben. Es bedeutet, dass Sie selbst Beispiele parat haben müssen.

Merke

Verteilen Sie Gewicht auf größere/mehrere Gelenke.

Muskuläre Unterstützung

Wenn Taschen, Getränkekisten oder Gießkannen in der Hand getragen werden, so geschieht dies meistens muskulär passiv. Das Gewicht wird in den Fingern eingehängt, vielleicht auch noch durch einen Faustschluss fixiert. Ellbogen und Schulter sind weitgehend der Schwerkraft und dem zusätzlichen Gewicht ausgesetzt. Das bedeutet im Umkehrschluss, dass die Finger die größte Last übernehmen, da die Unterstützung des viel stärkeren Rumpfes zu wünschen übrig lässt. Um ein Gewicht am Ende des Armes physiologisch korrekt zu tragen, müsste eine Retraktion der Schultern zusammen mit einer aktiven Stabilisierung der Rumpfmuskulatur ausgeführt werden. Sprich Kopf hoch, Brust raus, Bauch rein. Selbst wenn man dieser Aufforderung Folge leistet, darf man erstaunt sein, wie wenig Gewicht wir bei einseitiger Belastung dann wirklich tragen können, ohne Ausgleichsbewegungen machen zu müssen.

Praxistipp

Das Tragen selbst ausprobieren

Versuchen Sie es selbst und beachten Sie dabei Ihren eigenen körperlichen Trainingszustand. Danach können Sie leichter Gewichtsgrenzen für andere zum Ausprobieren abschätzen. In der Info-Box „Was wiegt die Welt?“ (S. 76) sind einige alltägliche Gegenstände und ihr ungefähres Gewicht aufgelistet.

Das Ausprobieren und Am-eigenen-Körper-Fühlen können dem Verstehen enorm zuträglich sein, da eine weitere Sinnesempfindung angesprochen wird. Hören, Sehen, Fühlen. Eine starke Kombination.

Nice to know

Was wiegt die Welt?

- Mineralwasser Glasflaschen in der Kiste 8 l 15 kg
- Große volle Gießkanne 10 kg
- Mineralwasser PET-Flasche in der Kiste 9 l 11 kg
- 6er-Tray Mineralwasser Kunststoffflasche 1,5 l 9 kg
- Waschpulver für 80 Waschgänge 5 kg
- Einkaufstasche mit 1 l Milch, 10 Eiern, 750 g Brot, 1 kg Bananen, Salat, Wurst und Tomaten 4 kg
- Laptoptasche + Laptop *ohne* Schlüssel, Geldbörse, Stifte, Kalender, etc. 3 kg
- Waschpulver für 30 Waschgänge 2 kg

Gewichtsverteilung

Die eine Sache ist die Stabilisierung durch Muskelkraft, wodurch die Gelenke muskulär unterstützt werden. Eine andere ist die Belastung – vor allem jene der kleinen Fingergelenke – idealerweise vollkommen wegzunehmen. Womit wir wieder bei der Verteilung des Gewichtes auf größere und/oder mehrere Gelenke wären.

Die am häufigsten gewählte Methode zur Verteilung von Gewicht liegt darin, Dinge eher umzuhängen, als sie in der Hand zu tragen. Diese Strategie funktioniert bei Hand-, Laptop- und Einkaufstaschen. Bei Gießkannen und Wasserkisten wird die Umsetzung allerdings kompliziert. Eine Verteilung auf beide Hände, oder vielmehr Arme, ist eine weitere, gut anwendbare Alternative. Findige Mineralwasserabfüller haben hierfür sogar schon teilbare Kisten erfunden, sogenannte Splitkisten. Aus einer großen Getränkekiste werden im Handumdrehen zwei kleinere. Ähnliches ist mit Gießkannen denkbar. Hier bringen zwei Gießkannen à 5 Liter Fassungsvermögen die gleiche Leistung wie eine mit 10 Litern.

Idealerweise identifizieren Sie durch gute Kommunikation, also offene Fragen und Aktives Zuhören, Situationen mit ungünstigem Trageverhalten im Leben Ihres Gegenübers und regen dann durch weitere Fragen dazu an, selbst Lösungswege zu finden.

Achsengerechte Ausrichtung

Die zweite physikalische Regel, die beim Gelenkschutz zur Anwendung kommt, ist die der *achsengerechten Stellung*. In der Physik unterscheidet man die Achse, um die eine gewisse Rotation geschieht, und eine optische Achse, die eine gedachte Symmetrielinie darstellt. In diesem Zusammenhang sprechen wir von Letzterem. Achsengerecht hinsichtlich Bewegung bedeutet, dass die Gelenkflächen eines Gelenkes optimal und somit möglichst großflächig zueinanderstehen.

Betrachten wir dies erst anhand eines größeren Gelenkes, bevor wir uns den kleinen Fingergelenken widmen. Die optische Achse des Beines verläuft idealerweise durch die Mitte von Hüft-, Knie- und Sprunggelenk. Bei X-Beinen wandert sie zur lateralen Seite des Kniegelenks, bei O-Beinen zur medialen. In beiden Szenarien erfährt der Knorpel im Knie eine ungleichmäßige und somit unausgewogene Gewichts- und Belastungsverteilung. Doch auch wenn die Achse im Grunde perfekt mittig ausgelegt ist, kann es in Bewegung dennoch zu Abweichungen kommen.

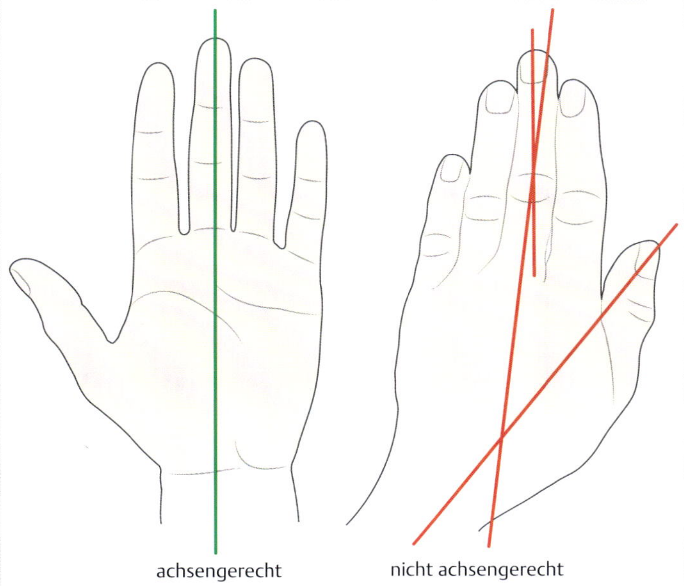

Abb. 4.8 Achsabweichung Hand.

Schwieriger wird diese Geschichte, wenn es um andere, kleinere und teilweise komplexere Gelenke geht (▶ Abb. 4.8).

Um diese beurteilen zu können, sind grundlegende anatomische Kenntnisse über die jeweilige Gelenkart notwendig. Das CMC-Gelenk des Daumens zum Beispiel hat als Sattelgelenk mehrere physiologische Bewegungsrichtungen, und auch die Schulter ist als Kugelgelenk ganz anders zu bewerten als die kleinen Fingergelenke, welche als Scharniergelenke nur eine einzige Bewegungsrichtung haben. Außerdem ist zu hinterfragen, ob das Gelenk eine aktive Gleitbewegung durchführt oder passiv „aufgeklappt“ wird. Eine äußerst komplexe Anforderung, die hier an medizinisch nicht geschulte Menschen gestellt wird. Aus diesem Grund sollten auch diese Details mundgerecht, in einfacher Sprache und visuell unterstützt aufbereitet werden.

Als Beispiel lässt sich das Tragen eines Kruges anführen. Hier kann bei wenig muskulärer Aktivität, wenn der Krug quasi nur auf die Hand „gehängt“, aber nicht aktiv stabilisiert wird, das Gewicht des Kruges zu achsabweichendem Druck an den kleinen Fingergelenken führen. Die Bewegung der Gelenke wird hierbei mit bloßem Auge kaum sichtbar sein, im Gelenk selbst jedoch, je nach Stabilität der Gelenkkapsel und der umliegenden Strukturen, zu Abweichungen führen. Hierbei würde es sich allerdings nicht um eine gesunde Gleitbewegung im Sinne einer Translation, sondern ein mechanisches Auseinanderkippen handeln. Dadurch verringert sich die Auflagefläche des Gelenkes mit der Folge eines überhöhten punktuellen Druckes. Dasselbe geschieht auch im Lateralgriff, bei der Benützung eines Schlüssels, dem Stützen des Smartphones und teilweise in der Stifthaltung.

Wie Sie vielleicht selbst merken, ist das Übersetzen der funktionellen Achsabweichung in alltägliche Handlungen eine Herausforderung für den überfliegenden Ehrgeiz. Für Otto und Hilde Normalverbraucher allerdings ein Ding der Unmöglichkeit. Hier ist Ihre Expertise somit durchaus gefragt.

Hebelwirkung

Die dritte physikalische Kraft, die an dieser Stelle die Arena betritt, ist nicht weniger komplex. Es dreht sich hierbei um die *Hebelwirkung*. Diese bezeichnet die Kraft, die benötigt wird, um Lasten anzuheben und eventuell auch zu versetzen. Die geradlinige Verbindung von der Drehachse zum

Angriffspunkt der Kraft bzw. der Last nennt man Hebelarm. Der Hebelarm wird als Kraftarm bezeichnet, wenn er die Verbindung zwischen Drehachse und Angriffspunkt der Kraft bildet; als Lastarm bezeichnet wird dann die entsprechende Verbindung zwischen Drehachse und Last.

Da er uns schon in der Kindheit viel Freude spendet, ist der wohl bekannteste Hebel eine Wippe. Diese ist ein Beispiel für 2-seitige Hebel. Last und Kraft befinden sich hier an verschiedenen Seiten des Drehpunkts. Ein Flaschenöffner hingegen ist ein oft genutztes Exemplar eines einseitigen Hebels. Bei diesem sind Last und Kraft an derselben Seite des Drehpunkts verankert. Dank der Hebelwirkung ist es uns möglich, mit vergleichsweise wenig Kraftaufwand schwere Lasten zu bewegen.

Der menschliche Arm als Hebel

Versuchen wir uns an der vereinfachten Betrachtung des menschlichen Armes als Hebel, bei dem als einzig relevanter Muskel der M. biceps brachii in Erscheinung tritt (▸ Abb. 4.9). Den Drehpunkt bildet das Ellbogengelenk, der Kraftarm ist die Strecke zwischen Ellbogen und Bizeps-Ansatz am Unterarm. Der Lastarm ist die Strecke von der Drehachse bis in die Handfläche. Betrachtet man dieses Bild, so werden zwei Dinge deutlich:

Zum einen handelt es sich hierbei um einen einseitigen Hebel, da sich sowohl Last- als auch Kraftarm auf derselben Seite des Drehpunktes befinden. Zum anderen ist überdeutlich, dass der Kraftarm wesentlich kürzer ist als sein Gegenspieler. Wenn Sie schon jemals versucht haben, Reifen zu wechseln oder einen Schraubenschlüssel zum Einsatz gebracht haben, dann wird Ihnen aufgefallen sein, dass ein längerer Krafthebel die Arbeit ungemein erleichtert. Unser Arm zeichnet uns also eine verkehrte Welt, in der das Heben kleiner Lasten zu großer Kraftanstrengung führt. Was aus dieser Sicht absolut sinnlos, ungünstig und wie eine schwere Fehleinschätzung der Natur wirkt, sorgt eigentlich dafür, dass unser Unterarm ein so großes Bewegungsausmaß an den Tag legt. Da Muskeln sich nur um ungefähr 30 % verkürzen können, wäre uns der Bizeps bei einem distaler gesetzten Ansatz fühlbar im Weg [61].

Zur Moral von der Geschichte, und um Ihnen physikalische Berechnungen zu ersparen, ein kleines Beispiel aus einer stark vereinfachten Welt mit einem 90°-Winkel zwischen Unter- und Oberarm: Um eine Kraft von 250 Newton zu halten, braucht es eine Muskelkraft von 1500 Newton. Ein schlechter Hebel, unser Arm. Der angegebene rechte Winkel ist allerdings derjenige, der die Geschichte spannend macht. Der Hebel ändert sich, je nach-

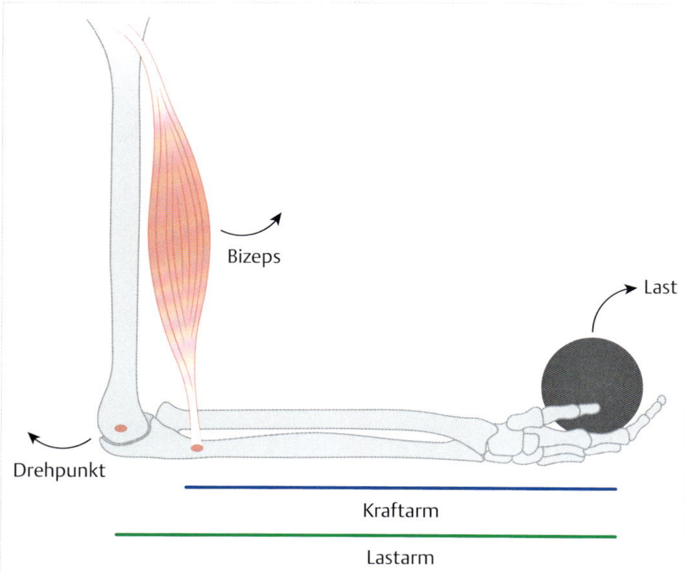

Abb. 4.9 Modell des menschlichen Arms als Hebel.

dem, welcher Winkel zwischen Unter- und Oberarm besteht. Spitze Winkel, also weniger als 90°, gehen zugunsten des Kraftarmes. Die Hebelwirkung verbessert sich. Stumpfe Winkel mit mehr als 90° verschlechtern diesen Zustand. Ein ausgestreckter Arm treibt das System ins Verderben.

Merke

Der Hebel ändert sich, je nachdem, welcher Winkel zwischen Unter- und Oberarm besteht. Spitze Winkel, also weniger als 90°, gehen zugunsten des Kraftarmes. Die Hebelwirkung verbessert sich. Stumpfe Winkel mit mehr als 90° verschlechtern diesen Zustand.

Wenn Ihnen das alles zu theoretisch ist, dann nehmen Sie einen beliebigen Gegenstand mit etwas Gewicht in die Hand. Legen Sie den Ellbogen an den Körper und bringen Sie den Arm in besagte 90°. Nun versuchen Sie aus dieser Position den Arm zu beugen und einen Gegenstand zur Schulter zu führen. Fühlen Sie ein wenig in den Kraftaufwand, den dieser Versuch Sie kostet. Als Nächstes versuchen Sie selbiges mit gestreckt nach unten hängenden Arm und zum Schluss mit einem schon stark angewinkelten Arm. Aus welcher Position fällt Ihnen die Aufgabe am leichtesten?

Und nun denken Sie an Ihren eigenen Alltag. Wann haben Sie das letzte Mal versucht, eine Kiste Mineralwasser vor Ihrem Körper zu tragen? Konnten Sie sie ordentlich mit gebeugten Armen vor Ihrem Körper positionieren? Vielleicht müssen Sie zu Weihnachten, Ostern und nach Geburtstagen die entsprechende Dekoration wieder ganz oben im Regal verstauen. Auch dann arbeiten Sie über besagtes System. Die fleißigen Angestellten des Handels jedenfalls sind ganztags damit beschäftigt. Eine Tatsache, die viel zu wenig gewürdigt wird.

4.2.4 Schmerz

Schmerz, der im Zusammenhang mit Gelenkerkrankungen auftritt, fällt unter die Klassifizierung des somatischen Schmerzes, wenn man ihn nach Ursprungslokalität einteilt. Einer, der von Bindegewebsarten aller Art und somit auch von den Strukturen im und um ein Gelenk ausgeht. Klassifiziert man ihn nach Art des Reizes, so fällt er, zumindest bei der Arthritis, unter den sogenannten Entzündungsschmerz [62].

Schmerzlokalisation

Neben der Schmerzintensität, die mit einer Visuellen Analogskala (VAS) über Bilder oder mit einer Numerischen Ratingskala (NRS) mittels einer Zahl zwischen 0 (schmerzfrei) und 10 (intensivster Schmerz) gemessen werden kann (▶ Abb. 4.10), ist auch der genaue Schmerzort sehr aufschlussreich. Bei der Arthritis sind die Schmerzen meistens durch äußerliche Entzündungszeichen wie Rötung (Rubor), Überwärmung (Calor), Schwellung (Tumor) und hinzukommende Bewegungseinschränkung (Functio laesa) auch für Außenstehende ersichtlich. Bei der Arthrose ist dies nicht immer so eindeutig. So werden CMC-I-Arthrosen sehr oft anhand von Röntgenbildern und Schmerzempfinden im Bereich des Daumens diagnostiziert (▶ Abb. 4.11). Spannenderweise lassen sich diese Leiden oft schon durch Lockern der umliegenden Muskulatur reduzieren.

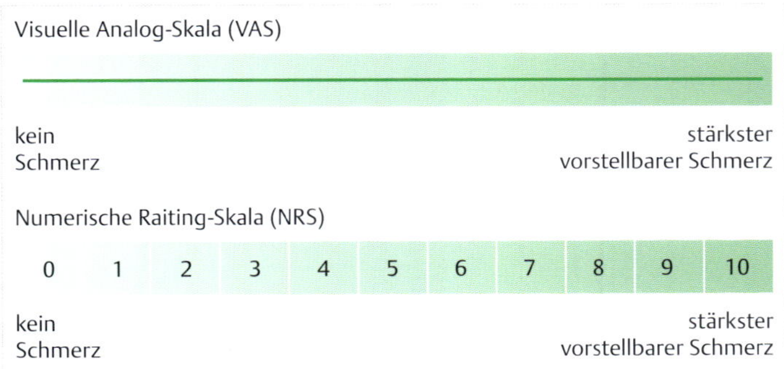

Abb. 4.10 Skalen zur Messung der Schmerzintensität: VAS vs. NRS. (Quelle: Gronwald B. Schmerzmessung. In: Uhl B, Hrsg. Palliativmedizin in der Gynäkologie. 1. Auflage. Stuttgart: Thieme; 2014)

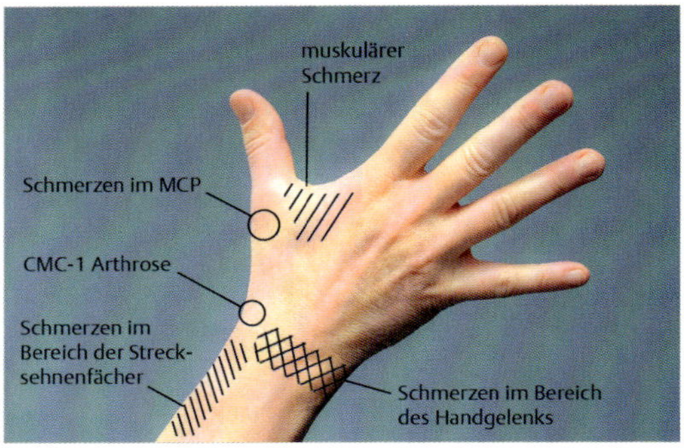

Abb. 4.11 Schmerzbild Daumen. (Quelle: © K. Oborny/ Thieme)

Wird bei CMC-I-Arthrose ein flächiger, vielleicht auch diffuser Schmerz im Bereich des Daumens und eventuell des Handgelenks und distalen Unterarms angegeben, so dürfen Sie die Ursache dieses Schmerzes außerhalb des Gelenkes suchen. Arthroseschmerz ist immer sehr eindeutig und punktuell im Gelenk lokalisierbar. Menschen mit CMC-I-Schmerzen können das ansonsten schwer auffindbare Gelenk mit einem einzelnen Finger sehr treffsicher anzeigen. Hierdurch ist nicht gleichzeitig die Arthrose auszuschließen. Mit ein bisschen Glück ist diese jedoch (noch) gar nicht schmerzhaft.

Analyse des Schmerzverhaltens

Für alle jene Schmerzen, die sich nicht auf wundersame Weise wegzaubern lassen, sondern ihren Wirt dauerhaft bewohnen, gilt: Sie sind ekelhafte Energieräuber, die noch dazu schwere psychische Probleme auslösen können [63]. Je nach Intensität reicht ihr Schaffen von lästig bis zu schwer ermüdend, und so muss auch je nach Empfinden mehr oder weniger darauf eingegangen werden. Manchmal ist eine leichte Kompression ausreichend, um Schmerz zu therapieren. In den meisten Fällen ist es jedoch hilfreich, das Schmerzverhalten genauer zu analysieren, um zu erkennen, ob man Rückschlüsse auf seine Entstehung schließen kann.

Schmerzanalyse mittels Wochenplan

Ein ebenso sinnvolles wie einfaches Tool ist hierfür ein Wochenplan, wie er in ▶ Tab. 7.1 im Anhang dieses Buches zu finden ist. Optimalerweise peinlichst genau ausgefüllt, gibt er Aufschluss darüber, ob der Schmerz im direkten Zusammenhang mit bestimmten Handlungen steht, wie zum Beispiel dem Öffnen von Gläsern. Aus diesem Analyseinstrument lässt sich außerdem ablesen, ob der Schmerz überforderungsbedingt eintritt – es somit keine Überbeanspruchung von Gelenken im eigentlichen Sinne gibt, sondern der Schmerz auf allgemeiner psychischer oder physischer Ermüdung gründet.

In ▶ Abb. 4.12 finden Sie ein Beispiel eines ausgefüllten Wochenplans, wobei die Zeitangaben aus Platzgründen auf die ersten beiden Wochentage beschränkt wurden. Ich bin davon überzeugt, dass Sie den Übertrag auf die restlichen fünf Tage auch ohne meine Hilfe schaffen. Wie aus der Abbildung ersichtlich ist, kann hierbei erwogen werden, sowohl in der Früh als auch am Abend die Schmerzintensität anhand der NRS (S. 79) zu messen [64]. Dies gibt einerseits Aufschluss über die Entwicklung des Schmerzes über den Tag hinweg, andererseits dokumentiert es auch den Einfluss des vergangenen Tages auf den nächsten.

Betrachtet man diesen Wochenplan, so fallen einige gelb oder rot markierte Stellen auf. Die Person wurde beim Ausfüllen gebeten, schmerzhafte Handlungen zu markieren. Gelb bedeutet leichte Schmerzen oder unangenehmes Gefühl, Rot deutet auf starke bis unerträgliche Schmerzen hin. Bei genauerer Ansicht fällt auf, dass der Schmerz nicht immer bei denselben Tätigkeiten in Erscheinung tritt. Auch hinsichtlich der Intensität gibt es Unterschiede.

Betrachtet man die Schlafenszeit, können auch vorsichtige Rückschlüsse auf den Grad der Müdigkeit gezogen werden. Diese könnte ebenfalls ein Zeichen für mehr Schmerzempfinden über den Tag hinweg sein. Sieht man sich nun den Dienstag an, so scheint genau dies der Fall zu sein. An diesem Tag sind auffällig mehr Handlungen rot markiert. Außerdem sieht man in einigen Fällen, wie beim Bügeln und Kochen am Montag, dass manche Tätigkeiten zu Beginn noch schmerzfrei sind, im

Zeit	Montag	Dienstag
NRS morgens	3	6
06:00	Aufstehen, anziehen, Badezimmer	Aufstehen, anziehen, Badezimmer
06:30	Geschirrspüler aus-/einräumen	Frühstück richten + frühstücken
07:00	Frühstück richten + frühstücken	Kinder zur Schule bringen (zu Fuß)
07:30	Kinder zur Schule bringen (zu Fuß)	mit dem Hund spazieren
08:00	Zur Arbeit fahren (Auto)	
08:30	Unterrichten	Küche aufräumen
09:00	Unterrichten	Zur Arbeit fahren
09:30	Unterrichten	Unterrichten
10:00	Unterrichten	Unterrichten
10:30	Unterrichten	Vorbereitungsarbeit (Computer)
11:00	Nach Hause fahren	Unterrichten (viele Hefte mitgenommen)
11:30	Kochen	Unterrichten (viele Hefte mitgenommen)
12:00	Kochen	Unterrichten
12:30	Kinder abholen	Unterrichten
13:00	Mittagessen	Unterrichten
13:30	Küche aufräumen	Nachhilfeunterricht
14:00	Mit Kindern Hausübung machen	Nachhilfeunterricht
14:30	Mit Kindern Hausübung machen	Nach Hause fahren
15:00	Spaziergang mit Hund und Kinder	Einkaufen
15:30	Mit Kindern Hausübung machen	Hefte verbessern
16:00	Bügeln	Hefte verbessern
16:30	Bügeln	Kinder von der Schule holen
17:00	Bügeln	Kochen
17:30	Bügeln	Kochen
18:00	Vorkochen + Kochen	Abendessen
18:30	Vorkochen + Kochen	Küche aufräumen
19:00	Abendessen	Kinderzeit (Spielen)
19:30	Küche zusammenräumen	Kinderzeit (Spielen)
20:00	Kinder ins Bett bringen	Kinder ins Bett bringen
20:30	Stricken	Aufräumen
21:00	Stricken	Badezimmer putzen
21:30	Stricken	Schlafen
22:00	Schlafen	---
NRS abends	4	8

Abb. 4.12 Beispiel für einen ausgefüllten Wochenplan zur Analyse des Schmerzverhaltens.

Verlauf scheinen die Schmerzen jedoch zuzunehmen.

All diese Erkenntnisse lassen Sie jedoch in Ihrem Kopf verweilen, denn viel wichtiger als alles, was Sie selbst mit Ihrem geschulten Blick erkennen, ist, welchen Einfluss das Ausfüllen des Wochenplans auf die Person selbst hatte. Nutzen Sie abermals offene Fragen wie zum Beispiel:

- Wie ging es Ihnen beim Ausfüllen des Wochenplans?
- Was fällt Ihnen selbst auf?
- Was sind Ihre Erkenntnisse nach einer Woche, in der Sie jeden Tag so genau dokumentiert haben?

Merke

Lassen Sie Klient*innen zunächst ihre eigenen Schlüsse aus dem ausgefüllten Wochenplan ziehen, statt Ihre Erkenntnisse vorschnell mitzuteilen.

Die meisten Menschen sind erstaunt, wie viel sie an einem Tag erledigen. Sehr oft folgt dieser Erkenntnis auch der Wunsch nach mehr Pausen. Eine wichtige Wahrnehmung, die eine Würdigung verdient. Andere finden das Mitschreiben an sich sehr schwer. Für Sie ein Warnsignal, dass Sie die Reflexionsfähigkeiten dieser Person im Auge behalten sollten. Wenn schon das Achten darauf, *was* man tut, eine Herausforderung ist, wird das spätere Darauf-Achten, *wie* Tätigkeiten ausgeführt werden, vielleicht zu komplex sein. Die Person benötigt dann etwas mehr Führung und Unterstützung im Sinne von kleineren Schritten, mehr Beispielen und vor allem wenig Theorie und viel Praxis.

Bei einigen wenigen Menschen löst diese Ausfüllarbeit eine wahre Flut an Ideen aus. Sie präsentieren dann nicht nur den bis ins kleinste Detail ausgefüllten Plan, sondern auch schon einige Veränderungen. Sie haben bereits Aktivitäten abgegeben oder auch neue hinzugefügt. Wobei neu etablierte Tätigkeiten immer aus dem Bereich der Selbstsorge kommen.

Diese an sich einfache Aufgabe kann neben dem Augenscheinlichen demnach auch tiefer Liegendes freilegen, allerdings nur dann, wenn die hilfesuchende Person auch die Gelegenheit bekommt, davon zu erzählen.

4.3 Wollen

Nach der ausführlichen Vortragstätigkeit, die im Zuge des Verstehens in der Therapie gezwungenermaßen erfolgt, ist nun der perfekte Zeitpunkt gekommen, um noch einmal die Veränderungsmotivation zu ergründen. Vergewissern Sie sich zuvor jedoch erneut, in welcher Weise Ihre Kommunikation beim Gegenüber angekommen ist. Handelt es sich lediglich um zusätzliches Wissen oder wurde der Inhalt wirklich verstanden? Lassen Sie sich Teile in eigenen Worten erklären oder fragen Sie danach, welche Information am meisten Eindruck hinterlassen hat. Merken Sie, dass nur oberflächliche Information Halt gefunden hat, macht es durchaus Sinn, noch einmal tiefer in die Materie einzutauchen.

Insgesamt wurden bis hierhin ausreichend Informationen gegeben, um eine Abwägung hinsichtlich der Umsetzung von Gelenkschutz möglich zu machen. In den allermeisten Fällen wird die Person Ihnen gegenüber bereits Feuer und Flamme sein und nach Lösungen heischen. Die Entscheidung ist hiermit gefallen, dass es im Gelenkschutz weitergehen kann. Lassen Sie sich an dieser Stelle allerdings nicht dazu hinreißen, den Maßnahmenkatalog aus der gedanklichen Therapielade zu holen. Gut Ding braucht Weile, und Veränderung ist in diesem Zusammenhang definitiv eine gute Sache, braucht jedoch wirklich viel Zeit.

Merke

Lassen Sie vorgefertigte Maßnahmenkataloge unbedingt in der Schublade. Geben Sie stattdessen Ihrem Gegenüber nun die Möglichkeit, selbst aktiv zu werden.

Nach der zu Beginn passiven Rolle der hilfesuchenden Person darf diese nun deutlich aktiver werden. An dieser Stelle verschwimmt im Gelenkschutz das Wollen ein wenig mit dem Können. Wie in Kap. 2.1.2 beschrieben, geht es beim Wollen hauptsächlich um Motivationsförderung, in der Können-Phase dagegen wird geübt, damit die Ausführung später auch gelingen kann. Dennoch ist es mir ein Anliegen, auch in der Phase des Wollens schon ein wenig an den Fähigkeiten zu schrauben.

Nach vielem Drehen und Wenden ist die hier beschriebene Reihenfolge die für mich derzeit sinnvollste. Sollten Sie eine bessere finden, freue ich mich über Rückmeldung.

Die aktivere Rolle wird dadurch eingenommen, dass die hilfesuchende Person damit beginnt, gleichzeitig die Motivation herauszufordern und *Sehen zu lernen*. Mit dem Wochenplan wurde eruiert, *was* getan wird – nun geht es um das *Wie*. Der Anfang jeder Veränderung beginnt im Sehen dessen, was derzeit noch optimierungsbedürftig ist. Ihr Gegenüber soll somit dazu angehalten werden, eine Art Betätigungsanalyse der eigenen Handlungen durchzuführen.

Merke

Der Anfang jeder Veränderung beginnt im Sehen dessen, was derzeit noch optimierungsbedürftig ist.

Viele, viele Buchstaben zuvor hatte ich bereits angedeutet, dass Gelenkschutz intensive Reflexionsarbeit bedeutet. Ein In-den-Körper-Spüren, Sich-Erden, Eins-Werden mit dem eigenen Ich. Hier sind wir also angelangt, bei der Phase, in der es darum geht, dass die Person ihr eigenes Handeln reflektiert. Dies geschieht einerseits dadurch, dass sie sich mit anderen Personen ihrer Umgebung vergleicht. Sich also zum Beispiel die Frage stellt, wie sie selbst die morgendliche Kaffeetasse hält und wie jemand anderes das tut.

Andererseits ist dies jedoch auch der Moment, in dem festgestellt werden sollte, was genau verändert werden muss. Das alles kann durchaus sehr fordernd sein und stellt die Motivation doch ein klein wenig auf die Probe. Denn nun ist wirklich aktive Mitarbeit gefragt, die Ihnen Menschen, deren Motivation sich noch versteckt, spürbar verweigern werden. Wenn dem so ist, halten Sie kurz inne und besinnen Sie sich auf Ihre kommunikativen Fähigkeiten. Es ist sinnlos, den Weg stur fortzusetzen, wenn Sie die andere Person wie einen verängstigten Esel hinter sich herziehen müssen. Gehen Sie ein paar Schritte zurück, beruhigen Sie das Grautier und fördern Sie seine Grundmotivation. Nur dann können Sie wieder Seite an Seite dem Gelenkschutz entgegenspazieren.

Nice to know

Einfrieren – keine sture Eselei

Esel sind sehr feinfühlige Wesen, die zu Unrecht als stur klassifiziert wurden. In Wahrheit wählen sie vorsichtig und umsichtig, wem sie ihr Vertrauen schenken. Sie zeigen kaum Schmerz oder Angst und reagieren bei Stress mit dem sogenannten Freeze, dem körperlichen und manchmal auch geistigen Verharren in Situationen.

Fight, Flight, Freeze und Fawn sind vier bekannte Stressbewältigungsmechanismen, die als Kämpfen, Flüchten, Einfrieren und Einschmeicheln übersetzt werden können. Esel wählen, wie gesagt, sehr oft das Einfrieren, nutzen die gewonnene Zeit zum Überlegen oder blockieren vollkommen. Das ist ihre Copingstrategie.

Der Vergleich mit den sympathischen Langohren soll demnach keineswegs abwertend sein, sondern Ihnen darstellen, dass es nichts bringt, auf Teufel komm raus weiterzuziehen, wenn Ihr Gegenüber sich längst mental verabschiedet hat.

4.3.1 Drei Fragen, die helfen, das Sehen zu lernen

Damit Klient*innen das *Sehen lernen*, das Erkennen der eigenen Tätigkeiten und ihrer Ausführung im Alltag, nutze ich drei Fragestellungen, die sich über die Jahre als sinnvoll herauskristallisiert haben:

- Welche Handlungen sind direkt schmerzhaft?
- Welche Handlungen rufen bei längerer Ausführung Beschwerden hervor?
- Welche Handlungen sind zwar nicht schmerzhaft, belasten die Gelenke jedoch dennoch übermäßig?

Welche Handlungen sind direkt schmerzhaft?

Die erste Frage nach direkt schmerzhaften Handlungen ist häufig sehr leicht zu beantworten. Es wird sich mit großer Wahrscheinlichkeit um große und kleine Kraftgriffe sowie Drehbewegungen handeln, wie beim Öffnen von Gläsern oder Flaschen. Den meisten Menschen fallen spontan Beispiele ein. Falls nicht, lehnen Sie sich zurück und warten Sie etwas. Pausen helfen beim Nachdenken. Häufig sind es allerdings schon die gleichen Dinge, die genannt werden, wenn man in der ergotherapeutischen Anamnese nach Alltagseinschränkungen fragt.

Welche Handlungen rufen bei längerer Ausführung Beschwerden hervor?

Die zweite Frage braucht schon etwas mehr Reflexion, lässt sich allerdings mithilfe des bereits ausgefüllten Wochenplans meistens gut beantworten. Als Handlungen, die erst bei längerer Ausführung schmerzhaft erscheinen, werden die meisten Personen Tätigkeiten mit Vibrationen wie Rasenmähen oder Mixen nennen oder Tätigkeiten, die mehr Zeit in Anspruch nehmen. In den ersten zwei Räumen ist Staubsaugen noch ganz leicht, danach wird es jedoch mühsam. Die verwelkten Blätter der ersten sieben Pflanzen abzupfen, geht noch ganz gut, bei Pflanze 8–27 merkt man die Anstrengung jedoch schon in den Fingern. Auch in unserem Wochenplan in ▸ Abb. 4.12 sind einige Tätigkeiten sichtbar, die erst nach längerer Zeit Beschwerden hervorrufen, wie zum Beispiel das Bügeln.

Oftmals versteifen sich hilfesuchende Menschen in ihren Gedanken auf punktuelle Schmerzen. Deshalb wird in der gestellten Frage bewusst das Wort Beschwerden genannt, denn manchmal sind es eher Ermüdungserscheinungen. Es kann helfen, zu hinterfragen, welche Aufgaben als schwer und ermüdend wahrgenommen werden.

Welche Handlungen sind zwar nicht schmerzhaft, belasten die Gelenke jedoch dennoch übermäßig?

Die schwierigste Frage allerdings ist die letzte. Herauszufinden, was schädlich, aber nicht schmerzhaft ist, verlangt neben Reflexion auch die Verarbeitung all jener Informationen, welche vorab in der Edukation angeboten wurden. Man muss einerseits erkennen, was man den ganzen Tag tut, andererseits verstehen, was Gelenkgesundheit ist. Danach müssen diese beiden Faktoren miteinander verknüpft und auf Diskrepanzen gescreent werden. Was herauskommt, sind die Handlungen mit dem größten Präventionsgehalt. Eine durchweg fordernde Fragestellung, welche gleichzeitig das größte Erleuchtungspotenzial beinhaltet.

Investieren Sie an dieser Stelle gerne etwas mehr Zeit und versuchen Sie, einige Handlungen gemeinsam zu finden. Gerade wenn man noch nicht so erfahren mit dieser Aufgabenstellung ist, kann diese auch für Therapeut*innen durchaus anspruchsvoll sein. Im Grunde genommen handelt es sich um all jene Tätigkeiten, die Ihrem Gegenüber ein „Ja, aber das kann ich eh noch" entlocken. Dennoch muss man auch diese erst einmal finden. Können weder Sie selbst noch Ihr Gegenüber solche Tätigkeiten benennen, kann es hilfreich sein, einzelne Handlungsblöcke genauer unter die Lupe zu nehmen. Gehen Sie diese wie bei einer normalen Aktivitätenanalyse gemeinsam mit Ihrem Gegenüber durch. Hinterfragen Sie Haltungen, Handgriffe und Vorgehensweisen.

So kann aus der einfachen Tätigkeit *Wäsche-Waschen* schon mal eine weiträumige Aktivität werden, die damit beginnt, dass im gesamten Haus nach Wäsche gesucht werden muss. Um diese einzusammeln, muss man sich bücken. Hat man dabei den Wäschekorb in die Hüfte geklemmt, wird er vorher abgestellt oder trägt man die gebrauchten Kleidungsstücke im Arm? Vielleicht muss der Wäschekorb über mehrere Treppen hinunter in den Keller getragen werden. Was machen die Finger währenddessen? Wie wird der Wäschekorb fixiert und wie lange ist das machbar, bevor die Finger zu krampfen beginnen? Werden anschließend Wäscheklammern benutzt, ist das natürlich eine ganz andere Tätigkeit als wenn die Wäsche in den Trockner gestopft wird. Hier stellt sich auch die Frage, wie viele Kleidungsstücke an der Wäscheleine fixiert werden können, bevor die erste Klammer aus der Hand fällt. Sie merken schon, dass augenscheinlich einfache Handlungen einen ganzen Rattenschwanz an möglichen Varianten hinter sich herziehen.

Auch wenn Sie bereits wissen oder ahnen, welche Tätigkeiten bei welcher Frage genannt werden, so ist es von immenser Wichtigkeit, dass die Person selbst zumindest die meisten der Antworten findet. Schließlich soll sie auch in Zukunft selbst reflektieren und bei Bedarf antizipieren können, ohne jedes Mal um Hilfe bitten zu müssen.

Die Selbstreflexion kann im Übrigen auch wunderbar als Heimübung mitgegeben und in der nächsten Therapieeinheit gemeinsam aufgearbeitet werden.

4.3.2 Die psychische Komponente

Sehr oft stehen rheumatische Erkrankungen auch in Verbindung mit psychischen Überlastungen. Wobei ich mich hierbei nicht festlegen will, ob ein grundsätzlich zur Überlastung neigender Mensch eher zu degenerativen Veränderungen der Knorpel neigt oder ob Schmerz und äußerlicher Wandel zu einem erhöhtem Stresslevel führen. Beides ist wissenschaftlich erklärbar. Eine Verbindung dieser beiden Phänomene ist jedenfalls häufig zu beobachten. Wie bereits beschrieben, hat Stress jedoch negative Auswirkungen auf den Krankheitsverlauf, da er vielfältige Einflüsse auf unseren Körper hat. Von Nährstoffmangel bis zu Entzündungsbotenstoffüberschuss und mechanischen Problematiken aufgrund von Überbelastung ist alles dabei, was man sich physiologisch irgendwie zusammenreimen kann.

Die Phase des Wollens beinhaltet eine mentale Entwicklungskomponente, die nicht selten auch psychische Probleme aufdeckt, die in einem anderen Setting vielleicht gar nicht zum Vorschein gekommen wären. Ein Beispiel hierfür wäre die Mutter, die von ihrer Familie als Reinigungskraft, Köchin, Taxichauffeur und sowieso Mädchen für alles benutzt wird, während sie neben ihrer Arbeit kaum Zeit für sich selbst findet. Sie zeigt eine deutliche Überbelastung, schafft es aber dennoch nicht, für sich einzustehen und sich bei ihrer Familie so durchzusetzen, dass sie mehr Selbstfürsorge betreiben kann. Oder der junge Mann, der seine Probleme im beruflichen Alltag versteckt und ständig über die eigenen Grenzen und Schmerzen hinaus arbeitet, um weder aufzufallen noch eine Belastung für das Team zu sein.

Beim Besprechen des Tagesablaufs, spätestens jedoch bei der Reflexion der einzelnen Tätigkeiten, merkt man dann anhand von Widerstand oder völliger Verzweiflung, dass das Gegenüber am Rande seiner Kräfte ist. So Sie sich dafür gewappnet fühlen, sollten Sie zumindest anbieten, diesen Teil ebenfalls im Therapieplan zu verankern. Auffallend ist nämlich, dass einige dieser Menschen wenige oder sogar gar keine Strategien zur Entspannung im Alltag eingebaut haben. An dieser Stelle kommt wieder das eingangs angeratene Wissen um mögliche Freizeitaktivitäten in Ihrem Umkreis zum Tragen. Das Erlernen von aktiven und passiven Entspannungstechniken trägt durchaus dazu bei, dass der eigene Alltag leichter von der Hand geht.

Wenn Sie sich dahingehend unsicher fühlen, sollten Sie es wenigstens ansprechen und alternative Gesundheitsdienstleister parat haben, die diesen Bereich abdecken. Diese interdisziplinäre Zusammenarbeit erleichtert, so sie in Anspruch genommen wird, Ihre Arbeit. Denn diese psychische Komponente könnte der letzte Schlüssel zur Veränderungsmotivation sein, die gebraucht wird, um Gelenkschutz vollumfänglich umsetzen zu können. Es könnte jedoch ebenso gut sein, dass die psychische Komponente die jeweilige Person so sehr blockiert, dass der Schritt in die nächste Phase, das Können, unmöglich gemacht wird.

Wenn Sie der Alltag schon überfordert, haben Sie keine Ressourcen für Veränderungen, die viel Aufmerksamkeit bedürfen. Hier muss zuerst nach eigenen Stärken und positiven Einflüssen in der Umgebung gesucht werden, die den Alltag erleichtern und entspannen.

4.4 Können

Im Können geht es um das Training bestimmter Fähigkeiten. Die meisten Personen werden grundsätzlich sowohl psychisch als auch physisch in der Lage sein, diese umzusetzen. Vielleicht muss jedoch noch am Erkennen oder Annehmen von Hilfen und Ressourcen gearbeitet werden. Dies kann bei sehr selbstständigen, verantwortungsbewussten Personen durchaus ein Gebiet mit Wachstumspotenzial sein. Auch Loslassen will gelernt werden. Erste Schritte in diese Richtung können hier schon gegangen werden, indem darüber reflektiert wird. Für viele Menschen ist dies allein schon genug Starthilfe, sodass sie in der nächsten Therapieeinheit stolz erzählen, dass sie einzelne, sowieso ungeliebte Tätigkeiten bereits den anderen Hausbewohnern überlassen. Eine intensivere Auseinandersetzung mit dem Thema folgt später, wenn es wirklich um die Ausführung von Veränderung geht.

4.4.1 „Können" in besonderen Therapiesettings

Auch wenn für die meisten Personen das Können nicht die größte Herausforderung darstellt, so gibt es doch immer Ausnahmen, welche je nach Setting durchaus auch gehäuft auftreten können.

Geistige Einschränkungen

Bei geistigen Einschränkungen liegt es an der gesundheitsdienstleistenden Person, einzuschätzen, ob und in welchem Ausmaß eine Ausführung des Gelenkschutzes denkbar ist. So stellt sich diese Frage zum Beispiel bei Menschen mit Demenz. Aufgrund des Alters finden sich bei dieser Gruppe sehr häufig Gelenkerkrankungen mit beikommenden Schmerzen. Das Krankheitsbild der Demenz stellt Therapeut*innen allerdings vor enorme Herausforderungen. Auch die Diskussion, ob Gelenkschutz hier überhaupt noch sinnvoll eingesetzt werden kann, darf durchaus geführt werden. Je nach Ausprägung und Schweregrad der Demenz wird es hier sehr unterschiedliche Antworten geben. Auch die Menge der therapeutischen Einheiten beeinflusst diese Gedankengänge.

Physische Beeinträchtigungen

Bei physischen Beeinträchtigungen sind oftmals einfach etwas mehr Fantasie und Ideenreichtum gefragt. Einige Gelenkschutzprinzipien sind eventuell gar nicht umsetzbar. Dies herauszufiltern obliegt ebenfalls den Therapeut*innen. Die Spannung bei dieser Gruppe von Klient*innen liegt jedoch darin, dass die Expertise des Gegenübers eine noch viel größere Bedeutung einnimmt. Ein Abspielen des einstudierten Gelenkschutzprogrammes ist hier nicht denkbar, vielmehr muss verstärkt auf die Besonderheiten, die Stärken und die Findungskraft der hilfesuchenden Person zurückgegriffen werden. Eine rollstuhlfahrende Person hat nur wenige Variationsmöglichkeiten in der Handhabung des Rollstuhls. Jemand mit einer suboptimal passenden Beinprothese wird seine Haltung und somit den achsengerechten Einsatz vieler großer Gelenke nicht beeinflussen können, solange die Prothese weiterhin ungeeignet ist. Beide werden hingegen schon sehr viel ausprobiert haben und gut einschätzen können, was realistisch umsetzbar ist und was nicht.

Die große Masse wird jedoch jene sein, die sowohl psychisch als auch physisch und emotional wirklich kann und einzig noch die passenden Gelegenheiten braucht, in der sie die neuen Verhaltensmuster ausprobieren kann.

Vier Schlüsselprozesse zur Verhaltensänderung

Diese Übungssituationen werden kommen, und so sehr in dieser Phase bereits nach Lösungen gedrängt wird, ist dies noch nicht der Zeitpunkt dafür. Lehnen Sie sich abermals zurück. Atmen Sie durch und besinnen Sie sich darauf, in welcher Phase der Verhaltensänderung Ihr Gegenüber sich befindet. Der Fokus in diesem Abschnitt liegt auf den bereits in Kap. 2.1.1 erwähnten vier Schlüsselprozessen zur Verhaltensänderung:

- Selbstwirksamkeit
- Fähigkeit zur Entscheidungsfindung
- Soziale Unterstützung
- Persönliche Bewältigungsstrategien

Drei davon spielen in dieser Phase eine entscheidende Rolle. Die Selbstwirksamkeit, denn sie ist der Glaube an das eigene Können. Die Fähigkeit zur Entscheidungsfindung, die eine Handlungsplanung realisierbar macht. Und zu guter Letzt die Bewältigungsstrategien, welche Ihr Gegenüber einsetzt, um mit Rückschlägen umzugehen. Alle drei lassen sich in Maßen beeinflussen.

Selbstwirksamkeit

Selbstwirksamkeit kann mit einem Gedankenspiel erhöht werden, bei dem man vor dem inneren Auge visualisiert, wie großartig die Welt ist, sobald man Teile des Gelenkschutzes umsetzt. Da in dieser Phase noch sehr wenige Lösungen angeboten wurden, könnte ein erster Schritt das Bild eines mit Wasser vollgesogenen, glücklichen Knorpels sein, nachdem die tägliche Trinkmenge erhöht wurde. Wurde bereits eine Veränderung ausgeführt, so sind die positive Erfahrung und auch die Wertschätzung, die Sie als begleitende Person natürlich aussprechen, weitere Schäufelchen für das Selbstwirksamkeitspodest. Achten Sie auch darauf, wie die Person selbst über die Veränderung spricht. Positive Worte führen zu positiven Ergebnissen.

Fähigkeit zur Entscheidungsfindung

Die Fähigkeit zur Entscheidungsfindung wird durch die Abwägung von Vor- und Nachteilen geschult. Hierbei werden die Vorteile, die eine Veränderung potenziell mit sich bringt, geprüft und bewertet. Ebenso werden mögliche Hindernisse identifiziert. Hierdurch wird auch die Motivation noch einmal hinterfragt. Der innere Schweinehund ist eine nicht zu unterschätzende Komponente, die das Können schnell auch einmal in ein Nicht-Können verwandeln kann. Nehmen Sie sich also die Zeit, den Schweinehund zu finden und zu benennen.

Sind Ihnen beim Analysieren von Handlungen, die zwar nicht schmerzhaft, jedoch dennoch für die Gelenke suboptimal sind, viele „Ja, aber" entgegengekommen, so ist dies ein direkter Hinweis, dass die Motivation noch einmal überdacht werden muss. Denn, um es noch einmal hervorzuheben, genau diese „Ja, aber" beinhalten den größten Präventionsgehalt. Hier sehen Sie auch den Grund, warum schon in der Phase des Wollens am *Sehen-Lernen* gearbeitet wird und danach noch der Sprung zurück zur Motivation stattfindet. Weil eben diese Auseinandersetzung mit dem eigenen Tun Grenzen bezüglich der Motivation oder aber des Präventionsverständnisses aufzeigt.

Heben Sie also das zuerst genannte Ziel noch einmal hervor oder lassen Sie Ziele noch einmal benennen, denn auch das Festlegen klarer, erreichbarer Ziele gehört zur Förderung der Fähigkeit zur Entscheidungsfindung. Immer wieder beliebt sind die sogenannten SMART-Ziele (S. 30), wie sie bereits in Kap. 2.2.1 beschrieben sind. Es kann jedoch auch an der grundsätzlichen Haltung gearbeitet werden, wie es im Zürcher Ressourcenmodell (S. 56) (ZRM®) getan wird.

Fallbeispiel

Förderung der Fähigkeit zur Entscheidungsfindung

„Ja, aber beim Kochen habe ich ja gar keine Probleme. Das kann ich noch alles allein." „Das ist gut für Sie und genauso wollen wir es auch beibehalten. Um das zu erreichen, nämlich, dass Sie es auch weiterhin allein und schmerzfrei ausführen können, möchte ich gerne genau diese Aktivität noch einmal unter die Lupe nehmen."

In diesem Fall steckt die Kernmotivation in der Aussage: „Das kann ich noch alles allein." Diese Selbstständigkeit scheint dieser hilfesuchenden Person wichtig zu sein.

Es ist allerdings ein Wunsch und noch kein Ziel. Nun könnte man hiermit einerseits zu einer bestimmten inneren Haltung hinarbeiten, wie es im ZRM® gebräuchlich ist. Andererseits könnte man versuchen, gemeinsame SMART-Ziele zu formulieren, die diesem Wunsch mehr Inhalt verleihen. Je nach Persönlichkeit wird mehr der eine, mehr der andere Weg sinnvoll sein. Es ist ebenfalls gut vorstellbar, zuerst ein MOTTO-Ziel zu erarbeiten, welches die Grundhaltung klärt, um danach Verhaltensziele zu formulieren.

Bewältigungsstrategien

Zu guter Letzt seien auch noch die Bewältigungs- oder Copingstrategien genannt. Es sind die Techniken, die eingesetzt werden, um mit Herausforderungen, Stress oder Rückfällen umzugehen. Nachdem zuvor schon genannt wurde, dass über mögliche Hindernisse im Veränderungsprozess nachgedacht werden darf, ist es nur naheliegend, auch darüber nachzudenken, wie mit diesen umgegangen werden soll. Natürlich geht es bei der Verhaltensänderung für den Gelenkschutz nicht um die Gründung einer Firma, die vielleicht die letzten Ressourcen auffrisst und schlimmstenfalls mit Insolvenz und Burn-out endet. Aber dennoch existieren sie auch hier, die Gründe, um die Flinte ins Korn zu werfen und den Status quo beizubehalten.

Überforderung ist einer der Hauptgründe, warum Verhaltensänderung oftmals nicht langfristig funktioniert. Man sehe einfach zu den letzten Neujahrsvorsätzen oder der Nachhaltigkeit von Reha-Zielen. Am besten ist es, man sucht sich für die Erstversuche nur ein oder zwei Handlungen, die täglich, idealerweise mehrmals täglich, ausgeführt werden, und steigert langsam alle 1–2 Wochen um eine weitere Handlung. Schritt für Schritt und mit nur so viel Einsatz wie nötig, aber so wenig wie möglich.

Sowohl die Ergotherapie selbst als auch die beiden Veränderungsmodelle aus Kap. 2.1 erkennen soziale Strukturen als wichtige Einflussfaktoren, sowohl bei der Ausführung von Handlungen als auch bei der Partizipation. Denken Sie an die in Kap. 2.1.2 erwähnten Bewohner*innen des Heims für ältere Menschen, die sehr gerne selbst einkaufen gegangen wären, denen die Stadtverwaltung den naheliegenden Supermarkt jedoch gegen das peripher gelegene Einkaufszentrum getauscht hat. Können kann auch von außen positiv wie negativ beeinflusst werden. Da wir bis zu diesem Punkt jedoch noch kaum über die Veränderung selbst gesprochen haben, kann es sein, dass die soziale Umgebung auch noch keinen aktiven Raum findet. Wenn man nicht weiß, was zu tun ist, ist schwer zu sagen, ob jemand ein Bein stellen wird. Bei guter Kommunikation werden Sie allerdings bereits einen Eindruck davon haben, welche Ressourcen oder Mängel es in diesem Bereich gibt.

4.5 Veränderung ausführen

Nach der Analyse der Tätigkeiten mit Optimierungsbedarf, und damit dem Abschluss der drei Basisschritte Verstehen, Wollen und Können, ist es an der Zeit, aktiver zu werden und die Veränderung in die Hand zu nehmen. Doch wo beginnt man damit? Es gibt dermaßen viele verschiedene Wege, den ersten Schritt zu setzen.

Wenn Ihre Edukation über die Anatomie, Physiologie und Pathologie einleuchtend und gut verständlich war, ist es denkbar, dass dieser Schritt bereits gesetzt wurde. Viele Menschen berichten bis zu diesem Zeitpunkt bereits davon, ihr Trinkverhalten verändert zu haben. Sie stellen sich Wasserflaschen an den Arbeitsplatz, richten sich eine Kanne Tee und stellen sich Wecker, die sie ans Trinken erinnern. Andere beginnen die Veränderung durch die Einnahme von Nahrungsergänzungsmitteln wie Weihrauch oder Curcumin, und ein weiterer Teil nimmt alte Bewegungsmuster wie den wöchentlichen Spaziergang wieder in den Alltag auf. Egal, was Ihnen angeboten wird, belohnen und betonen Sie in jedem Fall die positiven Aspekte dieser Veränderung. Ein Gespräch über die genutzten Ressourcen und Stärken sowie über mögliche Fallstricke kann eine gute Vorbereitung auf die Veränderungen sein, die da noch kommen mögen.

Betrachtet man das Verhaltensmodell nach Balm, so befindet sich die Person bezüglich dieser Faktoren bereits einen oder zwei Schritte weiter. Das ist in Ordnung und zeugt lediglich von viel Motivation und Umsetzungsbereitschaft. Einzelne Exemplare haben vielleicht schon begonnen, ein paar Handgriffe zu verändern. Diese sind zwar aus ökonomischer Sicht unbequem, denn sie werden für das Durchlaufen des Gelenkschutzprogrammes kaum mehr als zwei Atemzüge benötigen. Das therapeutische Herz jubelt und hüpft jedoch so stark, dass diese finanziellen Einbußen durch pure Zufriedenheit wettgemacht werden.

Beschwingt durch diesen ersten Erfolg, betrachten wir fröhlich unsere Handlungsoptionen für einen glücklichen weiteren Schritt Richtung Gesundheitsveränderung.

4.5.1 Das PEOP-Modell

Bereits 1996 prägten Law et al. das PEO-Modell, welches die Person, die Umgebung (Environment) und die Handlung (Occupation) genauer unter die Lupe nimmt [65]. Es ist ein ebenso einfaches wie erfolgreiches Modell, welches bis heute vielen anderen Modellen zugrunde liegt. Gleichzeitig ist es bis dato auch noch selbst in Verwendung, wenn auch in modernisierter Form als PEOP-Modell [66] (► Abb. 4.13).

Es ist ein humanistisch geprägtes Inhaltsmodell, welches eindrucksvoll zeigt, wie sich Person, Umgebung und Handlung gegenseitig beeinflussen und einen ganz individuellen Augenblick der Tätigkeit hervorbringen.

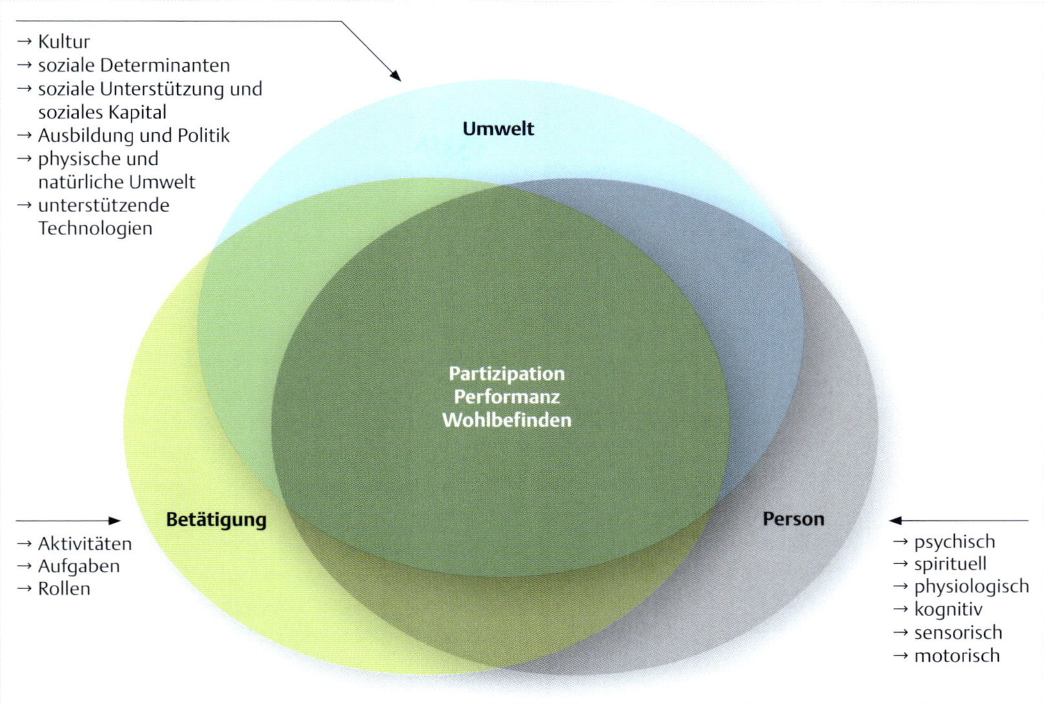

Abb. 4.13 Das Person Environment Occupation Performance (PEOP) Modell [66].

Begriffsdefinitionen Person, Occupation, Environment und Performanz/Partizipation

Wie bei den meisten Übersetzungen, so ist auch in diesem Fall nicht alles so einfach, wie es scheint. Der Begriff „Occupation“ gibt bis heute Grund zur Diskussion. Während er einerseits, etwas langatmig, mit „Dinge, die Menschen tun müssen, tun wollen und von denen erwartet wird, dass sie sie tun“ übersetzt wurde, wird mittlerweile auch über die kürzeren Übersetzungen Handlung, Beschäftigung und Betätigung diskutiert. Auch wenn diese Worte nicht unbedingt gleichzusetzen sind, so scheinen es vor allem kulturelle Unterschiede zu sein, die dafür sorgen, dass jemand ein Wort mehr als das andere präferiert.

Wie Sie merken, habe ich mich für das Wort Handlung entschieden, da es in meinen Breitengraden schlichtweg verbreiteter ist und auch von Laien gut verstanden wird. Das Wort Beschäftigung wirkt auf mich persönlich eher passiv, von extern aufgezwungen beziehungsweise von einem tieferen Sinn befreit. Das sind jedoch einzig meine Befindlichkeiten. Ihnen bleibt die Möglichkeit, sich eigene Gedanken zu den denkbaren Übersetzungen zu machen und gedanklich gegen Ihre Präferenz zu tauschen.

Eindeutiger ist sicherlich der Begriff „Person“, der in jedem Fall das tätige menschliche Wesen bezeichnet.

Die „Umgebung“ (Environment) schließlich ist jener physische oder soziale Raum, der sowohl die Person als auch deren Handlungen beeinflusst. Bei einem Ballbesuch wird sich die Person elegant kleiden und anders verhalten als bei einem Besuch im Fußballstadion. Dies liegt nicht nur an dem Raum, in dem das jeweilige Event stattfindet, sondern auch an den Menschen, die sich darin befinden. So verhalten wir uns im Kreise unserer Familie sicherlich anders als bei einem Vorstellungsgespräch.

Passen diese drei Komponenten gut zusammen, spricht man vom Occupational Fit. Der Zustand, in dem eine Person in einer bestimmten Umgebung eine gewünschte und in dem Moment bedeutungsvolle Handlung erfolgreich ausführen kann. Kurz: Sie meistert die Situation. In der modernen Version, dem PEOP-Modell, steht das zweite „P“ für Performanz, aber auch Partizipation. Wohlbefinden und Gesundheit fallen in diesen Sektor. Der Wert, die Macht und die Gewichtung der bedeutungsvollen Handlung haben in diesem Modell somit spürbar gewonnen.

Merke

Occupational Fit ist der Zustand, in dem eine Person in einer bestimmten Umgebung eine gewünschte und in dem Moment bedeutungsvolle Handlung erfolgreich ausführen kann.

Das PEO(P) ist dank seiner Einfachheit auch für Laien leicht verständlich und kann entsprechend gut erklärt und dargestellt werden. Es dient somit als Basis für den weiteren Gelenkschutz.

Doch noch immer stellt sich die Frage, an welchem Eck begonnen werden soll. Im Grunde genommen ist dies eine persönliche Entscheidung und kann entsprechend individuell beantwortet werden. Ich persönlich habe mich entschieden, von schwer nach leicht zu arbeiten, was der Reihenfolge der nächsten Kapitel entspricht. Fängt man mit der Hilfsmittelversorgung an, ist die Chance groß, dass die Veränderung der Person selbst als nicht mehr so wichtig eingestuft wird. Doch niemand von uns läuft dauerhaft mit einem Koffer voller Hilfsmittel durchs Leben, während unser Körper uns gezwungenermaßen ständig begleitet. Es ist daher durchaus sinnvoll, erst zu lernen, wie man den Körper selbst physiologisch korrekt einsetzt, bevor man sich auf externe Instrumente verlässt.

Die drei Komponenten, Person – Umgebung – Handlung, lassen sich ähnlich wie drei Schrauben vorsichtig drehen und so einstellen, dass die jeweilige Person genau die Veränderungen ausführt, die für sie hilfreich sind [67]. Gleichzeitig beeinflussen sie sich, sodass viele Fragestellungen schon gelöst sind, bevor alle drei Schrauben bewegt wurden.

4.5.2 Veränderung der Person

“Yesterday I was clever, so I wanted to change the world.
Today I am wise, so I am changing myself.“

Rumi

An sich selbst zu arbeiten ist immer schwieriger, als Fehler an anderen zu finden oder die Umgebung zu verändern. Es bedarf der Reflexion, der Wiederholung und des positiven Umgangs mit Fehlschlägen. Aus genau diesem Grund braucht dieser Part deutlich mehr Aufmerksamkeit, Zeit und Unterstützung als die darauffolgenden. Bei der Veränderung der Person geht es darum, den Körper ergonomischer und physiologisch korrekter einzusetzen. Es geht um die Umsetzung all der Informationen, die zuvor ausführlich unter Anatomie, Physik und Schmerz erklärt wurden. Eine große Aufgabe, denn nun soll all das in persönliche Alltagshandlungen übersetzt werden. Diese wurden bereits 2-mal näher beleuchtet. Das erste Mal mit dem Fokus auf Schmerzen mittels Wochenplan, das zweite Mal unter dem Punkt *Sehen Lernen* mit Schwerpunkt auf der Ausführung selbst. Dieses Beobachten der eigenen Tätigkeiten ist die Grundlage zur Veränderung der Person, doch auch der Wochenplan kann Ihnen an dieser Stelle gute Dienste leisten. Nehmen Sie also beides noch einmal zur Hand.

Müssen Handlungen wirklich selbst ausgeführt werden?

Bei der Veränderung der Person sollte zuerst die Frage gestellt werden, ob es wirklich notwendig ist, die Handlung selbst auszuführen. Muss ich die Wäsche der gesamten Familie bügeln oder sind die einzelnen Personen in der Lage, ihre Kleidung selbst schranktauglich zu machen? Muss die Wäsche überhaupt gebügelt werden? Diese Frage reflektiert häufig die Arbeitsaufteilung im häuslichen Umfeld und führt nicht selten zu Erstaunen über den Gedanken, dass Aktivitäten im Haushalt auch von anderen übernommen werden könnten. Sie eröffnet somit gleichzeitig die Reflexion der eigenen Werte. Ist die Antwort auf die Frage „ja“, so können Sie an dieser Stelle Ihre wertoffene Haltung noch einmal unter Beweis stellen. Während manche Personen erleichtert gewisse Handlungen sofort auslagern, beharren andere auf der Fortführung von teilweise vielleicht sogar abstrus wirkenden Handlungen.

Fallbeispiel

Wertoffenheit – auch bei abstrus wirkenden Handlungen

Eine ältere Frau hatte sich angewöhnt, das Geschirr nach dem Essen in einem Kübel vorzuspülen. Hierfür stellte sie einen großen Kunststoffkübel ins Spülbecken und füllte ihn dort mit Wasser und Geschirrspülmittel. Sie nahm das benutzte Geschirr, reinigte es zuerst grob über dem Mistkübel um es danach, in den besagten Wasserkübel zu tauchen. Jedes vorgereinigte Teil spülte sie danach in der Nebenspüle noch mit Wasser ab, um es schlussendlich in den Geschirrspüler zu stellen. Den Kübel mit dem Abwaschwasser trug sie anschließend durch drei Zimmer, um ihn auf der Toilette auszuleeren.

Sie ekelte sich ungeheuer vor dem, was bei der Reinigung des Geschirrs im Kübel landete, weshalb sie dies auf keinen Fall in ihrer Spüle haben wollte. Das Tragen des Kübels übernahm teilweise ihr Mann, der war jedoch in den meisten Fällen für ihr Empfinden nicht schnell genug, weshalb sie die Tätigkeit doch selbst übernahm. Den Kunststoffkübel selbst wusch sie natürlich gewissenhaft mit der Hand aus. Jeder Schritt dieser Handlung war für ihre Hände ein einziges Martyrium, dennoch beharrte sie auf genau diesem Ablauf.

Kommunikativ noch unausgereift und voller Mitleid für die Rohrleitungen der Toilettenanlage wurde dies der Moment, in dem ich auf schmerzhaft langwierige Weise gelernt habe, was Wertoffenheit wirklich bedeutet.

Veränderungen des körperlichen Einsatzes bei Handlungen, die selbst ausgeführt werden müssen

Ist die Ausführung der Handlung aus welchen Gründen auch immer unausweichlich, so sollte zuerst versucht werden, den körperlichen Einsatz hierbei zu verändern. An dieser Stelle sind die zuvor erworbenen Kenntnisse der Anatomie und Physik gefragt und dürfen daher gerne auch noch einmal benannt werden. Überlegen Sie dabei gut, ob Sie Informationen geben oder überprüfen wollen, welche der Informationen wie angekommen sind. Sprich: ob Sie Aussagen tätigen oder Fragen stellen. Im Grunde geht es immer darum, Gelenke vielseitig zu bewegen, sie dabei jedoch auch achsengerecht zu belasten. Gleichzeitig sollten ungünstige Hebelwirkungen vermieden oder günstige sinnvoll genutzt werden.

Je nach Klientel kann dies in bestimmte Bewegungsaufforderungen übersetzt werden. Bei Menschen mit den meisten Beschwerden in den Gelenken der Beine werden Sie sich vielleicht eher auf ergonomisches Arbeiten und Heben konzentrieren. Sie könnten ebenfalls die verschiedenen Sitz- und Liegegewohnheiten genauer betrachten. Bei Menschen mit arthrotischen Fingergelenken wird es wahrscheinlich sinnvoll sein, die kleinen Kraftgriffe im Alltag zu reduzieren versuchen. Wobei das eine das andere nicht ausschließt.

Veränderungsmöglichkeiten greifbarer machen

Es gibt mehrere Varianten, Veränderungsmöglichkeiten greifbarer zu machen. Zum einen können die Erkenntnisse des *Sehen-Lernens* vertieft werden, in dem man in die einzelnen Handlungen genauer heranzoomt. Hierdurch wird das Problem noch einmal analysiert, wodurch sich durchaus kreative Lösungen ergeben können. Zum anderen können die bereits kurz ins Spiel gebrachten Bewegungsaufforderungen einen direkten Hinweis zur Veränderung geben. Diese könnten zum Beispiel folgendermaßen lauten:

- Verwenden Sie die Handfläche statt der Finger!
- Arbeiten Sie beidhändig statt einhändig!
- Setzen Sie den ganzen Körper ein, statt nur die Hand!
- Schieben ist leichter als Ziehen.
- Ergonomisches Arbeiten und Heben bringt Erleichterung.

Auch Kombinationen, wie sie in den nachfolgenden Beispielen (S. 92) durchgedacht werden, sind denkbar.

Die genannten Bewegungsaufforderungen arbeiten sich von klein nach groß. Hier geht es darum, vom Spitzgriff in die Faust zu kommen und von der Faust zur flachen Hand. Von einer zu beiden Händen und dann Richtung Körpermitte. Die Umsetzung ist nicht immer ganz so einfach und löst schon einmal Verwirrung aus. Auch der geschulte Blick der Therapeut*innen ist gefragt, um bei der Suche nach Veränderungschancen optimal unterstützen zu können. Sehen Sie sich hierfür die alltäglichsten aller Handlungen an. All jene, die Ihnen vor lauter Banalität in keiner Anamnese genannt werden, und arbeiten Sie sich langsam zu genannten Handlungen im persönlichen Alltag Ihres Gegenübers vor.

Beispiele für Veränderungsmöglichkeiten von Alltagshandlungen

Die Veränderung der Person ist der mit Abstand komplexeste und kognitiv herausforderndste. Wann immer Sie die Chance haben, dies praxisnah durchzuarbeiten, sollten Sie mit beiden Händen danach greifen. Ebenso wie die Person, die sich hilfesuchend an Sie gewandt hat. Bereiten Sie gemeinsam eine kleine Mahlzeit zu, führen Sie einige handwerkliche Tätigkeiten aus, lassen Sie sich ein Stück auf der Gitarre vorspielen. Alles, was im Alltag der Person vorkommt, ist erlaubt. Im Notfall halten Sie zumindest einige Alltagsgegenstände bereit, um die Situationen nachzustellen.

Smartphone-Nutzung

Es ist erstaunlich, wie unterschiedlich man ein Smartphone halten kann. Bei der einhändigen Nutzung liegt das mittlerweile gar nicht mehr so kleine elektronische Gerät auf den Langfingern und wird manchmal am Kleinfinger abgestützt (▶ Abb. 4.14). Bei diesem Abstützen wird der Finger dabei vom Gerät nach ulnar gedrückt. Es handelt sich um eine achsabweichende, passive Belastung.

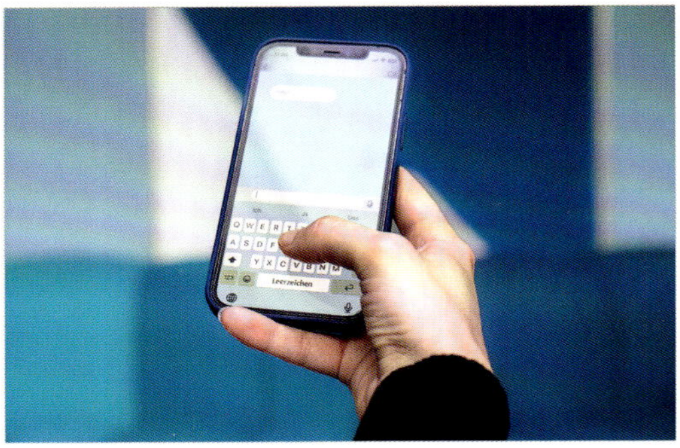

Abb. 4.14 Gelenkbelastende Smartphone-Haltung mit Kleinfingerstütze. (Quelle: © K. Oborny/Thieme)

Unabhängig davon, ob das Smartphone locker in der Hand liegt oder gestützt wird, ist der Daumen ungewöhnlich raumgreifend am Bildschirm unterwegs, um alle Ecken entsprechend zu erreichen. Hierdurch werden die Bänder sowohl im MCP- als auch im CMC-Gelenk dauerhaft gelockert. Die Stabilisierung verliert unweigerlich. Neben der Belastung der Hand ist allerdings auch die des Nackens und damit zusammenhängend des gesamten Rückens nicht zu unterschätzen. Betrachtet man die Handynutzung genauer, fällt auf, dass dabei eine Art Starre im gesamten Körper entsteht. Wir verharren lange in ein und derselben Haltung, während unsere Gelenke, aber auch die schützende Muskulatur rundherum ächzen und leiden.

Ich habe mir angewöhnt, alle Menschen, die meine Praxis betreten, neben ihrem Alltagsleben, ihrem Beruf und ihren Freizeitaktivitäten auch nach ihrem Smartphone-Gebrauch zu fragen. Die Antworten sind in neun von zehn Fällen immer gleich: „Nein, das Smartphone wird eigentlich kaum genutzt." Nun handelt es sich bei diesen Menschen nicht um die Bewohner einer palliativen Geriatrie, sondern um Menschen aller Altersgruppen. Vom Kind bis zum Pensionsalter. Je nach Quelle beträgt die durchschnittliche Zeit am Smartphone 3–5 Stunden pro Tag [68], [69], [70]! Das Handy hat seinen Namen nicht von ungefähr, scheint es doch mittlerweile so fest mit unserer Hand verwachsen zu sein, dass wir unsere tatsächliche Nutzung kaum einzuschätzen vermögen. Lassen Sie das gute Teil somit aus der Tasche zaubern und sich die neuesten Fotos von Kindern und Haustieren zeigen, wobei Sie auf die Handhaltung und Handhabung achten.

Ein sogenannter Gamer's oder Texter's-Thumb, die Bezeichnung für einen aufgrund von übermäßigem Gebrauch von Smartphone oder Spielekonsole entstandenen Triggerdaumen oder eine

Tendovaginitis stenosans de Quervain (Sehnenscheideentzündung im ersten Strecksehnenfach der Hand), ist nicht ungewöhnlich [71]. Beides kann jedoch auch Anzeichen für rheumatoide Arthritis sein. Hier könnte der therapeutische Blick durchaus ausschlaggebend dafür sein, ob medikamentös behandelt werden muss oder nicht. Auch die Hyperextension des MCP wird durch eine ungünstige Smartphone-Nutzung gefördert. Dieses hat wiederum Einfluss auf die Knorpelgesundheit des CMC und beeinflusst hiermit das Schmerzgeschehen bei Rhizarthrosen.

Ziel sollte es folglich sein, von einhändiger Handhabung mit starkem Daumeneinsatz auf 2-händige Handhabung mit Spracheingabe oder Zeigefingereinsatz umzusteigen (▶ Abb. 4.15).

Tragen von Töpfen und Krügen

In meinem Keller befinden sich noch Schätze aus Großmutters Zeiten. Große Emaille-Töpfe mit 10 und sogar 20 Litern Fassungsvermögen. Gefüllt sind sie beinahe untragbar. Allerdings nur beinahe, denn diese Schätze zieren senkrechte Griffe, welche einen körpernahen, festen Griff mit geraden Handgelenken zulassen. Da Töpfe mit senkrechten Griffen kaum platzsparend verräumt werden können, wurden bei Neuproduktionen dieser Riesen die Henkel allerdings kurzerhand um 90° gedreht und präsentieren sich nun so, wie wir sie kennen. Gut für die Küchenlade, eher suboptimal für die tragenden Hände. Dies beginnt bei der starken ulnaren Flexion der Handgelenke, welche sich direkt mindernd auf die Handkraft auswirkt, die jedoch zum Greifen eines schweren Topfes benötigt wird.

Diese nach ulnar wirkende Kraft ist auch in den Fingern fühl- und sichtbar, welche unter dem Gewicht des Topfes unweigerlich nachgeben. Um dem entgegenzuwirken, müsste man die Arme schon fast ausgestreckt nach unten sinken lassen, wodurch die Handgelenke und Finger wieder achsengerechter ausgerichtet werden können. Allerdings wird dadurch die Fortbewegung schwieriger, da sich der Topf dann unweigerlich vor den Knien befindet. Und wie Sie bereits aus der Physik wissen, ist das Tragen dadurch vielleicht leichter, den Topf danach auf einen Tisch oder eine Küchenplatte zu heben ist aufgrund des offenen Winkels und dem daraus folgenden Hebel allerdings ein enormer Kraftakt.

Ein einfaches Beispiel für die Entlastung der Hand ist das Tragen des Topfes durch Untergreifen der Griffe mit der Handfläche. Die Hände werden hierzu mit den Handflächen nach oben unter die Griffe geschoben, die nun auf den Handinnenflächen ruhen (▶ Abb. 4.17). Was auf den ersten Blick instabil und unsicher wirkt, ist nach dem ersten Ausprobieren eine deutliche Erleichterung. Das Gewicht des Topfes macht diese Haltung unerwartet stabil und entlastet gleichzeitig sowohl das Handgelenk als auch alle Finger. Ein weiterer positiver Effekt liegt darin, dass sich die Arme in dieser Position viel leichter in den Seiten fixieren lassen, wodurch die Kraftübertragung vermehrt durch die Körpermitte läuft. Das Argument der verbrannten

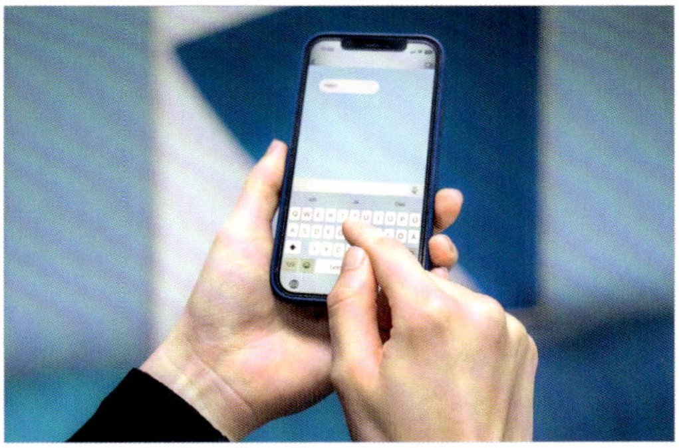

Abb. 4.15 Gelenkschonende Smartphone-Nutzungsart beidhändig mit Einsatz des Zeigefingers. (Quelle: © K. Oborny/Thieme)

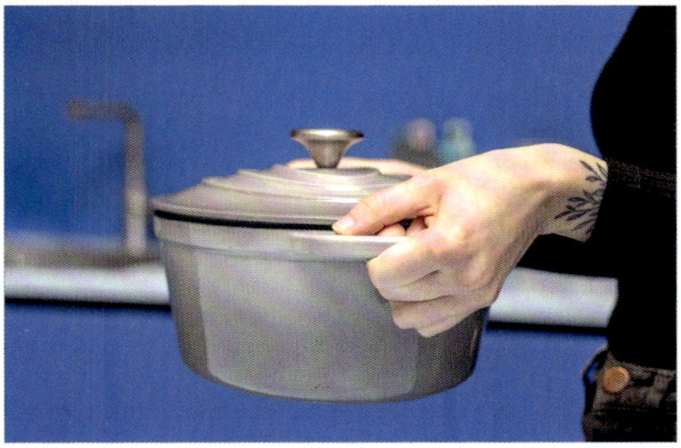

Abb. 4.16 Auswirkung eines schweren Topfes auf die Finger und das Handgelenk. (Quelle: © K. Oborny/Thieme)

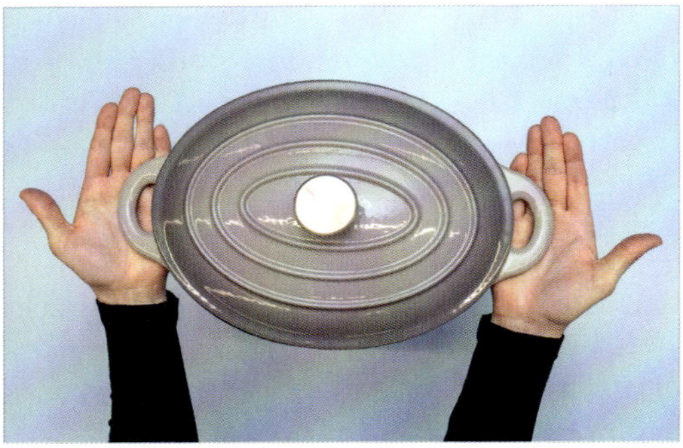

Abb. 4.17 Gelenkschonendes Untergreifen bei Topfgriffen. (Quelle: © K. Oborny/Thieme)

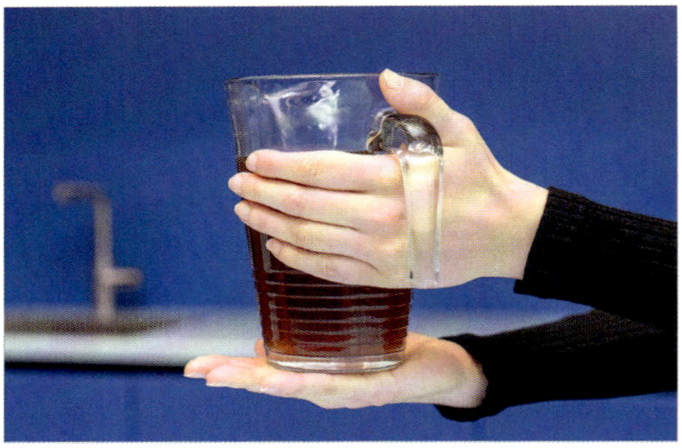

Abb. 4.18 Beidhändiges Tragen eines Kruges. (Quelle: © K. Oborny/Thieme)

Handkanten ist mit Topfhandschuhen aus der Welt zu schaffen, wobei diese in den meisten Fällen gar nicht notwendig sind.

Auch beim Tragen von Krügen ist eine ähnliche Belastung auf die Hand erkennbar. Der Unterschied liegt allerdings in der Geradehaltung des Handgelenkes. Ist der Krug gerade so schwer, dass das Handgelenk noch aktiv stabilisiert werden kann, ist auch die Belastung der kleinen Fingergelenke deutlich vermindert. Dennoch ist der Umstieg von einer zu zwei Händen anzuraten. Stellt man den Krug auf der einen Handfläche ab, wird die zweite Hand lediglich zur Stabilisierung benötigt. Die kleinen Fingergelenke können vollkommen frei bleiben (▶ Abb. 4.18). Eine Variante, die allerdings bei aktiven Entzündungen der MCP-Gelenke, wie sie bei rheumatoider Arthritis oft vorkommen, wieder entfällt, da der Druck auf eben diese zu groß und damit schmerzhaft ist.

Autofahren

Viele Menschen, vor allem mit CMC-I-Arthrose, aber auch mit anderen rheumatischen Erkrankungen der Hand, geben Schmerzen bei längeren Autofahrten an. Bei dieser Tätigkeit ist die Handhabung des Lenkrades ausschlaggebend. Wird einhändig gefahren, so ist der Daumen der Hauptakteur dieses Unterfangens. Aber auch beidhändig sind die Schmerzen oftmals nicht zu verbessern. Oftmaliges Umgreifen an verschiedene Stellen des Lenkrades hilft, die Belastung zu unterbrechen, zu verteilen und zu planen (▶ Abb. 4.19).

Der tägliche Kaffee

Kaffee- oder Teetassen sind ein Designwunder der Sonderklasse. Kaum ein Gegenstand ist so selbsterklärend wie das Behältnis des beliebtesten Genussmittels Deutschlands [72]. Das Heißgetränk kommt in die große Öffnung, die Finger in den Henkel an der Seite. Auch ohne es vorher schon einmal gesehen zu haben, greifen selbst Kleinkinder intuitiv, wie vom Erfinder gedacht, zu dem einladenden Griff an der Seite. Was bei einem Espresso wegen des geringen Gewichtes als Fingerübung gesehen werden kann, ist bei einer ordentlichen Keramiktasse, wie sie in vielen Büros zu Hause ist, eine unnötige Zusatzbelastung für angeschlagene Gelenke. Bei kleinen Henkeln braucht es den Daumen zur Stabilisierung, was zur Überbeanspruchung des CMC-Gelenks führen kann. Bei größeren Griffmöglichkeiten bleibt das Gewicht an den Langfingern hängen. In jedem Fall jedoch entsteht durch den seitlichen Griff eine ungünstige Hebelwirkung, die durch die kleinen Gelenke der Hand ausgeglichen werden muss (▶ Abb. 4.20).

Die individuell richtige Grifftechnik zu finden ist abhängig von der Grundproblematik. Grundsätzlich ist jedoch ein Umgreifen der Tasse – und somit ein großer statt eines kleinen Kraftgriffs – der Nutzung des Henkels vorzuziehen (▶ Abb. 4.21). Die ideale Haltung, nämlich die mit beiden Händen, ist spätestens vor den Punschständen im Advent flächendeckend zu sehen, wenn die Finger selbst in Handschuhen noch die angenehme Wärme der Tasse suchen.

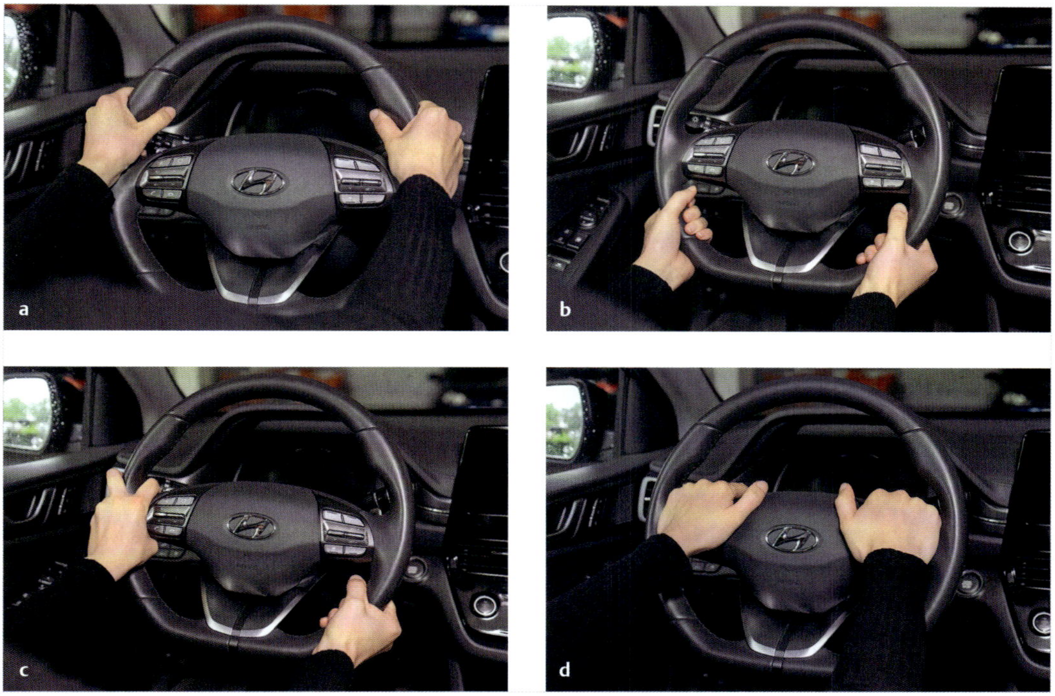

Abb. 4.19 Gelenkschonende Lenkradhaltungen beidhändig. Eine abwechslungsreiche Lenkradhaltung kann gerade bei längeren Autofahrten bzw. in Ruhe an der Ampel oder im Stau für die Hände entlastend wirken.
a Beide Hände umgreifen das Lenkrad oben. (Quelle: © K. Oborny/Thieme)
b Beide Hände umgreifen das Lenkrad unten. (Quelle: © K. Oborny/Thieme)
c Beide Hände am Lenkrad – 15-vor-4-Haltung. (Quelle: © K. Oborny/Thieme)
d Beide Hände ruhen auf dem Mittelstück des Lenkrads. Diese Haltung sollte nur im Stand des Autos eingenommen werden. (Quelle: © K. Oborny/Thieme)

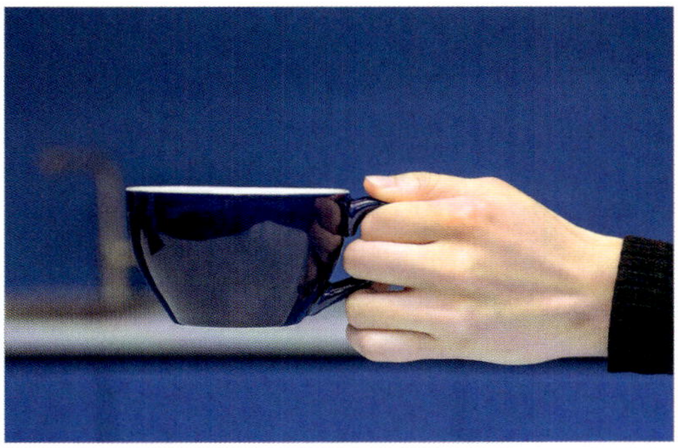

Abb. 4.20 Gelenkbelastendes Halten einer schweren Tasse. (Quelle: © K. Oborny/Thieme)

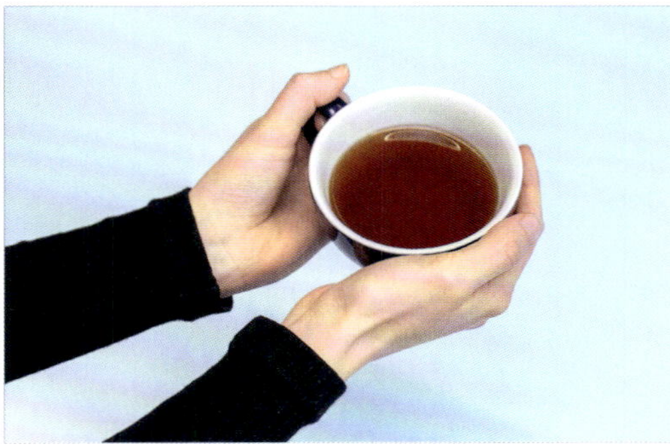

Abb. 4.21 Umgreifen einer Tasse mit beiden Händen als gelenkschonende Haltung. (Quelle: © K. Oborny/Thieme)

Tragen von Einkaufstaschen

Weg von den Fingern, hin zur Belastung des gesamten Körpers. Darum geht es, wenn man Einkauftaschen von A nach B transportieren will. Ähnlich wie bei der Erfindung der Rollkoffer, welche das endgültige Aus für schwere Lederkoffer bedeuteten, sind auch moderne Einkaufstaschen am Aussterben von Korbflechtern beteiligt. Das immer leichtere Material, noch dazu zusammenfalt- und in Handtaschen verstaubar, antiquiert die sperrigen Weidenkörbe von anno dazumal. Diese konnten ausschließlich in der Hand oder über den Unterarm gehängt getragen werden, und noch immer sieht man das Bild des viel zu schweren Einkaufes an den Händen der vergleichsweise viel zu untrainierten Menschen.

Derweil statten die großen Lebensmittelkonzerne viele der Tragetaschen aus Altkunststoff mittlerweile mit vier anstatt der üblichen zwei Tragegriffe aus. Zwei kurze und zwei lange. Während die beiden kurzen die Hände einladen hinzugreifen, können die längeren über die Schulter gehängt werden. Klug eingesetzt lassen sich die Taschen damit aus Einkaufswagen über die Schulter heraushebeln, während die Hände frei sind, um den Autoschlüssel zu betätigen und den Kofferraum zu öffnen. Hierzu schlupft man mit der Schulter in die langen Tragebänder, um danach mit dem Oberkörper in die Gegenrichtung zu knicken (▶ Abb. 4.22). Das Gewicht verlagert sich über den Körperschwerpunkt und ist dadurch leichter zu tragen. Eine gute Variante für Menschen, die ihre Hände entlasten wollen, eine etwas schwierigere für jene mit Problemen an den Bandscheiben.

Bewegen von Kaminkörben

Was in Großstädten kaum genutzt wird, ist in Gegenden wie jener, in der ich wohne, kaum wegzudenken. Hier, wo viele Menschen eine kleine Forstwirtschaft ihr Eigen nennen, ist der Kaminkorb einer der wichtigsten Alltagsgegenstände. Gleichzeitig allerdings auch einer der schwersten. Diesen zu bewegen braucht Kraft und Hirn. Sind in Ihrer Gegend Kaminkörbe eher rar oder müssen Sie das Wort erst in eine Suchmaschine eingeben, um zu wissen, was gemeint ist, so ersetzen Sie es durch einen beliebigen anderen schweren Gegenstand: Einkaufskörbe, Umzugskartons oder eine Kiste Bier.

Zieht man Gegenstände, so ist es, sofern man nicht über ungeahnte mentale Kräfte verfügt, unbedingt erforderlich, auch zu greifen und somit die kleinen Fingergelenke einzusetzen. Beim Schieben hingegen kann man die gesamte Hand einsetzen, eventuell auch einen Fuß, oder noch besser: den gesamten Körper [73], (▶ Abb. 4.23). Wichtig dabei ist allerdings, dass die Kraft hierfür langsam aufgebaut wird und somit ruckartige Bewegungen

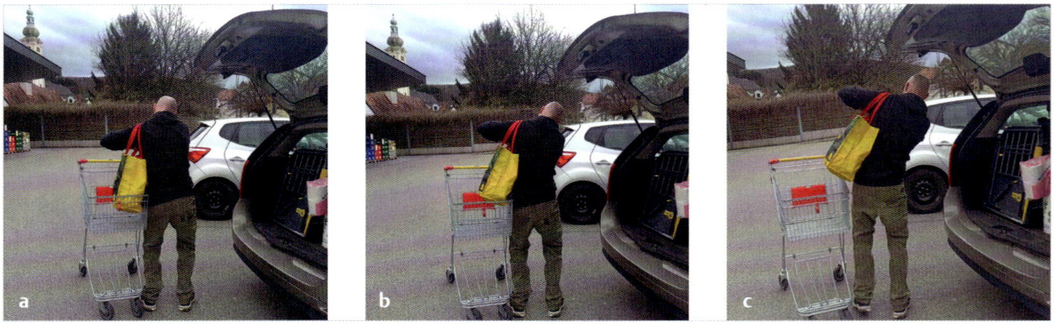

Abb. 4.22 Einkaufstasche über die Schulter hebeln.

a Die Griffe werden über die Schulter gehängt. Der Einkaufswagen steht möglichst körpernah. (Quelle: © Florentina Van Ginneken)

b Durch Lateralflexion der Hüfte nach rechts kann auch eine schwere Einkaufstasche leicht aus dem Einkaufswagen gehebelt werden. (Quelle: © Florentina Van Ginneken)

c Einmal über den Einkaufswagen gehoben, bedarf es nur noch einer kleinen Drehung, um die Einkaufstasche im Auto absetzen zu können. (Quelle: © Florentina Van Ginneken)

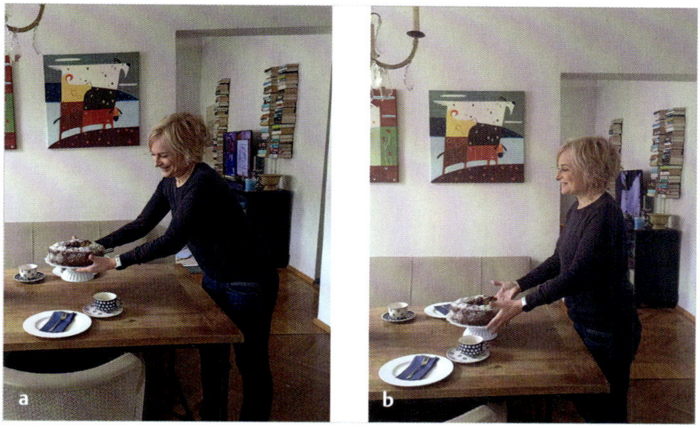

Abb. 4.23 Schieben statt Ziehen.
a Der Kuchen wird in die Mitte des Tisches gehoben. Aufgrund der Hebelwirkung ergibt sich eine hohe Belastung der Hände wie der Bandscheiben, welche in dieser Haltung nur durch eine sehr starke Rumpfmuskulatur geschont werden könnten. (Quelle: © Florentina Van Ginneken)
b Der Kuchen wird am Tischrand abgesetzt und zur Tischmitte geschoben. Ein wunderbares Beispiel für Gelenkschutz im Alltag. (Quelle: © Florentina Van Ginneken)

vermieden werden. Zwischen Hüft- und Schulterhöhe ist Schieben übrigens am einfachsten. Es ergibt somit durchaus mehr Sinn, einen hohen, schmalen Holzbehälter mit Rollen anzuschaffen als einen niedrigen Filzkorb durch die Gegend zu schieben.

Je nach Größe und Gewicht des Gegenstandes ist es also sinnvoll, die Blickrichtung zu wechseln, den Gegenstand zu umrunden und in die gewünschte Position zu schieben.

Ergonomie im Alltag

Erörtert man ergonomisches Arbeiten und Heben, so geben viele Menschen an, dies bereits bei der Kur oder am Arbeitsplatz durch Schulungen gelernt zu haben. Lassen Sie sich dadurch nicht beirren. Auch der Weltmeister im Gewichtheben übt täglich, richtig zu heben. Abgesehen davon ist das Heben von Gegenständen nicht die einzige Art, ergonomisch zu arbeiten. Viel relevanter sind die vielen Kleinigkeiten des Alltags, wie zum Beispiel die Haltung an der Kasse, während man Ware vom Band in den Einkaufswagen hebt. Steht hier zum Beispiel der Einkaufswagen zwischen Warenband und einkaufender Person, muss ständig darüber hinweggegriffen werden. Ein enormer Hebel aus Oberkörper, Armen und Waren entsteht. Andere Situationen sind das Tragen der Kinder, das Wechseln der Leintücher/Bettlaken, die Haltung beim Teigkneten oder Stricken.

Ergonomie beginnt im Alltag, nicht erst zu Weihnachten, wenn man die großen Geschenke unter den Baum transportiert. Viele Faktoren beeinflussen, was zu körperlichen Schäden führt und was zur Weihnachtsfreude und damit zu einmaligen Ausnahmen gehört. Unter anderem müssen der Abstand zum Körper und die damit verbundene Hebelwirkung immer in Betracht gezogen werden. Das empfohlene Maximalgewicht beim Tragen liegt bei ungefähr 25 kg, wobei dies keine in Stein gemeißelte Richtlinie ist, sondern wie so vieles individuell verschieden. Immer gleich ist jedoch die Veränderung des Gewichts, die durch die Hebelwirkung entsteht. Nun erwartet freilich niemand, dass Sie oder die Ihnen anvertrauten Menschen die Hebelwirkungen bei einzelnen Handlungen berechnen können. Es reicht, sie zu erfühlen. Manchmal braucht man vorher jedoch wieder eine Gelegenheit und die Mittel zur Selbstbeobachtung. Hier können Spiegel oder kleine Filmmitschnitte durchaus für erleuchtende Momente sorgen:

- Für Kleinkinder gibt es nicht umsonst Tragetücher, die das Kind im wahrsten Sinne des Wortes eng an die Bezugsperson binden. Neben dem emotionalen Mehrwert gibt es auch einen deutlich spürbar physiologischen, da das Kind fast mit dem eigenen Körper verschmilzt und damit nahezu unmittelbar über dem Körperschwerpunkt getragen werden kann.
- Wechselt man die Leintücher/Bettlaken von Einzelbetten, kann man sich natürlich auf die andere Seite beugen, dort das Eck der Matratze heben und das Leintuch/Bettlaken darüber ziehen, man könnte jedoch ebenso das Bett umrunden oder aber auf die Matratze steigen, um selbiges zu tun.

- Der Teig kann auf der hohen Küchenarbeitsplatte oder dem etwas niedrigeren Esstisch geknetet werden, bei dem die Schultern über die Arme gebracht werden können. Hierdurch kann mit dem Körpergewicht anstatt mit der Handkraft gearbeitet werden.
- Sogar Stricken lässt sich ergonomischer handhaben, wobei die Erfahrung sagt, dass man selbst stricken können sollte, um mit strickenden Menschen in Diskussion gehen zu dürfen. Wir handarbeitenden Wesen sind schon sehr eigen in unserer Ausführung, und nicht selten wird dieses Hobby lieber gar nicht ausgeführt als auf ungewohnte Weise. Es gibt kaum zwei Personen, die die Stricknadeln auf dieselbe Art und Weise festhalten und dabei dieselbe Position einnehmen. Stricken, Häkeln, Modellbau und andere Handarbeiten sind und bleiben die herausforderndsten, aber auch ertragreichsten Veränderungsmöglichkeiten im Alltag von Menschen.

Es wurden nun verschiedene Handlungen analysiert und neue Handlungsmuster dazu gesucht. Wird das System erst einmal verstanden, kann der Übertrag in den Alltag beginnen. Am einfachsten ist es, hierbei den Wochenplan hinzuzuziehen oder, sofern schriftlich festgehalten, die Handlungen, die die Person unter „Können" gesehen hat. Also Tätigkeiten, die direkt oder nach längerer Ausführung schmerzhaft sind, und Tätigkeiten, die nicht schmerzhaft, aber optimierungsbedürftig sind.

Merke

Die Arbeit mit Handlungen, zu denen Klient*innen keinen direkten Bezug haben, ist sinnlos.

Die Arbeit mit erfundenen Handlungen, zu denen die Personen keinen direkten Bezug haben, ist sinnlos. Sie endet immer damit, dass sich die betroffene Person verteidigt anstatt aktiv mitzuarbeiten. Wie bereits in vorherigen Kapiteln beschrieben, führt dies zwangsläufig zu einer Stagnation oder Beendigung des Veränderungsverlaufs. Wir befinden uns zu diesem Zeitpunkt bereits in der ausführenden Phase von Veränderung. Lassen Sie Ihr Gegenüber also ein oder zwei Handlungen benennen, mit welchen er oder sie die Veränderung üben möchte. Sehr beliebt ist das Halten einer Kaffeetasse, da dies oftmals eine stark repetierende Tätigkeit im Laufe des Tages ist. Bastel- oder Küchentätigkeiten sind jedoch genauso prädestiniert wie Einkaufen oder das Tragen der Arbeitsunterlagen. Haben Sie die Person mit entsprechenden Heimübungen ausgestattet, können Sie sich bis zur nächsten Therapieeinheit nach ein oder zwei Wochen zurücklehnen und abwarten.

4.5.3 Veränderung der Umgebung

Nach der anstrengenden Phase der Reflexion dürfen sich beide Seiten beim Verändern der Umgebung wieder etwas zurücklehnen.

Veränderung der sozialen und physischen Umgebung

Unter Umgebung wird sowohl die physische als auch die soziale Umgebung verstanden. Die soziale Umgebung zu ändern würde bedeuten, dass bestimmte Aufgaben an andere delegiert werden. So können Kinder bereits in sehr jungen Jahren den Geschirrspüler ausräumen und somit die Arbeit der Eltern erleichtern. Auch Wäsche kann von den jeweiligen Benutzer*innen weggeräumt oder gewaschen werden, dies ist nicht zwangsläufig Arbeit einer einzelnen Person im Haushalt. Die soziale Umgebung kann aber auch die Katze sein, die Ihnen beim Tragen des Heizholzes ständig zwischen die Füße läuft. Oder das Kleinkind, das Unterhaltung darin findet, Werkzeug an den unmöglichsten Stellen zu verstecken.

Bereits mehrfach wurde genannt, dass die soziale Umgebung auch beeinflusst, ob eine Veränderung ausgeführt werden kann. Nicht immer ist die soziale Umgebung beeinflussbar. Ein neugeborenes Kind wird nicht fähig sein, Haushaltsaufgaben zu übernehmen, und manchmal verhält es sich auch mit Lebenspartner*innen sehr ähnlich. In anderen Fällen fehlen schlichtweg die Ressourcen. So sehr Sie unseren bereits mehrfach erwähnten Senior*innen helfen möchten, wieder selbstständig einkaufen gehen zu können – wenn sämtliche Einkaufsmöglichkeiten vom Ortskern in die Peripherie verlagert wurden, ist dies eine Aufgabe, für die

Sie schon einen wirklich überzeugenden Projektplan auf die Beine stellen müssten, um die Finanzierung zu sichern.

Merke

Nicht immer ist die soziale Umgebung beeinflussbar.

Egal wie veränderbar die soziale Umgebung ist, miteinbeziehen und mitbedenken muss man sie auf jeden Fall, denn sie beeinflusst ihrerseits sehr oft die psychische Gesundheit der fragestellenden Person.

Begeben wir uns in sicherere Gefilde und betrachten die physische Umgebung. Sie ist umfassender zu denken. Sie beginnt bei dem Raum, in dem die Tätigkeit stattfindet, und endet bei den Utensilien, die man bei der Ausführung benutzt. Auch hier sollte ein klein wenig reflektiert werden. Denkbare, anregende Fragen sind:

- Ist die Umgebung so eingerichtet, dass die Handlung leicht und belastungsarm ausgeführt werden kann?
- Ist das verwendete Werkzeug passend?
- Gibt es unterstützende Hilfsmittel?

Ist die Umgebung so eingerichtet, dass die Handlung leicht und belastungsarm ausgeführt werden kann?

Beim Einrichten der Umgebung denken Sie zum Beispiel an die schweren Töpfe, die gerne ganz unten und hinten in den Küchenkästen landen, oder das Homeoffice, welches vom Arbeitsinspektorat nicht begutachtet wird. Allerdings ist auch der bereits erwähnte Einkaufswagen ein Teil der physischen Umgebung. Je nachdem, wo er steht, ist er hilfreich oder erschwert die Situation.

Ist das verwendete Werkzeug passend?

Viele Veränderungsmöglichkeiten sind in der Kategorie passendes Werkzeug zu finden. Wer von uns hat immer die passende Astschere beim Schneiden der Rosen parat? Unter dem Motto „Das geht schon" wird schnell mal der eine oder andere 6-mm-Ast mit einer Rosenschere für Äste mit maximal 4 mm Durchmesser geschnitten. Was die Schere technisch nicht leistet, gleichen unsere Hände aus. Die große Astschere, die das Problem im Handumdrehen und belastungsarm lösen könnte, hängt unterdessen staubig im Gartenhaus.

Merke

Gutes Werkzeug macht die halbe Arbeit.

Spannenderweise erzeugt in einer Zeit der Schrittzähler und Smartwatches immer noch der Weg zum passenden Werkzeug den größten Widerstand. Neben Astscheren sind auch Küchenmesser, Stifte, Computertastaturen, Einkaufstaschen und Kochgeschirr beliebte Optimierungspunkte. Es gibt viele Diskussionen darüber, wie ein Messer in der Hand liegen soll, um die Finger nicht unnötig zu belasten. Jeder Meinungsaustausch ist allerdings unerheblich, wenn die Schneide stumpf und abgenutzt ist. Küchenmesser gelten dann als annehmbar scharf, wenn man damit eine Tomate schneiden kann, ohne sie zu quetschen. Perfekt sind sie, wenn Sie damit Papier in der Luft zerteilen können (► Abb. 4.24).

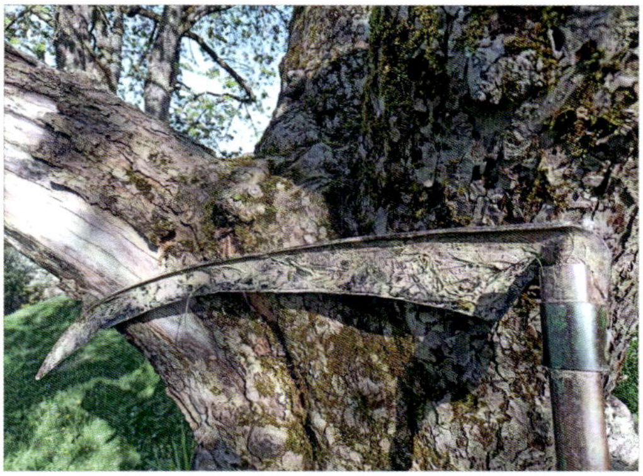

Abb. 4.24 Auf des Messers Schneide. Ob Sense oder Küchenmesser. Schneidwerkzeuge bedürfen einer scharfen Schneide. Diese Sense bräuchte dringend wieder mehr Zuwendung, um die Anwendung im Alltag belastungsarm gestalten zu können. (Quelle: © Florentina Van Ginneken)

Nicht wiederbefüllbare Stifte sollten vom ersten Moment an deutlich Farbe abgeben, ohne dafür geschüttelt, gedrückt oder anderweitig misshandelt werden zu müssen. Tun sie das nicht, dürfen sie in die wundersame Welt der Müllverwertung eingeführt werden. Bisher ist mir noch kein Haushalt mit einem Mangel an Stiften begegnet. Spätestens bei den nächsten Wahlen sind die Postkästen wieder voll davon. Auf diese Art könnte man beinahe jeden Gegenstand im Alltag einmal durchdenken. Allerdings gilt auch hier: Laden Sie zum Selberdenken ein!

Gibt es unterstützende Hilfsmittel?

Die letzte Art, die Umgebung zu ändern, ist als Steckenpferd der Ergotherapie berühmt-berüchtigt. Es geht um Hilfsmittel, also das Hinzufügen von Gegenständen. Wobei hier nicht Rollator, Rollstuhl und Co. gemeint sind, sondern die kleinen Helferlein des Alltags. Sowieso ist es sinnvoller, diese unter dem Begriff „Gadget" zu suchen und anzupreisen. Wenigstens hierfür gibt es ein moderneres und interessanteres Wort, welches genutzt werden kann und gleichzeitig den Blick erweitert. Denn diese Gadgets beginnen bei einem normalen Nudelsieb und reichen über altbewährte Griffverdickungen für Stifte bis hin zu diversen Smart-Home-Einrichtungen.

Ich persönlich habe eine eigene kleine Schatzkiste, in der die gängigsten Hilfsmittel aufbewahrt werden. Hierdurch können die Gegenstände angesehen, haptisch erfasst und ausprobiert werden. Auf keinen Fall sollte man jedoch vergessen, dass im Kompetenzprofil der Ergotherapie keine Rolle als Verkäufer*in angegeben ist [74]! Sie sind in diesem Fall die beratende Person und sollten nicht nur die Vor-, sondern auch die Nachteile der einzelnen Hilfsmittel benennen können. Auch unnötige oder suboptimale Gegenstände dürfen gezeigt werden, um gemeinsam mit dem Gegenüber über Sinn und Unsinn zu philosophieren. Lassen Sie auch in dieser Phase die andere Person selbst darüber nachdenken, warum ein bestimmtes Hilfsmittel dem Gelenkschutz zuträglich sein könnte. Ziel der Übung ist, dass diese in Zukunft selbstständig für sich entscheiden kann.

Die Beispiele für Inhalte einer solchen Schatzkiste aus der Praxistipp-Infobox (S. 100) dürfen Sie als das hinnehmen, was sie sind: Beispiele. Je nach Klientel, Kultur und Region werden Sie einen anderen Inhalt wählen. Vielleicht haben Sie persönlich auch besondere Lieblingsstücke oder eine ganz andere Trickkiste. In jedem Fall ist es wichtig, auch zu informieren, wo weitere Ideen und Anregungen zu holen sind beziehungsweise wo sich die nächsten Bezugsquellen befinden.

Praxistipp

Beispiel für den Inhalt einer Hilfsmittelschatzkiste

- Griffverdickungen
- Antirutschfolie
- Öffnungshilfen für Flaschen
- Gartenkralle mit Winkelgriff
- Selbstöffnende Schere
- Spülbürste
- Lesekissen
- Multiöffner
- Schwamm und Schwammtücher
- Elastische Schuhbänder
- Knöpfhilfe
- Deckelöffner

Merke

Hilfsmittel sind abhängig von Klientel, Kultur und Region.

Wie gerade angedeutet, sind Hilfsmittel kulturabhängig. Sie werden kaum einen Landwirt dazu bringen, fertig gekochte und abgepackte Kartoffeln zu kaufen, welche durchaus als Hilfsmittel gesehen werden können, wenn es Schwierigkeiten bei der Zubereitung besagter Knolle gibt. In Regionen mit ausgeprägter Schwarzbrotkultur werden Winkelgriffmesser weniger gut ankommen als in Regionen, in denen zartes Weißbrot bevorzugt wird. Die Schneidequalität ist einfach unzureichend, um durch die Kruste zu kommen. Und es gibt durchaus Menschen, die sich weigern, den Gripoball in ihren beruflichen Alltag zu integrieren, weil der Ball um den Stift schlichtweg zu auffällig ist. Wie Sie merken, spielen auch bei den Hilfsmitteln Normen und Werte eine wichtige Rolle.

Allerdings ist auch ein vermeintlich passendes Hilfsmittel nicht zwingend richtig. So findet man mehrere Ratgebervideos, in denen das Winkelgriffmesser an einer zu niedrigen Arbeitsplatte vorgeführt wird. Passt der Winkel nicht, hilft auch die Veränderung des Griffes nicht. Und Küchenbretter mit Lebensmittelfixierung sind nur wenig hilfreich, wenn Oma 3-mal pro Woche im Haus ihrer Tochter kocht und nicht jedes Mal ihren Utensilienkoffer mitnehmen möchte. Achten Sie somit bei der Hilfsmittelberatung auf das Gesamtkonzept Person, Handlung und Umgebung.

Tipps und Tricks für Veränderungen bestimmter Umgebungen

Nun möchte ich Sie natürlich nicht vollkommen in der Luft hängen lassen mit dem, was vielleicht kommen möge, damit Sie frisch und fröhlich antizipieren müssen, als würden Sie tagaus, tagein nichts anderes tun. Während Sie doch eigentlich ein Buch lesen, um genau hier noch ein paar Informationen, Tipps und Tricks extra zu gewinnen. Gehen wir also ein paar der wichtigsten Tätigkeiten gemeinsam durch:

Schlafzimmer

Und schon habe ich Sie erwischt! Denn an die längste aller Alltagstätigkeiten wird nur sehr selten gedacht. Im Wochenplan wird sie indirekt sogar übergangen, da dieser erst um 6 Uhr früh beginnt und um 22 Uhr abends endet. Doch gerade in der Erholung liegt die Kraft. Betrachten wir also einige Ideen, die dem Schlaf zuträglich sind.

Wie wir bereits wissen, bleiben wir auch während der Nacht nicht wie festgeklebt liegen, sondern bewegen uns, unseren Gelenken zuliebe, unbewusst immer wieder. Eine geeignete Einschlafposition beeinflusst dennoch, wie wir unseren Körper in die Nachtruhe schicken. Eingerollt wie ein Eichhörnchen im Winterschlaf, wärmt sich die Decke schnell auf und das Wohlgefühl eines Embryos macht sich breit. Die großen Gelenke sind dann jedoch auch in Beugung. Raumgreifend und ausgestreckt haben Hüfte, Knie und Co. Zeit, lockerzulassen und durchzuatmen.

Nun empfinden leider nicht alle Menschen die Rücken- oder Bauchlage als gute Einschlafposition und wechseln dann gerne in die Seitenlage. In dieser sind Abdrücken von Nerven- oder Blutbahnen keine Seltenheit, wodurch Parästhesien und Durchblutungsstörungen entstehen können, die der Muskelregeneration natürlich nicht zuträglich sind. Eine entsprechende Unterpolsterung ist unumgänglich. Auch um zum Beispiel das Hüftgelenk gut mittig zu positionieren und nicht zu sehr der Schwerkraft auszusetzen, ist eine Lagerung sinnvoll. Seitenschläferkissen sind da nur eine Variante der Unterstützung.

Natürlich haben auch das Bett selbst, der Raum und die Luftqualität ihren Einfluss auf den regenerierenden Schlaf. Sie müssen keine Profis in diesen Bereichen sein, sollten jedoch zum Denken anregen, vor allem, was das Alter der Matratze angeht. Je nach Matratzenart, nutzender Person und Hygiene sollten die Schlafunterlagen ungefähr alle 8 Jahre getauscht werden. Da der Kauf einer neuen Matratze zwar ein ordentliches Loch in die Geldbörse reißt, ansonsten jedoch kaum tiefere Emotionen auslöst, kann kaum jemand richtig einschätzen, wie alt das Teil wirklich ist. Sollte Ihr Gegenüber über Schlafprobleme klagen, dürfen Sie dieses Thema somit gerne einmal anstoßen.

Badezimmer

Während teilweise noch Einhandmischbatterien als die ultimative Armatur im Haushalt promotet werden, hat die Industrie mittlerweile viele neue Alternativen auf den Markt gebracht. Viele Einhandmischbatterien sind gar nicht so einfach zu regeln und benötigen vergleichsweise viel Kraft und oder Feingefühl, damit schlussendlich genau die gewünschte Wassermenge und Wassertemperatur herausfließen. Armaturen mit Thermostat zum Beispiel sind hierbei deutlich einfacher handhabbar.

Für das Badezimmer gibt es jedoch noch viel mehr Gegenstände, die je nach Problematik für Optimierung sorgen können. Von diversen Sitzmöglichkeiten, um die großen Gelenke bei längeren Tätigkeiten wie Schminken oder Frisieren zu entlasten, bis hin zu Zahnpastaspendern, welche die passende Menge Zahnpasta automatisch oder durch Druck mit der Zahnbürste abgeben. Inzwischen gibt es selbst Mühlen für feste Seifen oder Haarshampoo, die ähnlich einer Pfeffermühle funktionieren und feine Seifenspäne abgeben. Hierdurch wird sowohl Müll als auch Kraft gespart. 1:0 für die Innovation.

Küche

Mein persönlicher Lieblingsraum, die Küche, wartet mit so viel Potenzial auf, dass eingefleischten Gelenkschutzberatenden das Wasser im Mund zusammenläuft. Ein Tablet mit Rezepten anstatt der schweren Kochbücher. Kochgeschirr aus Emaille – übrigens das erste, welches für absolut alle Herdarten geeignet war – statt Gusseisen und Stahl. Profiküchenmaschinen, die mittlerweile nicht nur rühren, sondern auch häckseln, wiegen und selbst kochen. Spezielle kleine Siebe zum Trennen von Eiweiß und Eigelb. Mein eigener absoluter Favorit: Das Wiegemesser, welches auch jegliche Diskussion um die korrekte Messerhaltung sofort verstummen lässt, da es wie ein beidhändig benutzbares Winkelmesser aufgebaut ist, allerdings mit dem Vorteil, dass die Schneidequalität viel höher ist (► Abb. 4.25).

Gerade in der Küche gibt es wohl wenig, was es nicht gibt. Bedenken Sie jedoch, dass ein Kochbuch sowohl Schokoladen- und Saucenflecken als auch Hitze und Dampf eher verzeiht als ein Tablet. Dass ein gusseiserner Topf eben aufgrund des Gewichts viel besser schließt und dadurch Ragouts und Brot besser gelingen als in Emaille. Dass das 15. Sieb ebenfalls Platz in der Lade braucht und man einen Fisch nicht mit einem Wiegemesser filetieren kann. Jedes Gadget ist nur so gut wie sein Einsatzgebiet.

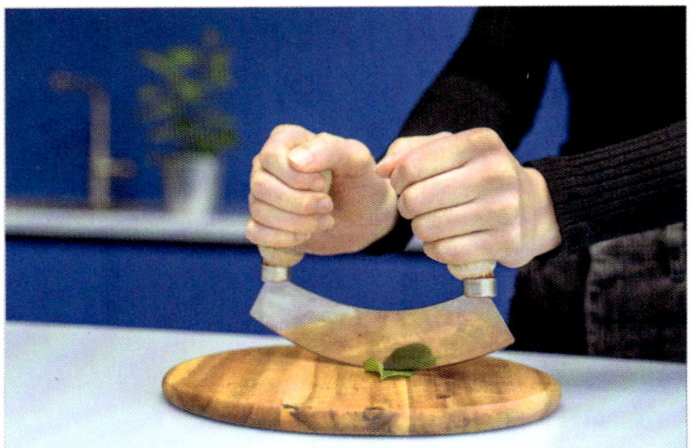

Abb. 4.25 Wiegemesser. Ein Wiegemesser ist der Inbegriff eines gelenkschonenden Werkzeuges. Handgelenke, Finger und Daumen können entspannt ruhen, während die Bewegung aus den Ellenbogen heraus angeleitet wird. (Quelle: © K. Oborny/Thieme)

Wohnbereich

Der Wohnbereich. Für viele das Ruhe- und Gesellschaftszentrum der Wohnung. Bei einigen das Zuhause des Staubsaugerroboters, der die tägliche Grobreinigung übernimmt. Eine wunderbare Erfindung, die in der Tat extrem gelenkschonend ist, wenn sie nicht regelmäßig die Socken und das Spielzeug der Kinder einsaugt oder sich ganz hinten unter dem Sofa versteckt und auf bessere Zeiten wartet.

Diese besseren Zeiten werden indes für Bücher wohl kaum mehr kommen. Auch wenn Sie erfreulicherweise, ich schreibe schließlich gerade eines, auch immer noch wohlduftend in gedruckter Form vorkommen, so werden sie dennoch immer öfter von E-Books abgelöst. Und auch wenn die elektronischen Verwandten deutlich leichter und platzsparender sind, so wehrt sich unser Körper dennoch gegen stundenlanges Ausharren in Leseposition. Es wird also gedreht und vom Liegen zum Sitzen und vom Sitzen zum Liegen gewechselt, und vom Rücken auf den Bauch. Alles, um unseren Gelenken das Überleben zu sichern. Leseknochen, Buchstützen (► Abb. 4.26) oder Lesekissen können hier ein wenig Unterstützung bieten und die Last zumindest kurzfristig verringern.

Ähnlich wie Staubsaugerroboter gibt es auch Roboter, die die Fensterreinigung übernehmen. Ähnlich daher, weil auch sie perfektionistisch veranlagte Menschen wahrscheinlich weniger glücklich machen werden. Wer den Putz der gläsernen Wände jedoch sowieso auf 2-mal jährlich reduziert, wird mit dieser Alternative vielleicht einen Freund fürs Leben finden. Sie merken schon, die Veränderung der Umgebung geht weit über die altbekannten Griffverdickungen und Flaschenöffner hinaus. Dennoch sollte dieser Veränderungsschritt keines Kredites bedürfen – ein weiterer Punkt, der beachtet werden muss.

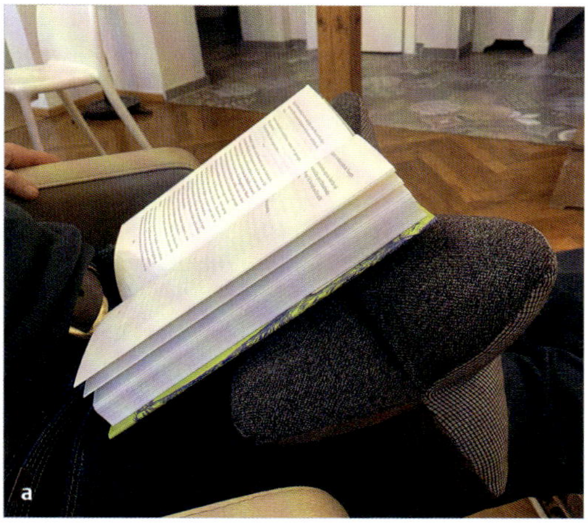

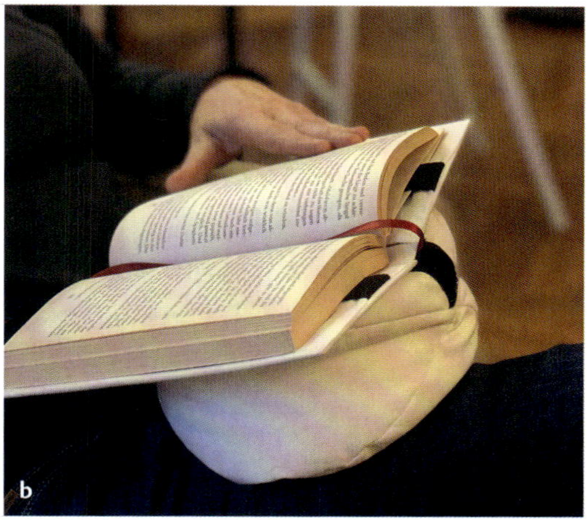

Abb. 4.26 Buchstützen.
a Ein Leseknochen als bequeme Buchablagemöglichkeit. (Quelle: © Florentina Van Ginneken)
b Die Leselotte® bietet viele Ablagevariationen und ist daher eine gern genutzte Art der Buchstütze. (Quelle: © Florentina Van Ginneken)

4.5.4 Veränderung der Handlung

Vollgestopft mit Veränderungsmöglichkeiten sind die meisten Menschen zu diesem Zeitpunkt schon sehr zufrieden mit sich und ihrem Tun. Dennoch bleibt noch ein Punkt, der veränderbar ist. Die Handlung selbst. Wobei es dabei weniger um die Ausführung geht, die durch die Veränderungen von Person und Umgebung bereits mitgenommen wurde, sondern vielmehr um die Erhaltung der Balance zwischen Belastung und Belastbarkeit bzw. die Vermeidung oder Verminderung von Fatigue [75].

Belastung ist hierbei das, was getragen werden muss beziehungsweise wird, während Belastbarkeit das ist, was eine Person tatsächlich tragen kann (▸ Abb. 4.27). Tragen bezieht sich dabei auf alles, sowohl auf der physischen als auch auf der psychisch-emotionalen Ebene.

Sehr oft wissen die Menschen gar nicht mehr, was ihre Belastungsgrenze ist, also das Limit all dessen, was sie als Belastung erdulden können, ohne dadurch gesundheitlichen Schaden davonzutragen. Es bedarf wieder eines In-den-Körper-Spürens, um dem auf den Grund zu gehen. Wobei die Schwierigkeit darin besteht, dass die Belastbarkeit keinesfalls ein festgesetzter Wert ist, sondern einer Momentaufnahme gleicht, die von vielen Faktoren bestimmt wird. Sagen wir der Einfachheit halber, dass sie von der jeweiligen Tagesverfassung abhängig ist.

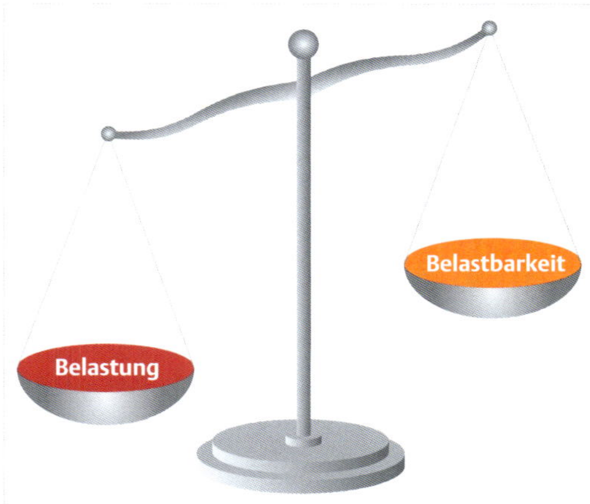

Abb. 4.27 Belastbarkeitswaage. Belastung und Belastbarkeit sollten im Alltag die Balance bewahren. Kleine Ausschwenker auf die eine oder andere Seite sind hierbei kein Problem, solange die Waage im Großen und Ganzen im Gleichgewicht bleibt.

Merke

Finden Sie das Gleichgewicht zwischen Belastung und Belastbarkeit.

Vom Umgang mit Müdigkeit

Eine erste Übung, den eigenen Körper wieder besser kennen und fühlen zu lernen, ist den Unterschied zwischen Müdigkeit und Schmerz zu erkennen. Müdigkeit kommt immer vor dem (Gelenk-) Schmerz, welchen wir bei allen Gelenkschutzmaßnahmen unbedingt vermeiden wollen. Auch bei der Müdigkeit ist sowohl die physische als auch die psychische Verfassung gemeint. In beiden Fällen ist unsere Muskulatur nicht mehr in der Lage, die Kraftübertragung korrekt zu übernehmen, wodurch es zur Mehrbelastung der Gelenke kommt.

Es ist daher sinnvoll, in Fällen von Müdigkeit Pausen einzubauen. Es reichen hierfür Mikropausen von wenigen Minuten, wie zum Beispiel, um ein paar Schlucke Wasser zu trinken. Wichtig ist hierbei allerdings, dass der Körper vollkommen aus der Situation genommen wird. Wenn Sie sich bei Computerarbeiten dabei erwischen, wie Sie gedankenverloren aus dem Fenster starren, so hatte Ihr Gehirn gerade Pause. Ihre Hände werden sich jedoch weiterhin in Warteposition über der Tastatur befinden. Die Muskulatur war weiterhin aktiv. Manchmal reicht es aufzustehen, einmal um den Sessel zu gehen und sich wieder hinzusetzen, oder eben auf die Wasserflasche zurückzugreifen.

Doch wie erkennt man Müdigkeit eigentlich? Sie ist dafür verantwortlich, dass die Menschen ihre Hände, Augen oder Schläfen reiben. Die ersten zehn Zeilen sind in wunderschöner Reinschrift verfasst, danach ähnelt die Handschrift jedoch eher der eines Kapuzineräffchens. Die Verzierung der ersten Lebkuchen hat Ausstellungsqualität, die der letzten ermutigt dazu, die Lebkuchen lieber schnell selbst zu essen. Nach sechs Stunden des Modellbaus scheinen die an sich eh schon sehr kleinen Schrauben weiter zu schrumpfen. Sie sind mittlerweile so winzig, dass man sie kaum noch zwischen den Fingern halten kann. Beim Verlassen des Raumes macht der Türstock einen unerwarteten Schritt Richtung Türmitte und hinterlässt einen unangenehmen blauen Fleck an der Schulter, und beim Ausräumen des Geschirrspülers scheinen die Gläser allesamt auf der Flucht zu sein.

Kurz: Müde ist der Mensch unkoordiniert. All das sind Zeichen für Müdigkeit, sei es physischer oder psychischer Natur, und diese müssen tunlichst erkannt und respektiert werden. Anhand der Beispiele ist schon erkennbar, dass die Anzeichen sehr klein in Form von feinmotorischen Dissonanzen oder aber überdeutlich in Form von grobmotorischen Fehlleistungen erscheinen können. Interessanterweise wissen Eltern sehr gut, dass ihr Kind müde ist, wenn es beim Radfahren jede Laterne mitnimmt. Wenn diese Eltern selbst mit dem kleinen Zeh zuerst den Sessel und danach den Schrank attackieren, stehen allerdings die Möbel im Weg. Auch hier ist Selbstreflexion gefragt.

Durch die Einhaltung von Mikropausen hat der Körper die Chance, sich zu regenerieren. Die Batterien werden vor der vollkommenen Entleerung geschützt. Dies beeinflusst nicht nur die Belastbarkeit des heutigen Tages positiv, sondern auch die des nächsten. Im Endeffekt werden sogar mehr Dinge erledigt werden können als dies ohne Pausen der Fall gewesen wäre.

Merke

Machen Sie Pausen!

Handlungen nach Wichtigkeit und Energiebilanz scoren

Eine weitere Art, Handlungen zu beeinflussen, ist, diese nach Wichtigkeit und Energiebilanz zu scoren. Diese Übung ist unbedingt in der Therapie durchzuführen, da sie so einfach erscheint, dass die meisten Menschen davon ausgehen, dass sie sie im Kopf erledigen können. Ihren Effekt spürt man allerdings erst bei der Durchführung auf Papier, welche ich Ihnen zu Übungszwecken unbedingt auch rate.

Nehmen Sie sich also Stift und Papier zu Hand und zeichnen Sie eine 4-spaltige Tabelle auf (▶ Tab. 4.1). Die erste Spalte beschriften Sie mit

Tab. 4.1 Handlungs-Scoring. Jede Handlung wird auf Wichtigkeit (0 = unwichtig, 10 = sehr wichtig) und ihren Energieverbrauch (–10 = zehrt sehr viel Energie, 0 = neutral, + 10 = gibt sehr viel Energie) gescored. Danach wird die Summe gebildet und Handlungen unter 10 Punkten noch einmal näher auf ihren Einfluss auf die mentale und physische Gesundheit betrachtet. Ein Beispiel.

Handlung	Wichtigkeit (0–10)	Energie (-10–10)	Summe
Frühstück richten	8	+ 5	13
Autofahren	9	–2	7
Mit Hund spazieren gehen	10	+ 8	18
Mit Kindern Hausübung machen	9	–6	3
Akupressurmatte	7	+ 10	17
Einkaufen	6	+ 4	10
Kochen	10	–3	7
Arbeiten	10	–3	7
Mutter besuchen	10	+ 2	12
Rätsel lösen	1	+ 8	9

„Handlung", die zweite mit „Wichtigkeit", in die dritte schreiben Sie „Energie" und in die letzte „Summe".

Sinn der Sache ist es nun, verschiedene Handlungen zu notieren, wie zum Beispiel die aus dem ausgefüllten Wochenplan. Achten Sie darauf, dass auch passive Handlungen und Handlungen, die als nicht so belastend für den Körper eingestuft werden, benannt werden. Dies könnte zum Beispiel Fernsehen, Rätsel lösen oder Spazierengehen sein. Nun werden den Handlungen Punkte für die Wichtigkeit gegeben, wobei null Punkte absolute Nichtigkeit bedeuten, während zehn Punkte für höchste Dringlichkeit stehen. Die Wichtigkeit bestimmt die jeweilige Person, deren Handlungen gescored werden, nicht der Arbeitgeber, die Gesellschaft, die Familie oder die Nachbarschaft. So kann es vorkommen, dass das tägliche Sudoku eine persönliche Wichtigkeit von 5 Punkten hat, während die Familie dem wahrscheinlich weniger Punkte zugewiesen hätte.

Wenn dies geschafft ist, werden für alle Tätigkeiten Energiepunkte vergeben. Diese reichen von –10 für stark energiezehrend über 0 für neutral bis hin zu + 10 für wunderbare Energiespender. Diese subjektive Einschätzung funktioniert immer reibungslos. Sobald eine Zahl gesagt wird, weiß die Person in der Regel, ob die Zahl auch zu ihrer Einschätzung passt. Die letzte Spalte ergibt die Lösung zu der Rechnung, die nun in jeder Zeile ersichtlich ist. Zum Beispiel wurde „tägliches Kochen" mit einer Wichtigkeit von 10 benotet, gleichzeitig wurden jedoch –3 Energiepunkte vergeben. Sie rechnen 10–3 = 7. Rätsel lösen hat eine Wichtigkeit von 1 und + 8 Energiepunkte. Sie rechnen 1 + 8 = 9.

Schon die Erstellung einer solchen Tabelle birgt oftmals den einen oder anderen Aha-Moment. Bei der Vergabe der Wichtigkeitspunkte werden Werte erkannt. Das genannte Sudoku ist für die eine Person wertvoller als für die andere. Das ist in Ordnung, sind es doch unsere kleinen persönlichen Eigenheiten, die uns so einzigartig machen. Bei der Vergabe der Energiepunkte konnten schon so manche vermeintlichen Energiespender, welche zur Entspannung genutzt werden, als Energiezehrer enttarnt werden. Fernsehen oder Handyspielen werden zum Beispiel oftmals falsch eingeschätzt, wobei dies auch wieder sehr individuell ist.

Nachdem die Tabelle nun ausgefüllt ist und erste Lernmomente eingetreten sind, stellen sich mehrere Fragen:

Gibt es grundsätzliche Auffälligkeiten?

Gibt es zum Beispiel keine oder kaum Handlungen mit positiver Energiebalance? Ein dramatisches Bild! Trauen Sie sich, darauf aufmerksam zu machen und erfragen Sie, was es bräuchte, um einzelne Handlungen ins Positive zu kehren.

Oder werden keine Tätigkeiten zur Selbstsorge genannt, obwohl Sie explizit darauf hingewiesen haben? Auch dies ist als Alarmsignal zu deuten, hat es doch direkten Einfluss auf die psychische Gesundheit.

Benennen Sie allerdings auch alles, was positiv hervorsticht. Im obigen Beispiel finden sich zwei Handlungen, nämlich der Spaziergang mit dem Hund und die Benutzung der Akupressurmatte mit 18 beziehungsweise 17 Punkten. Die Person hat eindeutig schon Handlungen gefunden, die guttun und somit die Belastbarkeit anheben. Das darf gerne wertgeschätzt werden. Vielleicht war der Person noch gar nicht bewusst, wie wichtig diese Handlungen wirklich im täglichen Leben sind.

Wie belastend sind alle Handlungen mit weniger als 10 Punkten für den Körper?

Die Welt ist nicht immer rosa, glücklich und leicht. Es darf auch Tätigkeiten geben, die keinen Spaß machen. Die Frage, die sich allerdings stellt: Muss hier noch einmal an der Person selbst gearbeitet werden, damit die Belastung auf den Körper und somit auf die Gelenke reduziert wird? So kann es sein, dass es einfacher wird, Kindern bei der Hausübung zu helfen, wenn die Person dabei nicht ebenso verkrampft wie wahrscheinlich das Kind selbst über den Hausübungen brütet, sondern beiden, dem Kind und dem eigenen Körper, mehr Freiraum gibt. Vielleicht kurz den Raum verlässt, um ein Glas Wasser zu holen. Eventuell fühlt sich die Person durch diese Tätigkeit vor allem psychisch belastet, wodurch die Atmung abflacht und die Körperspannung steigt. Beides raubt zusätzlich Energie.

Müssen Handlungen mit niedriger Wichtigkeit und negativer Energiebilanz wirklich ausgeführt werden?

An dieser Stelle hinterfragen wir das noch einmal. Denn wenn die Wichtigkeit nicht gegeben ist, es gleichzeitig obendrein noch eine Handlung ist, die Energie nimmt, warum genau wird sie dann ausgeführt?

Lassen sich Handlungen mit hoher Wichtigkeit, aber negativer Energiebilanz verändern?

Die letzte Frage ist die mit dem größten Arbeitsauftrag. Mit diesen Handlungen geht man praktisch zurück an den Start. Sie müssen im Hinblick auf den ausschlaggebenden Faktor für den Energieräuber begutachtet und dann anhand des PEOP-Modells (S. 88) optimiert werden. Sehr oft wird das tägliche Kochen als sehr wichtig, aber energieraubend bewertet. Geht man tiefer, stellt sich heraus, dass es gar nicht das Kochen ist, welches als belastend angesehen wird, sondern das Nachdenken darüber, was gekocht werden soll. Wöchentliche Menüplanungen, ein Karteikartensystem mit einfachen Kochrezepten oder ein Zusammenschluss von befreundeten Menschen, die ihre Kochideen teilen, wären dann mögliche Lösungen zur Verbesserung der Energiebilanz.

Merke

Verabschieden Sie sich von Energieräubern!

4.6 Durchhalten

Bei guter Therapieplanung sind Sie an diesem Punkt bereits 4–6 Wochen weiter, die hilfesuchende Person hatte somit schon etwas Zeit, einige Dinge im Alltag umzustellen und auch das Durchhalten zu üben. Viele merken hier bereits eine Änderung im Alltag. Sei es das Schmerzverhalten oder dass sie sich fitter fühlen, weil sie mittlerweile mehr trinken. Die Auswirkungen sind je nach individuellen Veränderungszielen ebenso vielschichtig. Diese Personen werden sich beim Durchhalten leichtertun, da sie den Benefit bereits wahrnehmen. Jene Menschen, die noch in der Ausprobierphase stecken, brauchen vielleicht etwas mehr Begleitung.

Diese Phase kann einem Coaching gleichen, bei welchem Sie in jeder Einheit neue Ziele vereinbaren und diese zum nächsten passenden Zeitpunkt evaluieren und anpassen. Diese Form der Begleitung kann auch wunderbar mit anderen Therapiemethoden wie Thermotherapie, der Herstellung von Schienen oder Ähnlichem kombiniert werden. Kann – muss aber nicht. Denn das Coaching, gut durchgeführt, ist an sich schon zeitfüllend. Was Sie hierfür brauchen, sind jedoch abermals die gehobenen Kommunikationsfähigkeiten und ausreichend Ruhe. Die Ziele sollten nämlich tatsächlich von Ihrem Gegenüber kommen.

Merke

Gedächtnisstützen helfen beim Durchhalten.

Nichtsdestotrotz gibt es einige Tipps, wie das Durchhalten auch zu Hause erleichtert werden kann. Haben Sie sich die Mühe gemacht, eine ansprechende und interessante Gelenkschutzbroschüre zu erstellen? Dann wird diese vielleicht einen Platz im täglichen Blickfeld der Klient*innen bekommen. Nicht sehr schmeichelhaft, dafür umso effektiver, ist ein Platz am stillen Örtchen. Sehr schmeichelhaft, dafür umso unwahrscheinlicher wäre eingerahmt an der Wand. Wem die Broschüre selbst doch zu sehr im Weg liegt, der kann auf andere Gedankenstützen zurückgreifen (▶ Abb. 4.28). Das können Post-its, Kalendereinträge oder sogar

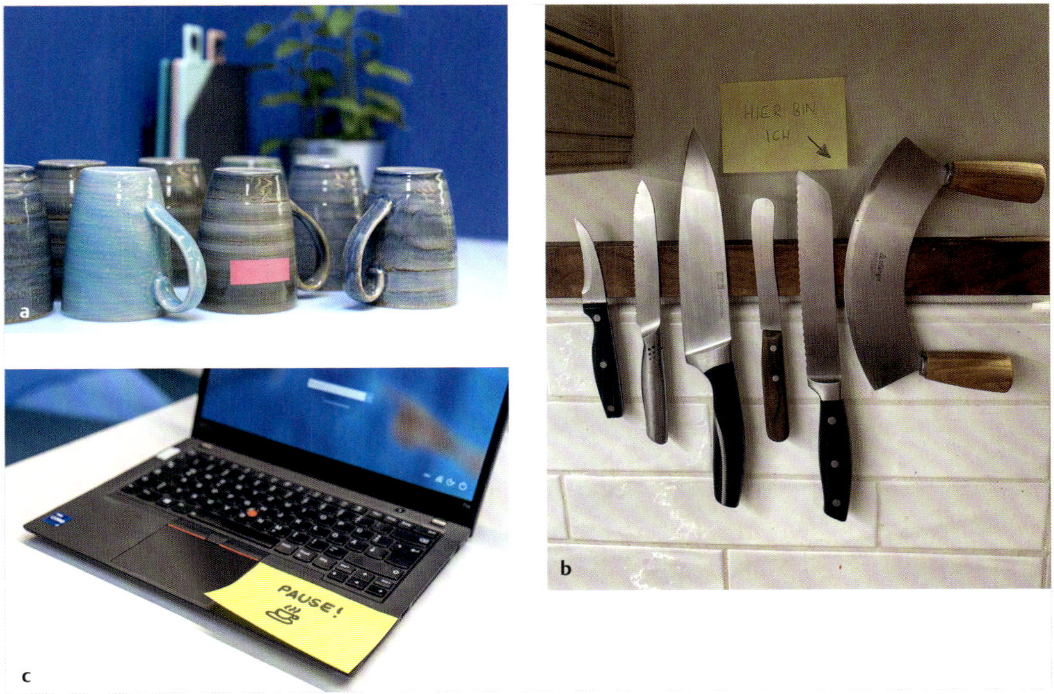

Abb. 4.28 Gedächtnisstützen im Alltag helfen der Kontinuität.

a Markierung an der Tasse, um leichter an die richtige Haltung zu denken. (Quelle: © K. Oborny/Thieme)

b Markierung bei den Messern, um die Verwendung des gelenkschonenderen Wiegemessers zu etablieren. (Quelle: © Florentina Van Ginneken)

c Erinnerung am Arbeitsplatz für mehr Pausen. (Quelle: © K. Oborny/Thieme) farbige Kleberchen auf Gegenständen sein, die man anders zu greifen versucht. Auch Handyerinnerungen sind sehr beliebt. Wie mittlerweile sehr oft angeführt, so sind hier ebenfalls die Ideen der Personen gefragt, die die Gedankenstützen schlussendlich nutzen sollen.

Lernen durch Lehren ist eine bereits seit langem bekannte Methode, um Kenntnisse zu festigen. Es kann somit durchaus sinnvoll sein, Inhalte mit den Nachbarn oder der Familie zu teilen. Ebenso hat es sich bewährt, mit Menschen in der direkten Umgebung über Ziele zu sprechen. Gerade Kinder haben sich als großartige Kontrolleure etabliert, die gerne Mama, Papa, Oma oder Tante auf diverse „Handlungsfehler“ hinweisen.

Wünsche und Ziele können im Kalender, am Kühlschrank oder im Smartphone bereit zum Abhaken hinterlegt werden. Hierdurch erlangt man eine Übersicht über alle bereits erreichten und alle noch bevorstehenden Erfolgserlebnisse.

Welche Methoden auch immer gewählt werden, sie sollen unterstützend wirken. Sobald sie in Arbeit ausarten, dürfen sie getrost fallengelassen werden.

4.7 Veränderung in der Praxis

Das eine ist, Gelenkschutz einmal von A bis Z durchzuarbeiten, um eine Idee davon zu bekommen, auf welche Art und Weise er umgesetzt werden kann. Das andere allerdings, wie der Veränderungspart dann ganz praktisch umgesetzt werden kann.

Alle Probleme und Hindernisse, die Ihnen unterkommen werden, sind individuell. Abhängig von den persönlichen Umständen einer jeden Person. Es ist unmöglich, auf alle Situationen vorbereitet zu sein. Geht man davon aus, dass der hilfesuchende Mensch grundsätzlich, gestützt durch kluge, beratende Kommunikation Ihrerseits, selbst Umsetzungsideen generieren sollte, ist dies auch nicht weiter problematisch. Wenn wir ehrlich sind, sind wir aber nicht immer kommunikativ ausgereift, fehlt uns manchmal die Geduld zu warten, holt uns der Alltag manchmal ein und lässt uns in eine Expert*innenrolle verfallen (Kap. 6.4.3).

Merke

Alle Probleme und Hindernisse, die Ihnen unterkommen werden, sind individuell und abhängig von den persönlichen Umständen einer jeden Person. Es ist unmöglich, auf alle Situationen vorbereitet zu sein.

Das Leben ist kein Wunschkonzert und entspricht nur selten dem, was als Ideal vorgestellt wird. Aus diesem Grund kann es durchaus hilfreich sein, ein paar Lösungsideen im Kopf zu haben, die im Zweifelsfall aus dem Hut gezaubert werden können. Geht es um das Öffnen von Flaschen, den Einsatz von Messern, Probleme beim Schreiben oder ähnliche Schwierigkeiten dieser Preisklasse, kann Ihnen mittlerweile fast jedes Kind eine Lösung sagen. Diese Situationen sind die ersten, die in Bezug auf Arthrose oder Rheuma beschrieben werden.

Noch einmal darauf einzugehen wäre ebenso sinnlos wie langweilig. Werfen wir also einen Blick auf weniger alltägliche Handlungen und ihren Einfluss auf den menschlichen Körper. Der Nutzen, den Sie daraus ziehen sollen, liegt nicht in der 1:1-Anwendung. Dies verhindern wahrscheinlich schon die teilweise recht ungewöhnlichen Handlungen. Sinn der Sache ist, Ihnen die Denkweise näher zu bringen und gleichzeitig zu vermitteln, dass es nicht immer nur eine und manchmal auch gar keine Lösung gibt.

4.7.1 Einen Heißluftballon aufstellen

Beschreibung der Handlung

Die Hülle eines Heißluftballons ist im kalten, noch nicht befüllten Zustand nur ein übergroßes, schlaffes Stück Stoff und muss erst irgendwie aufgeblasen werden, bevor mit Feuer und Hitze gearbeitet werden kann. Bei 3 000–4 000 m^3 lässt sich diese Hülle jedoch nicht so einfach aufblasen wie ein Luftballon. Man verwendet hierfür einen großen Ventilator, der mit viel Kraft kalte Luft in das Ungetüm bläst. Damit diese nicht über den Stoff hinwegweht, sondern wirklich im Ballon landet, muss die Öffnung von zwei Personen offen gehalten werden, bis die Hülle ausreichend gefüllt ist, um die Luft mit dem Brenner zu erwärmen. Hierfür steht an jeder Seite eine Person, fixiert den Ballon unten vorsichtig mit einem Fuß, um weiter oben, in Schulter- oder Kopfhöhe, die Hülle mit beiden Händen offen zu halten. Besagter Ventilator schafft mit ungefähr 6,6 kW (6 600 Watt!) eine Luftleistung von bis zu 43 000 m^3/h. Anders ausgedrückt: Er weht Ihnen nicht nur ohne Probleme den Hut vom Kopf, sondern auch Sie aus den Schuhen. Zum Vergleich: Ein normaler Standventilator, wie er in Büros und Dachgeschosswohnungen zu finden ist, hat ungefähr eine Leistung von 50 Watt.

Stellen Sie sich nun vor, Sie stehen am Rand der Hülle und versuchen, diese im Wind so zu fixieren und festzuhalten, dass der Ballon auf- und nicht weggeblasen wird. Noch dazu ist es Herbst und 8 Uhr früh. Die Sonne beginnt erst zaghaft, die Welt um Sie herum zu küssen, während der Nebel noch über Wiesen und Felder kriecht. Die Luft ist kalt und das Gras unter Ihren Füßen feucht. Und nun stellen Sie sich vor, Ihre Hände hätten schon beginnende Arthrose. Trotz Arbeitshandschuhen ein Traumszenario, bei dem mitfühlenden Menschen der Schmerz schon beim Lesen in die Gelenke fährt. Die Person, die diese Tätigkeit ausführt, ist nun leider nicht einmaliger Passagier, sondern fester Bestandteil der Crew. Was also rät man dieser Person?

Betrachtung nach dem PEO-Modell

Gehen Sie, so wie zuvor beschrieben, systematisch vor. Da in diesem Fall klar ist, dass die Handlung nicht durchgängig an jemand anderen delegiert werden kann, betrachten Sie zu allererst die Person. Im Hinblick auf die Haltung kann versucht werden, den Körper etwas besser einzusetzen. Hierzu muss begutachtet werden, wie weit die Person selbst im Eingang der Ballonhülle stehen kann und darf. Der Sicherheitsaspekt in Verbindung mit dieser Arbeit darf natürlich nicht vergessen werden. Ist es möglich, den Ellbogen oder ein Knie leicht einzuhaken, um den Ballon offen zu halten? Kann zu Beginn mehr Hüllenmaterial gegriffen werden, um die Grifffläche zu vergrößern?

Sehen Sie sich danach die Umgebung an. Weder das Wetter noch die Feuchtigkeit kann verändert werden. Es wird auch kein Ballonpilot Grifflöcher in die Hülle schneiden, damit diese besser gehalten werden kann. Da viele Ballonhüllen Sonderanfertigungen sind und auch ein Ballon ein Ablaufdatum hat, stellt sich allerdings die Frage, ob dieses Problem langfristig gelöst werden kann, indem beim Nachfolgemodell entsprechende Halteschlaufen in den Rand eingenäht werden. Vielleicht kann ein Tool ähnlich einer schwer entflammbaren, übergroßen Beutelschließe gefunden werden, welches über den Saum gestülpt werden kann, um mehr Grip zu haben. Wenn dieser Gegenstand noch erfunden werden muss und Sie sich dieser Aufgabe widmen, erwähnen Sie mich bitte in Ihrer Dankesrede, wenn Sie Ihre erste Million verdient haben.

Zu guter Letzt betrachten wir diese Geschichte auf Handlungsniveau. Wie bereits erwähnt, lässt sich diese Handlung nicht durchgängig vermeiden. Gehen wir außerdem davon aus, dass ihre Wichtigkeit aufgrund der Bedeutungsschwere des Ballonfahrens im Allgemeinen hoch eingeschätzt wird und auch die Energiereserven hierdurch gut gefüllt werden. Die Handlung muss somit unbedingt erhalten werden. Was also, wenn man versucht, die restlichen Tätigkeiten des Tages so zu planen, dass die Gelenke entlastet sind? Dann kann man den schweren Griff sein lassen, was er ist: pures Leben.

4.7.2 Heutransport für den Heimgebrauch

Beschreibung der Handlung

Eine junge Frau ist stolze Besitzerin von drei Ponys und hat besagte Rösser im zu groß geratenen Garten ihres Nachbarn untergebracht. Ein Weidezelt sichert einen trockenen und windgeschützten Unterstand, ist jedoch nicht groß genug, um ebenfalls dauerhaft als Heulagerplatz genutzt werden zu können. Das Heu in Form von Kleinballen ist daher in der umfunktionierten Garage der Ponybesitzerin gelagert. Ein solcher Heuballen misst ungefähr 40 × 50 × 100 cm und wiegt fest gepresst bis zu 20 kg. Er ist damit vergleichbar mit einem für die Flugreise perfekt gepackten Reisekoffer.

Im Gegensatz zu diesem mit Rollen und Griffen ausgestatteten Luxusgegenstand umfasst der Futterballen allerdings lediglich trockenes Gras und zwei dünne Kordeln, die selbiges zusammenhalten. Die Garage unserer jungen Frau ist ca. 160 m von ihren Ponys entfernt, wobei der Weg – ein Wiesen- und bei Schlechtwetter ein Schlammweg – um zwei Ecken und durch ein Tor führt. Wer Ponys kennt, weiß, dass diese in den allermeisten Fällen Futter nur sehen müssen, um zuzunehmen. Um die Minirösser vor einem Staubsaugereffekt zu schützen, bei dem sie ihr Futter so schnell fressen, dass es wirkt, als würden sie es ähnlich diesem Haushaltsgegenstand einfach einatmen, stopft die Pferdebesitzerin das Heu in ein sogenanntes Heunetz. Der Ballen muss dafür geöffnet, die Ponys müssen von der Eroberung abgehalten und das Heu, welches sich in kleinen Schnitten lösen lässt, muss ins Netz verfrachtet werden.

Der Bedarf ihrer Schützlinge beträgt etwas mehr als einen Ballen pro Tag. So trägt die junge Frau täglich einen Ballen, alle 2–3 Tage zusätzlich noch einen zweiten, von ihrer Garage zu dem Weideunterstand. Das Tragen der Heuballen ist zwar vom Gewicht dem eines gut gefüllten Reisekoffers ähnlich, die Handhabung unterscheidet sich jedoch grundlegend. Je nachdem, wie gut die Ballen gepresst sind, kann sie die beiden Kordeln zusammenfassen und in einer Hand transportieren oder sie muss mit zwei Händen zupacken, wodurch ihr Gangbild gestört wird, da sie die Kraft, die es braucht, um 20 kg vor den Körper zu heben, nicht aufbringen kann. Der Heuballen befindet sich beim Transport somit auf Kniehöhe und fällt bei jeder Bewegung auf das jeweils vordere Bein.

Ein- bis 2-mal braucht die junge Frau auf dem Weg eine Pause, um ihre Finger zu strecken oder den Arm zu wechseln. Bei Sonnenschein kein Problem, bei Regen, Sturm und Schneefall, oder wenn der Boden sehr schlammig ist, versucht sie sich jedoch durchzubeißen und ohne Pause zum Ziel zu gelangen. Das Gewicht und die Bewegung ist sie mittlerweile gewohnt, doch die Kordeln, das sogenannte Pressgarn, sind aufgrund der vielen Fasern, aus denen sie bestehen, sehr rau. Die Kombination des dünnen Garns mit dem Gewicht des Ballens ist ein weiterer Faktor, warum bei dieser Handlung nicht von Tragekomfort gesprochen werden kann. Diese Tätigkeit ist nicht nur für die Finger, sondern auch für den restlichen Körper sehr belastend, wobei die junge Ponybesitzerin nur ihre Hände belastet sieht. An die meist einseitige Belastung des restlichen Körpers hat sie sich ihrer Meinung nach schon gewöhnt.

Betrachtung nach dem PEO-Modell

Betrachtet man den letzten Satz, so schreit dieser regelrecht nach Edukation. An eine wiederholte, unergonomische Bewegung dieses Ausmaßes kann sich der Körper vielleicht gewöhnen, es ist jedoch nicht gesagt, dass diese Gewöhnung auch vor langfristigen Schäden schützt. Bleiben wir dennoch im Bereich der Ausführung und versuchen wir, verschiedene Lösungswege zu eruieren, indem wir, dem PEO folgend, die unterschiedlichen Bereiche durchdenken:

Die junge Frau wohnt allein und kann die Handlung in der Regel nicht abgeben. Wenn es sie nicht stört, Heu auf der Kleidung zu haben, könnte sie versuchen, den Heuballen beim Tragen zu umarmen. Sie könnte auch versuchen, den Ballen auf ihren Rücken zu werfen, in Höhe des Schultergürtels, und mit den Kordeln zu halten. Hierdurch würde das Gewicht über Hände und Rücken verteilt werden. Eine andere Variante wäre es, einen Stock durch die Kordeln zu schieben und so einen primitiven Tragegriff zu installieren. Mit 2 längeren und breiteren Bändern könnte der Heuballen ähnlich einem Rucksack transportiert werden, wodurch der Körper gleichmäßiger belastet wäre. Auch die Zuhilfenahme einer Scheibtruhe (in Deutschland: Schubkarre) ist ein denkbares Szenario.

Ein vollkommen anderer Denkansatz befasst sich mit der Umgestaltung des Weidezeltes. Wenn dieses erweitert oder ein Teil abgesperrt würde, könnten mehrere Heuballen in der Nähe der Ponys gelagert werden, wodurch die tägliche Belastung gegen seltenere Transporttage getauscht würde. Die Möglichkeiten in diesem Fall sind vielfältig. Die Entscheidung für eine bestimmte Lösung obliegt jedoch wie immer der jungen Frau selbst. Trotz aller Antworten ist es allerdings auch denkbar, dass keine der genannten Optionen für sie passend ist.

4.7.3 Kastenreise in den ersten Stock

Beschreibung der Handlung

Ein handwerklich begabter junger Pensionist hat für die neue Wohnung seiner Schwiegermutter einen Unterschrank für den Fernseher gebaut. Drei massive und daher schwere Bretter, die durch Säulen alter, gestapelter Bücher voneinander getrennt sind. Ein Unikat der Sonderklasse, mit entsprechendem Gewicht, welches in einen Transporter und ein paar Kilometer später von diesem in den ersten Stock eines Mehrparteienhauses gehievt werden sollte.

Zu diesem Großevent wurde ein Freund des Mannes als Tragehilfe engagiert. Die Einlagerung in den Transporter war mühselig, jedoch machbar. Das Überwinden der Stiegen mit dem gewichtigen Möbelstück wurde allerdings zum Spiel mit dem Feuer, bei dem ein Unfall nur knapp vermieden wurde. Die Griffkraft des vorangehenden und rückwärts schreitenden Pensionisten reichte gerade so weit, dass das Regal sicher in der Wohnung abgestellt werden konnte. Im Nachhinein reflektierend, wunderte sich der Mann über sein eigenes unkluges Verhalten, welches sowohl seine Finger als auch seinen Rücken enorm belastete. Die gebückte Haltung, die rutschenden Hände und der unsichere Gang waren, objektiv betrachtet, eine Gefahr für ihn und seinen Freund.

Betrachtung nach dem PEO-Modell

Was hätte hier anders gemacht werden können? Zum einen ist der Sohn des Mannes Quarterback. Er wäre sicherlich von allen unbezahlten Optionen die Optimalbesetzung für die Trägerrolle gewesen.

Das Treppenhaus war zu schmal, um das Möbelstück zu drehen und/oder nebenherzugehen, wodurch die tragenden Personen an ihrer Position nichts ändern konnten. Kurzfristig ging dem Mann schon beim Bau des Regals die Idee durch den Kopf, dieses vor dem Umzug noch einmal auseinanderzunehmen, um es in der Wohnung wieder zusammenzuschrauben. Aufgrund des großen Aufwandes ließ er diese Eingebung jedoch wieder fallen. Eine Fehlentscheidung, wie sich später herausstellte. Ebenso wäre es ihm ein Leichtes gewesen, am untersten Brett Trageleisten anzubringen. Die dadurch entstehenden Löcher sind nach dem Aufstellen des Möbels nicht mehr sichtbar. Eine ebenso simple wie sinnvolle Lösung.

Es handelt sich hierbei um eine einmalige Tätigkeit. Vom Sicherheitsaspekt mal ganz abgesehen war diese Aktion sicher weder gesund noch wünschenswert, allerdings auch weder langwierig noch intensiv genug, um dem Knorpel langfristig gesehen übermäßig zu schaden. Wenn dieser Pensionist ansonsten auf seinen Körper und seine Gelenke achtet, darf diese Aktion als Ausrutscher verbucht und vergessen werden.

4.7.4 Kakteen mit Stich

Beschreibung der Handlung

Eine Klientin, Ende 50, ist stolze Besitzerin von 426 Kakteen aller Größen, Formen und Farben. Sie sammelt diese sonderbaren Pflanzen schon ihr ganzes Leben und hat sowohl ihr Haus als auch ihren Hof umfangreich damit ausgestattet. Nun sind jedoch viele dieser Stachelpflanzen dem mitteleuropäischen Wetter zwischen Oktober und April eher abgeneigt, weshalb die Klientin ihre Schützlinge dann je nach Art in die Garage, in den Schuppen oder ins Haus verfrachtet.

Bei den kleinsten Exemplaren, die noch in Töpfen von 6 cm Durchmesser hausen, ist dies nicht der Rede wert. Mit einem Maximalgewicht von 150 g kann man eigentlich kaum von Belastung sprechen. Es sei denn, sie stehen in den Regalen sehr weit unten, sodass die etwas fülligere Klientin in die Knie gehen muss, um sie aufzuheben. Knie, die bereits in Mitleidenschaft gezogen sind und derlei Späße lieber vermeiden würden. Einmal in Bodennähe, greift die Klientin dann natürlich nicht nur zu einem Minikaktus, sondern füllt ihre Hände so voll, wie es nur geht. So schafft sie es, zwischen sechs und acht Töpfe gleichzeitig zu transportieren. Zumindest sofern es ihr gelingt, ihre Beine zu strecken und sich zurück in eine aufrechte Position zu begeben. Wenn die besagten Gelenke wieder in einer angenehmeren Stellung sind, sind es ihre Daumen, die aufgrund der starken Spreizung, die notwendig ist, um mehrere Töpfe sicher zu halten, zu stechen beginnen. Sie selbst lacht ein wenig darüber und meint, dass ihre Gelenke mittlerweile auch zu Kakteen geworden sind.

Die Klientin nutzt also Humor als Copingstrategie. Dieser hilft ihr bei den größten ihrer Stechpflanzen allerdings nur noch wenig, denn die teilweise über zwei Meter hohen Exemplare befinden sich in entsprechend imposanten Töpfen. Ihr Gewicht wäre für gesunde, sehr starke Menschen vielleicht noch händelbar, die Stacheln, die es jedoch unmöglich machen, die Pflanze auf der

Schulter zu stabilisieren, sprechen eigentlich gegen jeglichen Transport. Doch wie es bei eingefleischten Sammler*innen nun mal so ist, sagt die Überzeugung etwas anderes als die Vernunft. Und so hievt, hebt, zieht und drückt die Klientin gemeinsam mit ihrem Sohn 2-mal im Jahr die Riesenpflanzen auf Rollbretter, um sie an einen der Jahreszeit angepassten Ort zu verfrachten. In den Monaten, in denen die Kakteen nicht dem Umzugsstress verfallen, werden sie gehegt und gepflegt, gedüngt und regelmäßig umgetopft. Eine Handlung, die die Klientin am Boden kniend erledigt, um nahe an dem Sack mit der Erde zu sein.

Betrachtung nach dem PEO-Modell

Auch hier wollen wir uns ansehen, welche Lösungsvarianten für die Klientin entstehen können, wenn wir, anstatt blind Verbesserungen anzupreisen, systematisch alle Bereiche abklappern.

Es ist deutlich, dass die Klientin die Handlungen rund um ihre Kakteen als bereichernd empfindet, die meisten Handgriffe wird sie daher nicht abgeben. Allerdings ließen sich diese Handgriffe selbst näher betrachten. Greift die Klientin beispielsweise direkt in die Erde oder benutzt sie ein Schäufelchen? Nimmt sie die Töpfe an eventuell vorhandenen Rändern oder umfasst sie sie beidhändig? Kniet sie am Boden, auf einer Unterlage oder lässt sich die Tätigkeit auch sitzend auf einem niedrigen Hocker ausführen? Ist die Einrichtung eines Pflanztisches sinnvoll, um zumindest kleinere Kakteen ergonomischer umsorgen zu können? Oder lässt man den Mut für große Träume zu und eröffnet Gedanken rund um ein Kakteen-Gewächshaus? Hierdurch ließe sich vielleicht der Umzugsstress sowohl für die Klientin und ihre Gelenke als auch für die Kakteen vermeiden.

Die Lösungswege sind vielfältig, müssen jedoch wie so oft an die Person, deren Werte, die Gegebenheiten der sozialen und physischen Umgebung und die finanziellen Möglichkeiten angepasst werden.

4.7.5 Bettchen deck dich

Betrachtung der Handlung

In jedem Hotel gibt es sie. Die stillen Feen und heimlichen Heinzelmännchen, die auf leisen Sohlen durch die Räume wandern und dafür sorgen, dass Mistkübel geleert, Spiegel geputzt, Betten gemacht und kleine Willkommensgrüße arrangiert werden. Das Personal des Housekeepings wird nicht immer beachtet, es verdient jedoch ebenso viel, wenn nicht sogar mehr Respekt als die Belegschaft an der Rezeption. Anderer Leute Hinterlassenschaften fein säuberlich aufzuräumen ist kein Zuckerschlecken. Und dabei bestehen besagte Überreste nicht immer nur aus ein paar Verpackungsresten und Haaren.

Die zu verrichtenden Tätigkeiten sind hierbei also vielfältig. Die Betten müssen frisch bezogen werden, wobei die Überzüge sogenannte Hotelverschlüsse haben und daher weder durch Knöpfe noch durch Reißverschlüsse zu schließen sind. Eine zeitliche wie körperliche Erleichterung. Spiegel müssen geputzt werden, wobei hierfür teilweise hoch hinauf und über eine Waschbatterie gegriffen werden muss, während andere Modelle bis zum Boden reichen. Abhängig von der Größe der Dusche kann auch deren Reinigung ein mehr oder weniger anstrengendes Unterfangen sein.

Bedenken Sie bei all diesen Tätigkeiten, dass es sehr oft mehr als ein Reinigungsvorgang ist, denn geputzt ist noch nicht desinfiziert. Auch die Toilette muss schlussendlich glänzen, wobei weder Klopapierreste noch Spinnweben dahinter oder darunter versteckt sein dürfen. Staub und Insekten sollten grundsätzlich in Hotelzimmern nicht vorhanden sein. Weshalb auch täglich staubgesaugt und -gewischt wird. Für all diese Tätigkeiten werden pro Zimmer ungefähr 20 Minuten Arbeitszeit veranschlagt. Auch dies ist natürlich von der Raumgröße und der Hotelführung abhängig. Während manche Hotels das Wohlbefinden der Mitarbeitenden in den Vordergrund stellen, ist es bei anderen der Gewinn der dominierende Faktor, wodurch die gleiche Arbeit in weniger Zeit abzuspulen ist.

Betrachtung nach dem PEO-Modell

Doch sehen wir uns einige der Tätigkeiten genauer an und betrachten die verschiedenen Ausführungsmöglichkeiten. Was davon umsetzbar ist, ist stark von den örtlichen Gegebenheiten und der Mitarbeit des Managements abhängig. Wir erlauben uns einfach einmal zu träumen.

Das Putzen eines Spiegels oder einer Glasfläche, die bis zum Boden reicht, könnte auf mehrere Arten passieren. So ist eine Variante hierbei, beidbeinig neben dem Spiegel zu stehen und mittels Rotation und Beugung die unteren Teile zu erreichen. Eine weitere Variante wäre es, wie ein Seestern Arme und Beine zu spreizen und einbeinig zu stehen. Das zweite Bein wäre dann ähnlich wie bei einer Standwaage das Gegengewicht, während der nicht putzende Arm als Stabilisator eingesetzt werden kann. Eine dritte Art, diese Tätigkeit auszuführen, besteht darin, jeden dieser Spiegel als Chance für eine schöne Squatbewegung zu nutzen. Arbeit und Training in einer wunderbaren, gesundheitsfördernden Vereinigung.

Wie bereits in der Beschreibung angedeutet, bilden gerade im Reinigungsbereich die soziale wie physische Umgebung einen wichtigen Aspekt. Welche Reinigungswägen werden verwendet, welcher Staubsauger? Wird mit Chemikalien oder mit thermischer Desinfektion gearbeitet? Wie viele Personen sind pro Zimmer eingeteilt? Ist eine Arbeitsteilung denkbar? Viele Investitionen haben auf die Reinigungsgeschwindigkeit einen großen Einfluss, weshalb sie auch bei gewinnorientierteren Unternehmen auf offene Ohren treffen könnten. Arbeitsmaterial, welches leichtgängig und gut händelbar ist, macht die Arbeit einfach effizienter.

Im Handlungssegment lässt sich dagegen, wie bei vielen beruflichen Tätigkeiten, wenig ändern. Einzig die Arbeitszeit beziehungsweise der Arbeitsplan sind mancherorts mitzugestalten. Wodurch zumindest ausreichend Pausen oder Ruhetage eingeplant werden können.

4.8 Zusammenfassung

Dass Gesundheitsvorsorge auch einer Verhaltensänderung bedarf, wurde bereits ausführlich besprochen. Auch Gelenkschutz ist eine Investition in die Gesundheit, jedoch eine sehr umfangreiche. Aus diesem Grund ist es unbedingt notwendig, diese Verhaltensänderung gut zu begleiten. Bei vielen Menschen werden Sie den Satz „Das mache ich eh schon" hören. Hiermit zeigt sich, dass die Prinzipien des Gelenkschutzes auf natürlichen Verhaltensweisen beruhen und keine Erfindungen der Neuzeit sind. Jede Person, die auch nur ein klein wenig auf ihren Körper hört, wird selber spüren, was gut und was weniger gut für sie ist. Im Idealfall wurde bereits der Großteil umgesetzt und es bedarf nur noch geringer Optimierungen an einzelnen Stellen.

Baut man Gelenkschutz anhand der Schritte zur Verhaltensänderung auf (siehe Kap. 2.1), zeigt sich neben einer brauchbaren Struktur ebenso, was bisher für eine gelungene Umsetzung gefehlt hat. Häufig handelt es sich dabei um die intensive Auseinandersetzung mit der Basis: mit der Motivation, den Fähigkeiten, Potenzialen, Fallstricken und der Information, die die Grundlage der Entscheidungen bildet. In jedem Fall haben Menschen, egal mit welchen Erkrankungen, ein Recht auf Edukation. Denn nur diese gibt ihnen das Werkzeug, frei über den weiteren Therapieweg zu entscheiden [79]. Nehmen Sie sich daher für den Teil der Wissensvermittlung ausreichend Zeit und sehen Sie sie als Teil des Veränderungsprozesses, der allerdings nur dann eingeleitet werden kann, wenn die hilfesuchende Person auch wirklich offen für Veränderung ist. Wenn dem jedoch so ist, wird der Gelenkschutz bereits in der Edukationsphase seine Magie entfalten.

Haben Menschen erst einmal verstanden, welche Auswirkungen die Krankheit auf ihren Körper und wie viel Einfluss ihr eigenes Verhalten darauf hat, sind sie meist kaum noch zu bremsen. Geben Sie ihnen dennoch ausreichend Zeit zur Selbstreflexion. Auch wenn die Ausführung der Veränderung als eigener Schritt beschrieben ist, sollten bereits getätigte Veränderungen nicht unterbrochen, sondern gefördert werden. Einzig im Hinblick auf die Erwartung eines offenen Lösungskoffers sollte desillusioniert werden. Damit wird gewährleistet, dass die Person ihr Gesundheitsverhalten auch dann noch adaptieren kann, wenn sich die äußeren Umstände, Rollen oder Ansprüche verändern. Ein wichtiger Schritt weg von der abhängigen Klientel hin zu autonomen und zum Selbstmanagement fähigen Menschen.

Die Veränderung selbst sollte übersichtlich in drei Teilschritten erfolgen, welche sich an das PEO-Modell anlehnen. In ebendieser Reihenfolge, nämlich erst an der Person, danach an der Umgebung und schlussendlich an den Handlungen, sollte wie an drei Schrauben gedreht werden. Wenn auch dies geschafft ist und die ersten Veränderungsversuche positiv verlaufen sind, heißt es nur noch durchzuhalten. Was einfach klingt, erfordert viel Konsequenz und manchmal auch weitere therapeutische Begleitung.

Ohne Zweifel sind eigene Worte dabei leichter zu übermitteln als auswendig gelernte. Weswegen auch in diesem Buch daran gearbeitet wird, Ihnen die Materie möglichst umfangreich und gleichzeitig praxisnah und einfach zu vermitteln, damit Sie Ihr eigenes Verständnis entsprechend anwenden und weitergeben können.

Literatur

[53] Voß V. Denken, verstehen, wissen: eine sprachvergleichende Untersuchung zu lexikalischen Bezeichnungen mentaler Tätigkeiten, Vorgänge und Zustände. Westfälische Wilhelms-Universität; 2009

[54] Zangi HA, Ndosi M, Adams J et al. EULAR recommendations for patient education for people with inflammatory arthritis. Ann Rheum Dis 2015; 74: 954–962.

[55] Hettenkofer HJ, Schneider M, Braun J, Hrsg. Rheumatologie: Diagnostik - Klinik – Therapie. Stuttgart: Thieme; 2014

[56] De Morree JJ. Dynamiek van het menselijk bindweefsel: Functie, Beschadiging en Herstel. Houten, Niederlande: Bohn Stafleu Van Loghum; 2021

[57] Kiani C, Chen L, Wu Y et al. Structure and function of aggrecan. Cell Res 2002; 12: 19–32 DOI: 10.1038/sj.cr.7 290 106

[58] Gilbert SJ, Blain EJ. Cartilage mechanobiology: How chondrocytes respond to mechanical load. In: Verbruggen SW, Hrsg. Mechanobiology in Health and Disease. ScienceDirect, Elsevier B.V.; 2018. DOI: 10.1016/b978–0–12–812 952–4.00 004–0

[59] Gan D, Jin X, Wang X et al. Pathological progress and remission strategies of osteoarthritic lesions caused by long-term joint immobilization. Arthritis Res Ther 2023; 25 (1):237. DOI: 10.1186/s13 075–023–03 223–3

[60] Appell H, Stang-Voss C. Funktionelle Anatomie. Grundlagen sportlicher Leistung und Bewegung. Heidelberg, Berlin: Springer; 2021

[61] Ucke, C. Physikalisches Praktikum für Mediziner: Armmodell [Datensatz]. Physikdepartment E 20. München: Technische Universität; 1999. Im Internet: https://www.ucke.de/christian/physik/medprakt/Armmodell.PDF; Stand: 25.02.2024

[62] Kirsch J, Hrsg. Schmerz, lass' nach! Eine Einführung in die Grundbegriffe der Schmerzmedizin. WissenKompakt Medizin. Heidelberg, Berlin: Springer; 2018; DOI: 10.1007/978-3-662–55 358–9

[63] Thomm M. Schmerz und Psyche. ProCare 2016; 21 (10): 37–49. DOI: 10.1007/s00 735–016–0718–4

[64] Hilfiker R. Assessments: Visuelle Analog- und numerische Ratingskala – die Schmerzintensität messen. Ergopraxis 2010; 3 (06): 26–27. DOI: 10.1055/s-0030–1 255 429

[65] Law M, Cooper BA, Strong S et al. (1996). The Person-Environment-Occupation Model: a transactive approach to occupational performance. Canadian Journal of Occupational Therapy 1996; 63 (1): 9–23. DOI: 10.1177/000 841 749 606 300 103

[66] Pechstädt K. Person, Environment and Occupation (PEO) – Schnittstelle zwischen Ergotherapie und Occupational Science. Austrian Association of Occupational Science; 2022. Im Internet: https://austrianoccupationalscience.com/person-environment-and-occupation-peo-schnittstelle-zwischen-ergotherapie-und-occupational-science/; Stand: 25.02.2024

[67] Van Ginneken F. Die 3-Schrauben-Technik – Ergotherapie bei rheumatischen Erkrankungen an der Hand. rheuma plus 2023. DOI: 10.1007/s12 688–023–00 694–9

[68] Durchschnittliche tägliche Nutzungsdauer von Smartphones in Deutschland im Jahr 2023 nach Altersgruppe. Statista.com; 2023. Im Internet: https://de.statista.com/statistik/daten/studie/714 974/umfrage/taegliche-nutzungsdauer-von-smartphones-in-deutschland/; Stand: 25.02.2024

[69] Friedrich G. Datenanalyse: Deutsche über drei Stunden täglich am Smartphone. heise online; 2022. Im Internet: https://www.heise.de/news/Datenanalyse-Deutsche-ueber-drei-Stunden-taeglich-am-Smartphone-6 369 952.html; Stand: 25.02.2024

[70] Studie zu Internetnutzung: Jugendliche sind 63,7 Stunden pro Woche online; Frankfurter Allgemeine Zeitung. FAZ.NET; 2023 Im Internet: https://www.faz.net/aktuell/gesellschaft/menschen/jugendliche-sind-63-7-stunden-pro-woche-online-18 998 950.html; Stand: 25.02.2024

[71] Gamer's/Texter's Thumb. American Society for Surgery of the Hand (ASSH). Im Internet: https://www.assh.org/handcare/condition/gamers-texters-thumb; Stand: 25.02.2024

[72] Kaffee: Konsum und Anbau – Statistiken und Daten. Statista.com; 2024. Im Internet: https://de.statista.com/themen/171/kaffee/; Stand: 25.02.2024

[73] Voskamp P. Basisboek Ergonomie. Groningen, Utrecht, Niederlande: Noordhoff; 2008

[74] Peterko YK, Unterweger K, Wagner C et al. Das Kompetenzprofil der Ergotherapie. Ergotherapie 2019; 4. Im Internet: https://www.ergotherapie.at/sites/default/files/materials/kompetenzpfrofil_druck_final.pdf; Stand: 15.02.2024

[75] Dures E, Farisoğulları B, Santos EJF et al. 2023 EULAR recommendations for the management of fatigue in people with inflammatory rheumatic and musculoskeletal diseases. Ann Rheum Dis 2023. DOI: 10.1136/ard-2023–224 514

[76] Bobos P, Nazari G, Szekeres M et al. The effectiveness of joint-protection programs on pain, hand function, and grip strength levels in patients with hand arthritis: a systematic review and meta-analysis. Journal of Hand Therapy 2019; 32 (2): 194–211. DOI: 10.1016/j.jht.2018.09.012

[77] O'Brien A, Jones PW, Mullis R et al. Conservative hand therapy treatments in rheumatoid arthritis—a randomized controlled trial. Rheumatology 2005; 45 (5): 577–583. DOI: 10.1093/rheumatology/kei215

[78] Joint care. Versus Arthritis (o. D). Im Internet: https://versusarthritis.org/about-arthritis/managing-symptoms/joint-care/; Stand: 25.02.2024

[79] Ritschl V, Stamm TA, Aletaha D et al. 2020 EULAR points to consider for the prevention, screening, assessment and management of non-adherence to treatment in people with rheumatic and musculoskeletal diseases for use in clinical practice. Ann Rheum Dis 2021; 80 (6): 707–713. DOI: 10.1136/annrheumdis-2020–218 986

Kapitel 5

Begleitende (ergo-) therapeutische Maßnahmen

5

5 Begleitende (ergo-)therapeutische Maßnahmen

Die Ergotherapie kann selbstredend noch mehr. Andere Schubladen mit Fähigkeiten und Kenntnissen, die bei Gelenkerkrankungen angebracht sein könnten, können jederzeit geöffnet werden. Die Liste all jener therapeutischen Mittel, über die die physikalische Medizin verfügt, wirkt jedoch fast unendlich. Vieles davon eignet sich als zusätzliches Tool in der coachenden Endphase der Gelenkschutzberatung oder zur inter- bzw. transdisziplinären Zusammenarbeit. Ein näheres Eingehen auf alles, was bei Gelenkproblemen eingesetzt wird, würde wohl ein weiteres Buch beanspruchen. Daher befindet sich auf den folgenden Seiten ein kleiner Überblick der gebräuchlichsten Maßnahmen meiner eigenen Berufsgruppe – der Ergotherapie.

5.1 Schienenversorgung und Taping

Die Schienentherapie gehört zu den bekanntesten Maßnahmen, wenn es um Rheuma oder Arthrose geht. Spannend ist allerdings zu wissen, dass es nicht (immer) die sinnvollste ist. Schienen werden in diesem Bereich hauptsächlich zur Ruhigstellung genutzt. Wenn Sie in Kap. 4.2.1 über die Anatomie gut aufgepasst haben, wurde Ihnen mittlerweile vielleicht jedoch bewusst, dass Ruhigstellung für den Knorpel eher kontraproduktiv ist. Dies bedeutet allerdings nicht, dass Schienentherapie grundsätzlich schlecht ist, sondern dass darüber gut nachzudenken ist und Vor- und Nachteile gegeneinander abgewogen werden müssen. Es bedarf des Clinical Reasonings.

Wenn bei der Bewertung von Handlungen (s. Kap. 4.5.4) deutlich wurde, dass es einzelne Aktivitäten gibt, die wichtig, aber stark energieraubend sind, und wenn sich der Energieverlust hauptsächlich auf Schmerzen und somit wahrscheinlich auf Überbelastung gründet, dann ist es durchaus sinnvoll, für diese Handlungen passende Schienen zu erstellen. Ebenso, wenn sich in Gelenken akute Entzündungen befinden – auch in diesem Fall kann eine Ruhigstellung durchaus einen Mehrwert bieten. Unabdingbar ist dann jedoch, dass die betroffenen Gelenke mehrmals täglich zumindest passiv durchbewegt werden. Ansonsten wird die Verschlechterung der Knorpelsubstanz und somit des Gelenkes riskiert. Bei Personen älteren Semesters ist dies bereits nach wenigen Tagen, teilweise sogar bereits nach Stunden bemerkbar.

Merke

Die Ruhigstellung eines Gelenks kann je nach Sachlage durchaus einen Mehrwert bieten. Vor- und Nachteile einer Schienentherapie sind mittels Clinical Reasonings sorgfältig abzuwägen. Unabdingbar ist in jedem Fall, dass das betroffene Gelenk mehrmals täglich zumindest passiv durchbewegt wird.

5.1.1 Schienentypen

Die bekanntesten Schienen, die in der Ergotherapie produziert werden, sind lange oder kurze Daumenschienen wie die Schmetterlingsschiene, die in ▸ Abb. 5.2 zu sehen ist. Wobei gerade bei den Daumenschienen kein Konsens darüber besteht, welches nun die richtige Entscheidung ist. Dies scheint insbesondere davon abhängig zu sein, aus welchem Grund eine Schiene getragen werden soll. Während lange Daumenschienen für mehr Ruhe und somit Schmerzreduktion sorgen, gewährt ihr kurzes Pendant mehr Alltagsfunktion [80]. Wie immer basiert somit die Entscheidung, welche Schiene der hilfesuchenden Person angeboten wird, auf dem eigenen Clinical Reasoning. Im Idealfall findet diese Abwägung jedoch gemeinsam mit dem Gegenüber statt, indem die verschiedenen Varianten offen dargelegt und ihre Vor- und Nachteile gegeneinander abgewogen werden.

Selbiges gilt für das verwendete Material. Von Neopren bis Thermoplast ist die Auswahl vielfältig. Für Ergotherapeut*innen, die nur wenige Schienen bauen und keinen Hydrokollator ihr Eigen nennen, ist eine Schiene aus Orficast® eine ebenso einfache wie platzsparende Variante. Denn bei diesem flexiblen Material ist auch der Schnitt so einfach, dass kein Muster vonnöten ist. Man benötigt lediglich die 15 cm breite Variante, faltet eine Ecke so zur gegenüberliegenden Seite, dass ein Dreieck ent-

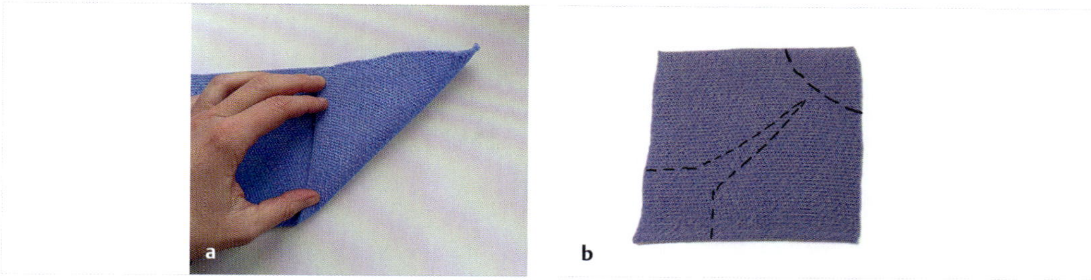

Abb. 5.1 Schritte zur Daumenschiene.
a Ein Quadrat abschneiden mithilfe der Diagonalkante. (Quelle: © Florentina Van Ginneken)
b An dem entstandenen Quadrat an einer Ecke einen Viertelkreis, an der gegenüberliegenden eine „Krawatte" ausschneiden. Schon ist das Schienenmodell fertig. (Quelle: © Florentina Van Ginneken)

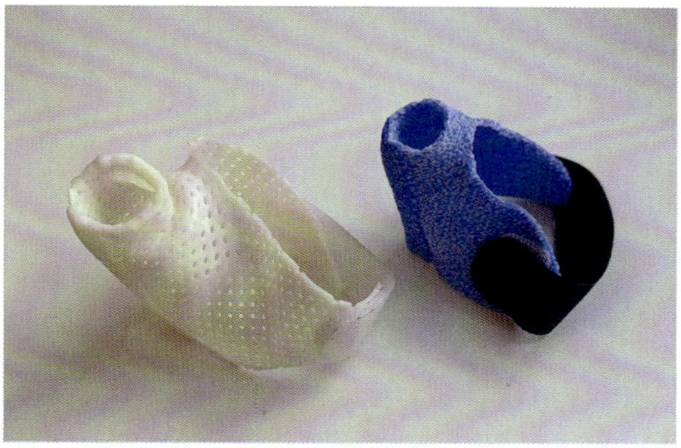

Abb. 5.2 Daumenschienen (links: Aquaplast, rechts: Orficast) ohne Einschluss von Handgelenk oder Interphalangealgelenk des Daumens. (Quelle: © Florentina Van Ginneken)

steht, und schneidet an dieser Stelle das Material ab. Nun wird ein Eck rund ausgeschnitten, während an der entgegengesetzten Ecke ein Stück in Form einer Krawatte entfernt wird. Fertig ist das Schienenmuster, welches nur noch aufgewärmt und angepasst werden muss. Tätigkeiten, die in jedem Haushalt denkbar sind (▸ Abb. 5.1).

Wenn Sie grundsätzlich keine Schienen herstellen können oder möchten – oder wenn Sie besonderen Komfort anbieten wollen –, so besteht mittlerweile auch eine Variante dieser Schiene aus Silikon [81].

Taping als Alternative zu Schienen

Als Alternative zu starren und dadurch einschränkenden Schienen ist kinesiologisches Taping zu nennen. Dieses elastische Klebeband wirkt weit weniger einschränkend, bietet dafür aber auch weniger Ruhigstellung. So können gerade im Bereich des Daumens periodisch getragene Tapes durchaus den Unterschied zwischen Krankenstand und arbeitsfähig bilden. Der große Nachteil der Klebestützen ist allerdings, dass diese weniger hautfreundlich sind. Daher können sie bei Hautschäden aller Art sowie bei der dünnen Haut der älteren Generation nicht angewendet werden.

Je nach Geschicklichkeit der Nutzenden braucht es außerdem unter Umständen eine zweite Person, die das Tape entsprechend anlegt. Dieses Unterfangen kann trotz YouTube-Anleitung manchmal zur Belastungsprobe für die eine oder andere Beziehung werden, weshalb eine Übungseinheit in der Therapie durchaus angebracht sein kann.

Klebevarianten gibt es wie Sand am Meer. Eine ebenso einfache wie schnelle Variante ist die des Smileys über dem CMC. Hierfür braucht es, wie in ▸ Abb. 5.3 ersichtlich, ein ungefähr 7 cm langes Stück Tape, welches dann mit viel Zug vom Handrücken in Form eines lächelnden Mundes um das CMC-Gelenk zur Handfläche getapt wird. Das Tape wirkt ein wenig wie eine kleine Hängematte, in der das Gelenk leicht gehoben ruhen kann. Da die Handfläche mehr Schweiß absondert als die Haut am Handrücken, ist die Klebefähigkeit hier deutlich eingeschränkt. Dennoch ist dies eine gute und schnelle Art, akute Schmerzen einzudämmen und

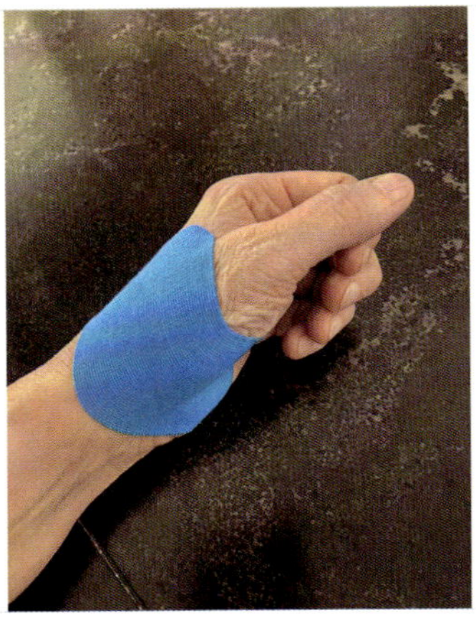

Abb. 5.3 „Hängemattentape". Kommt bei Entlastung des CMC-I und zur Schmerzreduktion zum Einsatz. (Quelle: © Florentina Van Ginneken)

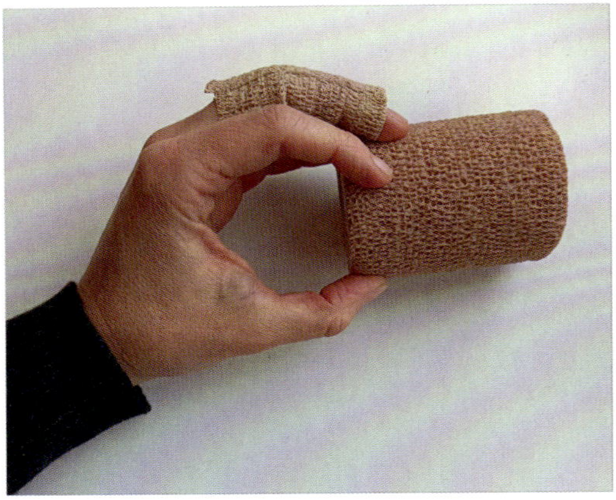

Abb. 5.4 Coban©-Verband. Geeignet zur Ödem- und Schmerzreduktion und leichten Ruhigstellung. (Quelle: © Florentina Van Ginneken)

den Daumen bei belastenden Handlungen zu unterstützen.

Taping kann auch bei den großen Gelenken wie Knie und Schulter entlastend und stabilisierend wirken und ist insgesamt eine sinnvolle Stabilisierungsmöglichkeit, die mit etwas Übung auch zu Hause gut angebracht werden kann. Allerdings darf man auch nicht seinen großen Nachteil außer Acht lassen, der sich, wie oben bereits erwähnt, im Bekleben der Haut findet. Sehr oft ist diese mit der Klebeaktion nämlich gar unzufrieden. In diesen Fällen sollten Sie auf das größte Organ des Menschen hören und von weiteren Tapings absehen.

Coban©-Verbände und ähnliche Bandagen

Bei Schmerzen in den kleinen Fingergelenken, den PIPs und DIPs, ist von festen Schienen allerdings abzuraten. Diese verzeihen die Immobilisation nicht und äußern ihren Unmut durch – teilweise sogar irreversible – Steifigkeit. Für die Finger gibt es andere, sanftere Alternativen. Zum Beispiel selbstklebende Bandagen wie Coban© von 3 M, zu sehen in ▸ Abb. 5.4. Coban©-Verbände erzeugen einen verhaltenen zirkulären Druck, der sowohl schmerzlindernd als auch Ödem-reduzierend wirkt. Der Abfluss von Schwellung wird zusätzlich durch den festen Kontakt gefördert, den das Material zur Haut aufnimmt, da hierdurch die Lymphtätigkeit angeregt wird. Aufgrund der geringen Materialstärke ist dennoch weiterhin die volle Beweglichkeit gewährleistet. Coban© oder ähnliche Bandagen sind dann sinnvoll, wenn immer wieder verschiedene Finger schmerzen oder anschwellen oder wenn die Schmerzen nur kurzfristig auftreten. Da selbstklebend nicht gleichzusetzen ist mit „nur an Personen klebend" und das Band folglich großartig beim Kampf gegen Hausstaub einzusetzen ist, muss es täglich gewechselt werden.

Maßgeschneiderte Schienen aus Neopren

Bei langanhaltenden Schmerzen, stärkeren Ödemen oder leichten Deformationsansätzen kann mit maßgeschneiderten Fingerschienen aus Neopren gearbeitet werden, von denen ein Beispiel in ▸ Abb. 5.5 zu sehen ist. Hier sollte eine Materialstärke von 1–1,6 mm gewählt werden, um die Bewegung nicht unnötig einzuschränken. Dickeres Material erzeugt mehr Widerstand, was zur Folge hat, dass die Finger kaum noch gebeugt werden. Neoprensocken, wie ich sie liebevoll nenne, sind sehr einfach und schnell erzeugt, können an Kontrakturen und Ödeme angepasst und sogar im Nachhinein enger gemacht werden. Ihr hoher Tragekomfort gemeinsam mit der einfachen Hand-

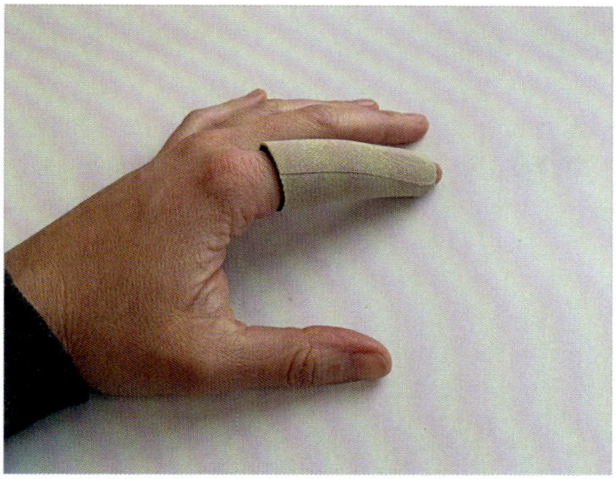

Abb. 5.5 Fingerschiene aus Neopren.
Quelle: © Florentina Van Ginneken

habung macht sie zu äußerst beliebten Begleitern. Es sei allerdings vorgewarnt, dass sie täglich gewaschen werden müssen, da auch Hände im Grunde nichts anderes als Füße sind und dies eindrucksvoll olfaktorisch beweisen, sobald sie in Neopren gehalten werden.

Silversplints

Als letzte Art der Schienen möchte ich die sogenannten Silversplints erwähnen. Kunstvolle Schienen aus Silber, die anhand von ergotherapeutischen Mustern gefertigt werden. In den deutschsprachigen Ländern sind sie leider noch nicht sehr verbreitet, doch die Anbieterzahl steigt. Neben sehr schlichten Modellen, die je nach Fragestellung allerdings über ausgeklügelte Verschlussmechanismen verfügen können, um sie über verdickte PIP-Gelenke zu bekommen, gibt es auch äußerst ästhetisch gestaltete, die so manches Schmuckstück in den Schatten stellen (s. ▸ Abb. 5.6).

Die Auswahl ist groß, wie Sie sehen, und es liegt an Ihnen, für sich und die Menschen, die zu Ihnen kommen, ein angemessenes Sortiment bereitzuhalten. Sei es, dass Sie selbst in den Bastelmodus verfallen oder zu geeigneten Anbietern verweisen können.

5.2 Thermotherapie

Thermotherapie umfasst alle Anwendungen, bei denen eine Form von Wärme oder Kälte auf die Haut appliziert wird. Wärme wirkt hierbei durchblutungsfördernd und erhöht den Stoffwechsel. Wir alle kennen auch die entspannende Wirkung von Wärme, welche sowohl die Muskulatur als auch das Bindegewebe beeinflusst. Kälte hingegen reduziert die Durchblutung, was gerade bei frischen Verletzungen einen positiven Einfluss auf die Hämatombildung, aber auch auf entzündungsbedingte Schwellungen haben kann. Außerdem setzt Kälte die Leitungsgeschwindigkeit von Nerven herab und dämpft die Aktivität von Schmerz-

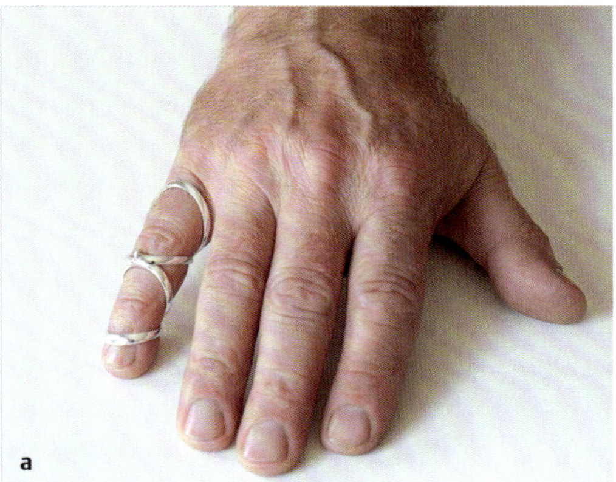

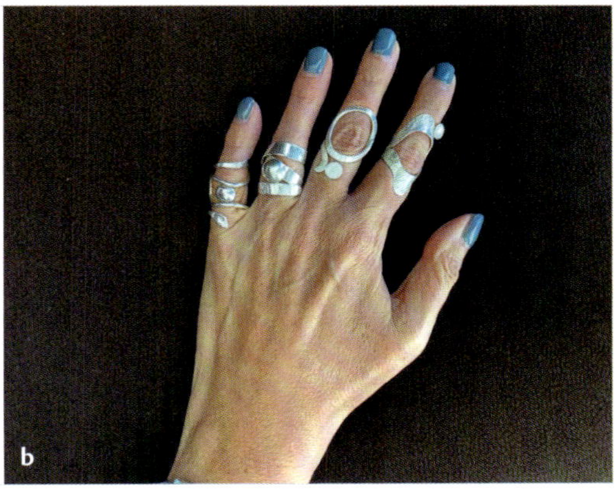

Abb. 5.6 Silversplints. Schienen für den langfristigen Gebrauch mit Schmuckcharakter.
a Schwanenhalsschiene als medizinisches Hilfsmittel. (Quelle: © WE Design BV)
b Verschiedene Silberschienen mit individuell gefertigten Designs. (Quelle: © Sandra Riebenbauer/Sarie)

rezeptoren, wodurch sie Schmerzen lindern kann. Auch Muskelentspannung kann sich bei einem längerfristig gesetzten Kältereiz einstellen. Die Wirkungsweisen sind also gleichzeitig sowohl konträr als auch konform. Das Wunder der Natur.

Es gilt die Faustregel: Wärme bei chronischem, Kälte bei akutem Geschehen. Viele Körper haben allerdings ihre eigenen Ideen, was diese Faustregel betrifft. Eine passendere Version wäre somit: Gut tut, was guttut. Wer sind wir schon, um den Menschen vorzuschreiben, womit sie sich am besten entspannen und was ihnen die Schmerzen nimmt? Es sind Empfindungen und somit ebenso subjektiv wie individuell.

Merke

Bei Thermotherapie gilt die Faustregel: Wärme bei chronischem, Kälte bei akutem Geschehen. Subjektive Ausnahmen von dieser Regel sind jedoch keine Seltenheit.

5.2.1 Arten der Thermotherapie und ihre Vor- und Nachteile

Kommen wir zu den verschiedenen Arten der Thermotherapie.

Wärmetherapie: Paraffin und Alternativen

Wer kennt es nicht, das allseits beliebte Paraffin? Wie bei vielen gesundheitsfördernden Maßnahmen gibt es Menschen, die darauf schwören, und Menschen, die damit nichts anfangen können. Ich persönlich finde es einfach unpraktisch und nicht kompatibel mit der heutigen Definition von Umweltschutz, handelt es sich doch dabei um ein Mineralöl-Derivat.

Doch der Zweck ist deutlich: Es wird Wärme appliziert, um eine Entspannung und stärkere Durchblutung des Gewebes zu erreichen. Eine intensive Nutzung kann so zu Schmerzreduzierung führen. Die Funktion beeinflusst die Anwendung dagegen wenig bis gar nicht – und wenn doch, dann sekundär durch die Schmerzreduktion. Allerdings sind die Nachhaltigkeit dieser Anwendung und ihre Umsetzbarkeit im Alltag fragwürdig [82].

Thermotherapie bei rheumatischen Erkrankungen ist eine Momentlösung und sollte meiner Meinung nach daher praktikabel und einfach anzuwenden sein, und zwar dort, wo sie gebraucht wird: bei den Menschen zu Hause. Paraffin punktet mit seidig weicher Haut nach der Anwendung, ist jedoch in der Handhabbarkeit mit der Aufwärmzeit von mehreren Stunden unglaublich unpraktisch. Abhilfe schaffen Zeitschaltuhren oder smarte Steckdosen, die über einen einfachen Knopfdruck am Smartphone ein- beziehungsweise auszuschalten sind.

Eine andere Variante der Wärmeanwendung sind Infrarotlampen. Diese sind günstig in der Anschaffung, in vielen Haushalten zur Behandlung von Nasennebenhöhlenentzündungen bereits vorhanden, und sie funktionieren, sobald sie am Stromnetz angeschlossen sind.

Peloide, also alle schlammartigen Anwendungen wie Moor und Fango, sind oftmals aus Kostengründen mit Paraffin gestreckt. Hier empfiehlt sich ein genauerer Blick auf das Etikett. Ihre Anwendung ist im Hausgebrauch jedoch vergleichsweise selten. Viel öfter trifft man hingegen auf Kirschkernkissen und Wärmflaschen oder einfach auf warmes Wasser. Alle drei Varianten sind wegen der einfachen Anwendbarkeit durchaus beliebt.

Kältetherapie: nicht nur aus dem Gefrierfach

Bei Kältetherapie fällt den meisten Menschen der Kühlbeutel in der Gefriertruhe ein. Dieser ist auch in so gut wie jedem Haushalt vorhanden, hat jedoch den Nachteil, dass er eigentlich zu kalt ist und immer mit einer Unterlage verwendet werden muss. Da die Kälte Zeit braucht, um diesen Schutz zu durchdringen, legen ihn viele Menschen wieder beiseite – sie spüren die Kälte ansonsten nicht. Hierdurch wird im Endeffekt eventuell sogar weiterer Gewebeschaden produziert. Daraus lässt sich schließen, dass diese Anwendung ausreichend Vorab-Information benötigt, um gefahrlos zu Hause ausgeübt zu werden.

Als angenehmer werden oftmals medizinischer Raps oder Linsen empfunden. Diese haben auch bei Raumtemperatur eine kühlende Wirkung, ohne jedoch eiskalte Hände zu erzeugen. Ihre Anwendbarkeit auf anderen Gelenken, wie zum Beispiel dem Knie, bedarf jedoch großen Einfallsreichtums.

Thermotherapien: Vor- und Nachteile in der Übersicht

Wie Sie bereits merken, haben auch die verschiedenen Arten der Thermotherapie ihre Vor- und Nachteile. Es gibt keine eindeutige Empfehlung, weil Setting, Person, zeitliche und finanzielle Ressourcen überall unterschiedlich sind. Was ich Ihnen allerdings anbieten kann, ist eine Übersicht mit den geläufigsten Anwendungen und einige Informationen dazu, wobei für die Vollständigkeit der Tabellen keine Gewährleistung übernommen wird (▶ Tab. 5.1, ▶ Tab. 5.2).

Vor jeder Anwendung von Thermotherapien müssen eventuell vorhandene Kontraindikationen abgeklärt werden. Da es sich jedoch bei oben genannten Varianten um lokale und nicht um systemische Therapiemaßnahmen handelt, ist die Liste der Kontraindikationen vergleichsweise überschaubar.

5.3 Stabilisierungs- und Kräftigungsmaßnahmen

Bereits zu Beginn dieses Buches ist erklärt, dass eine intakte und gekräftigte Muskulatur der entscheidende Faktor für gelenkschonende Bewegungen ist. Diese Aufgabe sollte von entsprechend ausgebildetem Fachpersonal übernommen werden. Ich als Ergotherapeutin würde mich zum Beispiel, trotz aller Erfahrung im Crossfit, nicht dazu befähigt fühlen, das Training von Kräftigungsmaßnahmen der großen Muskelketten anzuleiten. Daher verweise ich an dieser Stelle, je nach Grundfragestellung, elegant an die wunderbaren Menschen aus dem Bereich der Physiotherapie, der Sportwissenschaften oder dem Trainingsbereich (Kap. 1.3.3). Für dieses Buch fühle ich mich allerdings

Tab. 5.1 Vor- und Nachteile verschiedener Wärmeanwendungen.

Thermotherapie	Vorteile	Nachteile
Paraffin	• Hohe Wärmespeicherkraft ermöglicht Tiefenwärme • Zartes Hautgefühl nach der Anwendung	• Abfallprodukt der Erdölindustrie • Verstopft die Hautporen, wodurch die Haut bei übermäßigem Gebrauch austrocknet • Hoher Zeit- und Energieaufwand zur Verflüssigung von Paraffin notwendig
Heiße Rolle (in Heißwasser getränkte Frotteehandtücher)	• Einfache und schnelle Anwendung	• Wärme hat keine Tiefenwirkung
Infrarotlampe	• Geringe Anschaffungskosten • Einfache Anwendung • Sehr schnell warm • Mittlere Tiefenwirkung	• Keine Speichermöglichkeit – kühlt schnell ab • Erhöhter Energieaufwand • Wird der Sicherheitsabstand nicht eingehalten, sind Verbrennungen möglich
Warmpackungen mit Peloiden (Moor, Fango etc.)	• Hohe Wärmespeicherkraft ermöglicht Tiefenwärme	• Heimanwendung schwierig (v. a. bei kleinen Gelenken) • Oftmals mit Paraffin gestreckt • Moorpackungen haben einen großen ökologischen Fußabdruck
Warmwasser	• Einfache Anwendung	• Wärme hat keine Tiefenwirkung
Heizdecke	• Einfache Anwendung	• Erhöhter Energieaufwand
Kirschkernkissen, Wärmeflasche etc.	• Einfache Anwendung • Geringe Anschaffungskosten	• Erhöhte Verbrennungsgefahr • Umständlich bei kleinen Gelenken (z. B. Finger)

Tab. 5.2 Vor- und Nachteile verschiedener Kälteanwendungen.

Thermotherapie	Vorteile	Nachteile
Eiswickel/-kompressen	• Einfache und schnelle Anwendung • Oftmals bereits im Haushalt vorhanden	• Gefahr von Gewebeschädigung • Muss bereits eingekühlt sein
Kaltes Wasser	• Einfache und schnelle Anwendung • Kaltwasser ist fast überall schnell verfügbar • Geringer Kosteneinsatz	
Raps	• Geringe Anschaffungskosten • Einfache Anwendung • Keinerlei Vorbereitung notwendig	• Rapskügelchen bleiben statisch hängen und verteilen sich im gesamten Haushalt • Anwendung nur auf kleinen Gelenken möglich
Kältepackungen mit Moor	• Einfache Anwendung	• Heimanwendung schwierig (v. a. bei kleinen Gelenken) • Großer ökologischer Fußabdruck

schon bemüßigt, auf Stabilisierungs- und Kräftigungsmaßnahmen an der Hand einzugehen. Schließlich trifft dies genau mein Kerngebiet.

Merke

Allem Training liegt ein entspannter Muskel zugrunde. Dies muss auch in der Hand beachtet werden.

Allem Training liegt ein entspannter Muskel zugrunde. Dies muss auch in der Hand beachtet werden, wobei hier ein globaler Blick und Grundkenntnisse der Anatomie unumgänglich sind. Denn die Muskeln, die unsere Hand bewegen, liegen sowohl in der Hand als auch im Unterarm und bilden schlussendlich eine Kette bis in die Schulter. Und nur wenn diese gut positioniert werden kann, kann selbiges auch mit Ellbogen, Handgelenk und Fingern geschehen.

Wenn Ihnen also eine immerzu verspannte Hand auffällt, trauen Sie sich, den Blick nach oben wandern zu lassen, und verweisen Sie im Zweifel zur Heilmassage. Wobei auch der psychische Aspekt noch einmal genannt sei (s. Kap. 4.3.2). Ein verspannter Geist sorgt für einen verspannten Körper, einschließlich gespannter Haut. In der Hand selbst ist vor allem die Daumenspanne zu benennen, die hinsichtlich muskulärer Lockerung Aufmerksamkeit bedarf (▶ Abb. 5.7). Hierfür eignen sich Murmeln ebenso wie Akupressurclips oder breitere Stifte. Danach kann mit dem Training begonnen werden, wobei jegliches Training absolut schmerzfrei durchgeführt werden muss.

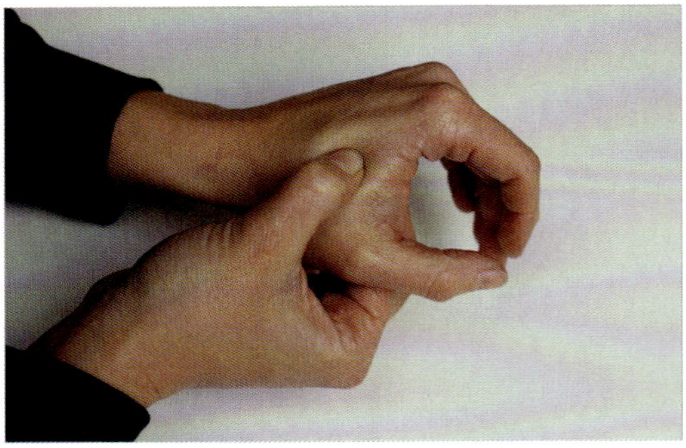

Abb. 5.7 Lockerung der Daumenmuskulatur. (Quelle: © Florentina Van Ginneken)

Bevor das Training im Detail näher erläutert wird, gehen wir allerdings darauf ein, was das Ziel dieser Übungen ist.

5.3.1 Ab wann wird Training zu Gelenkschutz?

Viele, um nicht zu sagen die meisten Menschen, die Ihnen mit Fragestellungen zum Gelenkschutz begegnen werden, werden wenig bis keinen Sport betreiben. Die Motivation zum Training großer Muskelgruppen wird schwieriger zu finden sein als die zu Übungen für die kleinen in der Hand. Der Grund ist einfach: Die Handmuskulatur lässt sich im Sitzen ohne schweißtreibende Anstrengung trainieren und die Ergebnisse sind oftmals sehr schnell sichtbar. Das Thema der Motivationsförderung wurde bis hierin ausführlich behandelt. Es ist eine Kunst für sich.

Angenommen es ist ausreichend Motivation vorhanden, so stellt sich immer noch die Frage, wofür genau trainiert wird. Denken Sie zurück an das PEO-Modell, welches eindrücklich darstellt, dass jede Handlung von einer Person, der Umgebung und der Handlung an sich beeinflusst wird. Es geht beim Training nicht nur darum, die Muskeln und ihre Bewegungen zu kennen, man muss Zusammenhänge erkennen und das Training gemäß der Funktion anpassen. Denn wer übt, Gewichte zu heben, ist noch lange nicht darin geschult, im Supermarkt physiologisch korrekt Kartons ins oberste Regal zu hieven. Doch auch bei dieser Handlung sind Person, Umgebung und Handlung zu beachten. Die Handlungen sind vielleicht beim ersten Hinsehen sehr ähnlich. Allerdings kann sich die Person im Fitnessstudio auf ihre Haltung konzentrieren, während die Person im Supermarkt ganz andere Dinge berücksichtigen muss. Im Fitnessstudio steht man auf ebenem Boden, um ans oberste Regal zu kommen. Im Supermarkt balanciert man eher auf Leitern, die noch dazu nicht so stehen, dass man wirklich ergonomisch arbeiten kann, sondern so, dass man möglichst hoch hinaufkommt. Versuchen Sie den Unterschied beim Aufstellen einer Leiter selbst herauszufinden. Als Tipp gebe ich Ihnen mit, dass Sie höchstwahrscheinlich mit rotiertem Oberkörper arbeiten werden.

Es geht also darum, genau die Bewegung zu trainieren, die schlussendlich auch gebraucht wird. Wobei selbstredend ein im Fitnesscenter antrainierter Rücken immer noch brauchbarer ist als ein vollkommenes untrainiertes Exemplar frisch von der Couch. Wenn ich an dieser Stelle noch einmal an die achsengerechte Belastung erinnern darf, so macht der Muskel allein die Bewegung noch nicht gelenkschonend.

Gleichzeitig ist es allerdings auch sinnbefreit, eine vollkommen untrainierte Person erste Kräftigungsübungen auf einer Leiter ausführen zu lassen. Ein beginnendes Aufbautraining im klassischen Sinn ist daher nicht abzulehnen. Fangen Sie nur den richtigen Moment ein, um dieses Training in den Alltag zu übersetzen. Dies ist im Übrigen wieder ein wunderbarer Augenblick, um fachübergreifend bzw. interprofessionell zu arbeiten.

Wenn Ihre Welt nicht so rosa erscheint, Sie keine Gelegenheit zur Interprofessionalität haben oder Ihr Gegenüber den finanziellen Extraaufwand scheut, liegen die Zügel allerdings wieder in Ihrer Hand. Überlegen Sie, wo Ihre Grenzen sind, was Sie professionell begleiten können und was nicht. Motivieren Sie, geben Sie, wo gewünscht, Edukation und verweisen Sie auf Ihre Limitationen. Niemand erwartet, dass Sie alle Probleme dieser Welt lösen, schon gar nicht, wenn Ihr Gegenüber die eigene Autonomie und Selbstverantwortung nicht wahrnimmt.

5.3.2 Übungen für Daumen und Hand

Bei den Fingerübungen unterscheidet man die Übungen der Langfinger von denen des Daumens. Der große Unterschied liegt abermals in der Anatomie. Während der Daumen von relativ viel Muskulatur umgeben ist, befinden sich in den Langfingern nur noch Sehnen. Fingerübungen sind somit nicht direkt stabilisierend, sondern kräftigen vielmehr den Unterarm oder halten die Gelenke beweglich. Natürlich lassen sich in gewissem Sinne auch Sehnen stärken, dies braucht jedoch sehr, sehr viel Zeit und Durchhaltevermögen. Des Weitern ist es unabdingbar, dass hierfür das entsprechende Hintergrundwissen über Anatomie, Physiologie und Trainingslehre zusammenkommt. Ansonsten ist die Chance groß, dass den kleinen, fragilen Fingergelenken mehr Schaden zugefügt wird als ihnen Gutes widerfährt. Bei der Mehrheit aller Menschen, die aufgrund von rheumatischen Erkrankungen die Ergotherapie aufsuchen, darf hinsichtlich des Aufwandes und des zu erwartenden Effektes hinterfragt werden, ob ein solches Training überhaupt sinnhaft sein kann.

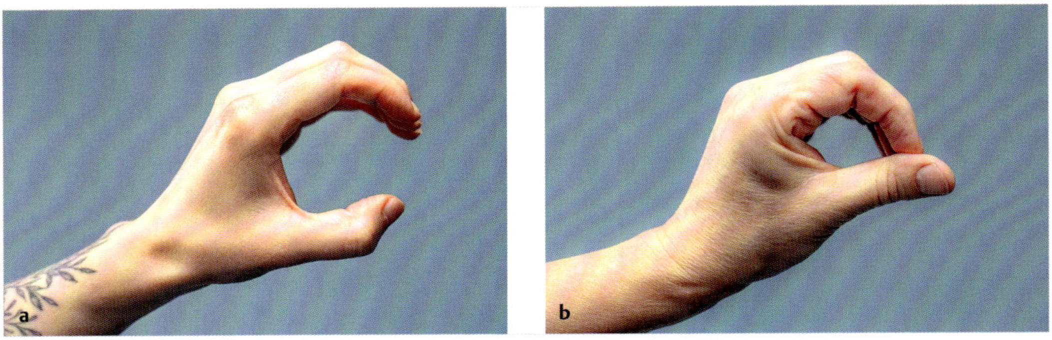

Abb. 5.8 Auf die korrekte Daumenhaltung muss sowohl im Alltag als auch im Training geachtet werden.
a C-Bogen. (Quelle: © K. Oborny/Thieme)
b Hyperextension im IP und MCP des Daumens. (Quelle: © K. Oborny/Thieme)

Training für den Daumen

Beginnen wir also beim Daumen, dessen Training sehr wohl messbare Effekte zeigt [83] und der bereits durch die besondere Anatomie des CMC-I heraussticht, eines von nur zwei Sattelgelenken im menschlichen Körper. Das zweite befindet sich im Ohr, hat also für dieses Buch keinerlei Relevanz. Der Daumen wird durch die umliegende Muskulatur und den Kapsel-Band-Komplex stabilisiert, wobei vor allem das Lig. carpometacarpale obliquum (Anterior Oblique Ligament, AOL) als wichtiger Gegenspieler einer radiodorsalen Subluxation des CMC-I gilt. Bei dieser wertvollen Aufgabe wird es vom Lig. carpometacarpale dorsoradiale (DRL) unterstützt. Fallen diese beiden Bänder aufgrund von Verletzungen oder Laxität als Stabilisatoren aus, kann dies durchaus für eine CMC-I-Arthrose verantwortlich sein.

Es gilt somit, das CMC-I-Gelenk in irgendeiner Form dauerhaft zu kräftigen, ohne auf die für den Knorpel so wichtige Bewegung verzichten zu müssen.

Die erste große Schwierigkeit bei dem wichtigsten aller Finger ist die Bewegung selbst. Das Bilden eines korrekten C-Bogens, also einer funktionellen Kette der Daumengelenke, ist bereits eine besondere Herausforderung und fordert oftmals ungeheure mentale Anstrengung. Sei es, weil eine Hyperextension im Interphalangealgelenk (IP) und/oder im Metacarpophalangealgelenk (MCP) vorhanden ist, was den Einsatz des M. extensor pollicis longus (EPL) zu fördern scheint, oder weil bereits eine Veränderung und damit Schmerzen im CMC-I bestehen [84]. In jedem Fall ist zu beobachten, dass die Extension und Abduktion des Daumens vermehrt über den EPL eingeleitet wird. Die Ansteuerung des M. extensor pollicis brevis (EPB) und des M. abductor pollicis brevis (APB) wird von vielen Menschen unbewusst eingestellt (▶ Abb. 5.8).

Dabei ist besagter C-Bogen beziehungsweise die Fähigkeit, diesen auch bei kräftigeren Griffen halten zu können, essenziell für die Gesunderhaltung des CMC-I. Die Fehlhaltung führt dazu, dass der Pinzettengriff als Spitzgriff ausgeführt wird, bei dem sich die Fingerbeeren berühren, nicht aber die Fingerkuppen. Gleiches geschieht im Übrigen auch bei langen Fingernägeln, welche den Pinzettengriff im Alltag technisch verhindern.

Es muss somit neben der Stabilisierung des CMC-I auch eine Kräftigung und Wiedereingliederung der langen wie kurzen Daumenmuskulatur stattfinden.

Kombinierte Schienen- und Übungstherapie

Eine Variante aus den Niederlanden ist eine Kombination aus Taping, Schienentherapie und Alltagsübungen. Hierfür wird ein semizirkuläres Blocktape um das CMC-I geklebt, welches die Laxität des AOL und DRL korrigieren soll. Zusätzlich kann eine stabilisierende Schiene mit Daumen in funktioneller Haltung und MCP I in ungefähr 30° Flexion entwickelt werden. Dies kann zum Beispiel durch eine gut angebrachte Schmetterlingsschiene erreicht werden. Als Training wird zu guter Letzt jede Alltagshandlung angesehen, die mit dem Daumen ausgeführt wird. Sowohl Kondition und Kraft als auch Koordination können hierdurch verbessert werden [85]. Diese Art der Versorgung ist wissenschaftlich nicht belegt, gibt jedoch einen Einblick in die tägliche Arbeit von Handtherapeut*innen. Gleichzeitig gibt es mehrere Studien, die kombinierter Schienen- und Übungstherapie den Vorzug gegenüber reiner Schienentherapie geben [86], [87]. Dieser Ansatz dürfte somit dennoch ein guter Ausgangspunkt zur Behandlung von CMC-I-Arthrose sein.

Gummiring-Training

Man kann auch mit einer weniger umfangreichen Beübung des Daumens starten, welche damit beginnt, EPB und APB wieder in das Körperschema zu integrieren. Dies kann eine durchaus herausfordernde Aufgabe darstellen. Wenn die Bewegung jedoch wieder gut ausgeführt werden kann, können einfache Kräftigungs- und Stabilisierungsübungen folgen. Ein einfaches Beispiel ist das Training mit einem Gummiring. Dieser wird an einer Seite im Daumen eingehängt, während das andere Ende von der zweiten Hand gehalten wird (▸ Abb. 5.9).

Auf diese Weise können sowohl Extension und Flexion als auch Ab- und Adduktion geübt werden. Das Wunderbare an dieser Übung ist, dass ein Gummiring ein denkbar kostengünstiges Trainingsgerät ist, leicht transportabel und obendrein in Bezug auf Intensität individuell einstellbar. Bereits nach 1–2 Wochen täglichen Trainings werden Veränderungen in der Bewegungsqualität sichtbar sein. Das könnte der passende Zeitpunkt sein, die Komplexität der Übungen zu erhöhen.

Übung mit Tennisball oder Schraubglasdeckel

Bei der folgenden Übung wird wahlweise ein Schraubglasdeckel oder ein Tennisball benötigt. Dieser soll mit den Fingerspitzen fixiert und in dieser Haltung gedreht werden (▸ Abb. 5.10). Hierbei ist zu beachten, dass eine verspannte und verkürzte Daumenspanne die Subluxation im CMC-Gelenk fördert, weshalb die Drehung nach radial, also den Daumen Richtung Kleinfinger führend, durchgeführt werden sollte.

Bei der Masterclass dieser Übung wird der Daumen auf einen beliebigen Punkt auf der Linie des Tennisballes gelegt. Der Ball soll daraufhin so gedreht werden, dass der Daumen jeweils auf der Linie bleibt, ohne seine Position mehr zu verändern als für die Drehung unbedingt notwendig. Der Ball muss somit dreidimensional bewegt werden.

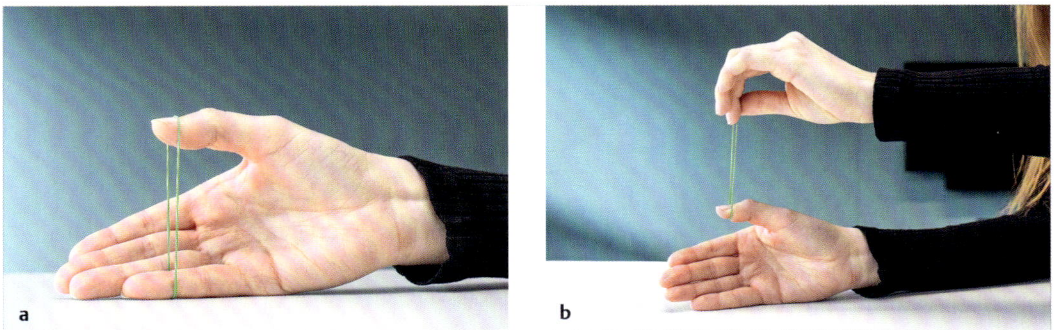

Abb. 5.9 Gummiring-Übungen.
a Daumenextension. (Quelle: © K. Oborny/Thieme)
b Daumenflexion. (Quelle: © K. Oborny/Thieme)

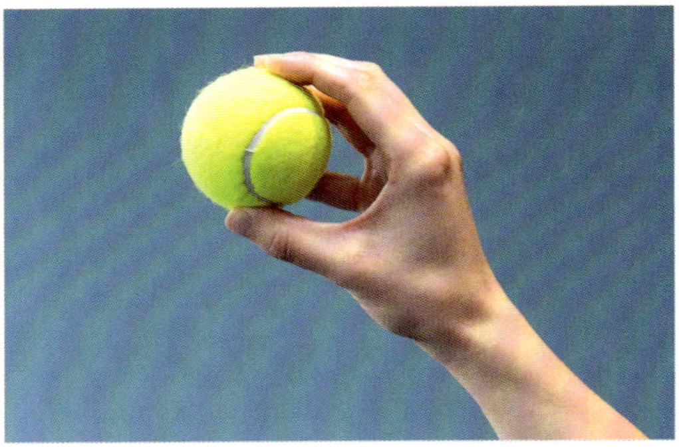

Abb. 5.10 Tennisballübung. Auch hier muss auf einen korrekten C-Bogen geachtet werden, der nun jedoch auch in der dynamischen Übung des Balldrehens beibehalten werden soll. (Quelle: © K. Oborny/Thieme)

Alltagsübungen

Ist bereits ein leichter Druck zwischen Daumen und Zeigefinger im C-Bogen ausübbar, so kann damit begonnen werden, die Bewegung in den Alltag zu übertragen. Von einer früheren Alltagsübertrag sollte aufgrund der Komplexität von Alltag und Bewegung abgesehen werden. Hierfür wird eine einfache, sich jedoch oft wiederholende Handlung gesucht, bei der die Daumenstabilisierung ausgeführt werden kann. Beispiele hierfür sind:

- Schuhe binden
- Glas halten
- Hemdknöpfe schließen
- Löffel halten (umrühren, Suppe essen etc.)
- Seiten umblättern

Zu einem späteren Zeitpunkt können Handlungen hinzugenommen oder deren Schwierigkeitsgrad erhöht werden. Eine oftmals genannte Alltagshandlung ist das Sperren mit einem Schlüssel. Hierfür muss das MCP-Gelenk jedoch aufgrund des sehr großen Krafteinsatzes bereits eine ebenso große Stabilität aufweisen.

Training für die Langfinger und das Handgewölbe

Ein ebenso strukturiertes Training ist bei den Langfingern nicht möglich. Oftmals werden diese dennoch mit diversen Utensilien wie Finger- oder Handtrainer bearbeitet. Hierbei muss jedoch die Anatomie der Finger beachtet und bei der Ausführung der Übungen unbedingt bedacht werden. Eine Übung, bei der die Fingerspitzen in ein Handtrainernetz gesteckt werden und verfolgend eine Faust gemacht werden soll, führen zu genau jenen Krafteinsätzen der kleinen Fingergelenke, welche laut Gelenkschutz unbedingt vermieden werden sollen. Ich bin jedes Mal von neuem stolz wie ein Pfau, wenn die mir anvertrauten Menschen mitten im Gelenkschutz innehalten, an ein vergangenes Therapieerlebnis mit eben diesen Übungen denken und selbstständig kombinieren, dass diese Übung eigentlich vollkommen kontraproduktiv für ihre Hände war. Wenn Sie solche Momente kreieren, haben Sie gewonnen, denn dann ist wahrhaftig angekommen, was Sie vermitteln wollten. Verständnis für das Wunder Hand.

Auch das Handgewölbe kann trainiert werden. Es erscheint manchmal bei rheumatischen Erkrankungen ebenfalls abfallend [88]. Grund dafür ist eine schwache intrinsische Muskulatur.

5.4 Manuelle Therapie

Manuelle Therapie ist das, was alle erfreut, die nach einer aktiven Therapie suchen. Hier können Hände von Therapeut*innen ihre Wunder vollbringen. Es ist ein Therapieansatz, bei dem Störungen und Beschwerden auf funktioneller Ebene durch spezielle Handgriff- und Mobilisationstechniken behandelt werden.

Reisen wir noch einmal in Gedanken zurück zu Kap. 1.3.4, in dem ich Ihnen die verschiedenen Definitionen der Ergotherapie im deutschsprachigen Raum untergejubelt habe. Sie alle drehen sich um Betätigung. Und nun sehen wir uns die vielzitierte International Classification of Functioning, Disability and Health (ICF) an, welche in ▸ Abb. 5.11 zu finden ist.

Ich erspare Ihnen eine detaillierte Beschreibung dieses Modells. Analog zu den Krankheitsbildern finden Sie auch zur ICF mehr Bücher und Artikel, als Sie im Leben lesen können. Es braucht wahrlich keine weiteren. Betrachten Sie lediglich die drei mittig angeordneten Kategorien. Dies sind die Körperstrukturen und -funktionen ganz links, gefolgt von den Aktivitäten in der Mitte und der Partizipation – bzw. dem gruseligen Wort Teilhabe – ganz

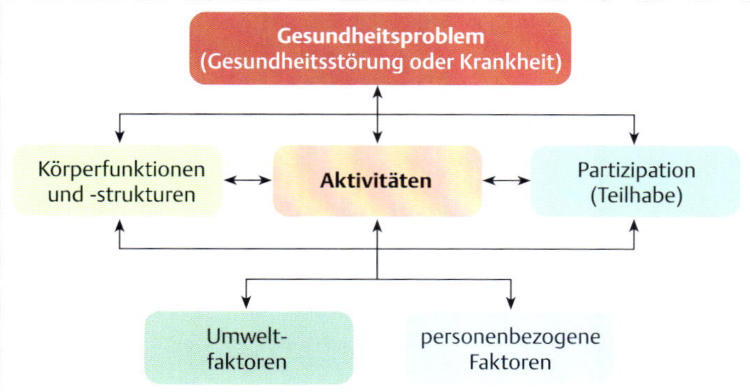

Abb. 5.11 International Classification of Functioning, Disability and Health (ICF). Ergotherapie sollte sich vor allem mit den Kategorien Aktivitäten und Partizipation beschäftigen. (Quelle: Merz P, Hrsg. Physiotherapie in der Inneren Medizin. 1. Auflage. Stuttgart: Thieme; 2021)

rechts. Setzt man nun die Definition der Ergotherapie in Bezug zum ICF-Modell, so würde man diese bei Aktivitäten und Partizipation finden. Das ist also, wo wir eigentlich hinwollen.

Manuelle Therapie findet sich eindeutig bei den Körperstrukturen und -funktionen. Bevor Sie mich lynchen, vierteilen und auf dem Scheiterhaufen verbrennen: Mit keinem Wort ist erwähnt, dass wir uns deswegen von dieser Kategorie vollkommen fernhalten sollen. Was ich allerdings schon ausdrücken möchte, ist, dass wir die anderen Bereiche nach Möglichkeit bevorzugen sollten. Vergleichen wir manuelle Therapie und Gelenkschutz, so wie er in diesem Buch beschrieben ist. Das eine ist auf die funktionelle Kategorie konzentriert, während das andere sehr stark die Selbstständigkeit im Alltag in den Fokus rückt.

Auch die Wissenschaft hat hinsichtlich der Effektivität der manuellen Therapie, wie so oft, noch kein endgültiges Urteil abgegeben [87], [89], [90]. Es liegt somit einmal mehr an der gesundheitsdienstleistenden Person zu beurteilen, inwiefern der Einsatz die Mittel lohnt. Was hierbei nämlich nicht vergessen werden darf, ist der körperliche Einsatz, der geleistet wird, um vor allem kleine Gelenke zu manipulieren. Wenn Fingergelenke passiv bewegt werden sollen, braucht es im wahrsten Sinne des Wortes Fingerspitzengefühl. Es werden die eigenen Gelenke in einer Art belastet, wie sie eigentlich gar nicht belastet werden sollten. Hört man selbst auf das, was man zuvor bei der Gelenkschutzberatung gelernt hat, so braucht es auch in der eigenen Hand sehr stabile Gelenke und eine ausgeprägte Reflexionsfähigkeit. Denn gleichzeitig in ein fremdes Gelenk und in den eigenen Körper hineinzufühlen ist Höchstleistung.

Nichtsdestotrotz gibt es Situationen, bei denen sich manuelle Therapie durchaus lohnen kann. Zum Beispiel beim Lösen der Thenarmuskulatur. Nicht selten werden Rhizarthrosen diagnostiziert, wo das Hauptproblem eigentlich in der stark verspannten Daumenmuskulatur liegt. Kaum ist dieser Bereich gelockert, sind die Arthroseschmerzen wie durch ein Wunder verschwunden. Mit diesem Hintergrundwissen wurde schon so manche Operation abgesagt. Es gilt somit, wie bei allen Therapiemaßnahmen, zu wissen, was man tut, warum man es tut und in welchem Ausmaß es getan werden kann oder muss.

5.5 Zusammenfassung

Es gibt viele Wege nach Rom. Neben der Gelenkschutzberatung können auch Schienen, Taping, Training oder sogar manuelle Therapie zum gewünschten Erfolg führen. Bleibt nur noch herauszufinden, womit man die Reise beginnt. Hierfür gibt es keinen Fahrplan, denn so individuell wie wir Menschen sollte auch die jeweilige Therapie gestaltet werden. Außerdem sollte man sich Gedanken über die Nachhaltigkeit dieser therapeutischen Maßnahmen machen. Wie so oft ist Clinical Reasoning gefragt, bei dem Sie als gesundheitsdienstleistende Person entscheiden, was Sie warum anwenden oder eben nicht.

Feste Schienen aus Thermoplast haben den Vorteil, dass sie schützen und stützen, doch die Immobilisation ist des Knorpels Tod. Eine sanftere Alternative stellt Taping dar, welches allerdings an Hautfreundlichkeit zu wünschen übriglässt, dafür jedoch bei allen Gelenken gut einsetzbar und auch zu Hause leicht anzuwenden ist. Für die Finger haben sich selbstklebende Bandagen und Neopren als großartige Instrumente zur Schmerz- und Ödemreduzierung herauskristallisiert. Wem das alles nicht modisch genug ist, kann auch auf spezielle Silversplints zurückgreifen.

Betrachtet man den Einsatz von Wärme- und Kältetherapie bei Gelenkproblemen, so kann nur betont werden, dass die Auswahl der Methode individuell ist und von persönlichen Vorlieben abhängt, ohne eine eindeutige Empfehlung zu geben. Gut ist, was guttut. Kräftigungsmaßnahmen hingegen sind, sofern die Muskulatur entsprechend vorbereitet und gelockert ist, im schmerzfreien Bereich immer dann eine Bereicherung, wenn sie auch in Handlungen gedacht sind.

Ich persönlich zaubere Schienen und Kräftigungsmaßnahmen gerne wie kleine Goodies am Ende aus der Therapieschatzkiste. Manchmal sind sie jedoch auch als Hausübung zwischendurch gut für den Motivationserhalt. Selten bis nie sind sie allerdings das alleinige Mittel der Wahl. Gerade bei Rhizarthrosen habe ich mir allerdings angewöhnt, der Biomechanik des jeweiligen Daumens mehr Beachtung zu schenken. Sehr oft hilft, das gezielte Training des Daumens wiederkehrende Schmerzen zu verringern und die langsam schwindende Kraft langsam wiederherzustellen.

Literatur

[80] Marotta N, Demeco A, Marinaro C et al. Comparative effectiveness of orthoses for thumb osteoarthritis: a systematic review and network meta-analysis. Archives of Physical Medicine and Rehabilitation 2011, 102 (3): 502–509. DOI: 10.1016/j.apmr.2020.06.012

[81] Van Der Windt JW, Akkerman W, Hofstra M et al. Reduced pain and improved daily activities for individuals with hand osteoarthritis using a silicone wrist hand orthosis. Journal of Hand Therapy 2023, 36 (3): 669–677. DOI: 10.1016/j.jht.2022.09.003

[82] Dilek B, Gözüm M, Sahin E et al. Efficacy of paraffin bath therapy in Hand Osteoarthritis: A Single-Blinded Randomized Controlled Trial. Archives of Physical Medicine and Rehabilitation 2013, 94 (4): 642–649. DOI: 10.1016/j.apmr.2012.11.024

[83] Pisano K, Wolfe TL, Lubahn JD et al. Effect of a stabilization exercise program versus standard treatment for thumb carpometacarpal osteoarthritis: a randomized trial. Journal of Hand Therapy 2023, 36 (3): 546–559. DOI: 10.1016/j.jht.2022.03.009

[84] Edmunds JO. Current concepts of the anatomy of the thumb trapezimetacarpal joint. J of hand surgery 2011, 36: 170–182

[85] Klepke Y. (2016). CMC 1 klachten: een dynamische aanpak. Nederlands Tijdschrift voor Handtherapie 2016, 25 (1): 18–20

[86] Wouters RM, Tsehaie J, Slijper HP et all. Hand-Wrist Study Group. Exercise Therapy in Addition to an Orthosis Reduces Pain More Than an Orthosis Alone in Patients With Thumb Base Osteoarthritis: A Propensity Score Matching Study. Arch Phys Med Rehabil 2019; 100 (6): 1050–1060

[87] Villafañe JH, Valdes K, Pedersini P et al. Thumb carpometacarpal osteoarthritis: A musculoskeletal physiotherapy perspective. J Bodyw Mov Ther 2019, 23 (4): 908–912. DOI: 10.1016/j.jbmt.2019.02.018

[88] Leu S. Das Gewölbeprinzip der Hand funktionell verstehen: Handtherapie nach den Prinzipien der Spiraldynamik®. praxis ergotherapie 2021, 3: 118–125

[89] Gutiérrez Espinoza H, Araya-Quintanilla F, Olguín-Huerta C et al. Effectiveness of manual therapy in patients with thumb carpometacarpal osteoarthritis: a systematic review and meta-analysis. Physiotherapy Theory and Practice 2022, 38 (13): 2368–2377. DOI: 10.1080/09 593 985.2 021 192 6 026

[90] Romanowski MW, Spiritovic M, Romanowski W et al. Manual therapy (Postisometric relaxation and joint mobilization) in knee pain and function experienced by patients with rheumatoid arthritis: a randomized clinical pilot study. Evidence-based Complementary and Alternative Medicine 2020: 1–8. DOI: 10.1155/2020/1 452 579

Kapitel 6

Aus dem Nähkästchen geplaudert – Beispiele aus dem Therapiealltag

6 Aus dem Nähkästchen geplaudert – Beispiele aus dem Therapiealltag

In der Theorie klingt alles gut und schön, vielleicht sogar ganz einfach umsetzbar. In der Praxis sieht dies in der Regel allerdings ganz anders aus.

In den folgenden Kapiteln erfahren Sie mehr darüber, wo der Gelenkschutz im therapeutischen Prozess verankert werden kann, wie Sie ihn im Therapiealltag an sich selbst anwenden können und dass die Gelenkschutzberatung nicht zwingend auf rheumatische Erkrankungen beschränkt ist, sondern weit umfangreichere Einsatzmöglichkeiten bietet. Zu guter Letzt nehme ich Sie mit in meine eigene Praxis und lasse Sie Gelenkschutzberatung zwar nicht hautnah, jedoch schon sehr realistisch miterleben.

6.1 Gelenkschutzberatung im ergotherapeutischen Prozess

Alles im Leben braucht einen Platz, so auch die Gelenkschutzberatung innerhalb des ergotherapeutischen Prozesses. Da es sich, wie der Name schon verrät, um eine Beratungstätigkeit handelt, ist es wohl angebracht, auf ein Modell (S. 130) zurückzugreifen, welches für eben diese Art der therapeutischen Leistung ausgelegt ist (▶ Abb. 6.1).

Ergotherapeutisches Beratungsmodell

Das hier verwendete Beratungsmodell für Ergotherapeut*innen [91] ist in vier Hauptphasen gegliedert, welche sich wiederum in insgesamt acht Stufen unterteilen:

1. Beratungsfrage
2. Problemanalyse
   a) Klärung der Beratungsfrage
   b) Zusammenarbeit aufnehmen
   c) Problemanalyse
3. Problemdefinition und Planung
   a) Problemdefinition und Zielformulierung
   b) Erkunden und Definieren von Lösungswegen
   c) Ausarbeitung eines Aktionsplans
4. Ausführung und Evaluation
   a) Ausführen und Aktualisieren des Aktionsplans
   b) Betreuen, Kontrollieren und Evaluieren

Es wäre sehr verwunderlich, würde die zyklisch gesinnte Veränderungsmotivation in ein lineares Schema gepresst. So ist auch dieses Modell in runder, wiederkehrender Manier gestaltet.

Den Start macht die *Beratungsfrage* selbst. Es ist der Moment, in dem die Beratung suchende Person und die gesundheitsdienstleistende Person zum ersten Mal aufeinandertreffen, um abzuklären, ob die Frage auch an der richtigen Adresse gestellt wird. Ebenso wird geklärt, wie es zu der Fragestellung kommt. Bestehen bereits Schmerzen oder Deformitäten oder kommt Ihr Gegenüber nur aufgrund einer ärztlichen Verordnung? In dieser Phase kann das geschulte Auge bereits erkennen, ob noch Absichtslosigkeit oder schon Veränderungsmotivation besteht.

Am Ende der *Problemanalyse* sollten sowohl die zentrale Fragestellung als auch eine globale Zielsetzung für alle Parteien deutlich formuliert sein. Hier können Sie erste Informationen über den Gelenkschutz und die Art der Therapie formulieren. Die Zusammenarbeit wird erst partnerschaftlich, wenn die Beteiligten wissen, was sie voneinander erwarten können und dürfen. Solange noch von entspannenden Handmassagen gesprochen wird, ist dieser Prozessschritt nicht abgeschlossen. Versuchen Sie jedoch, auch selbst Antworten zu bekommen. Was genau ist das Problem (der Schmerz, die Ästhetik, Müdigkeit etc.)? Warum ist es ein Problem (wo liegt die Alltagsrelevanz)? Wie groß ist das Problem (gibt es noch andere Disziplinen, die ins Boot geholt werden sollten)?

In der Phase der *Problemdefinition und Planung* rutschen Sie schon sehr tief in die Beratung, denn hier wird bereits besprochen, wie an den Zielen gearbeitet wird. Im Falle des Gelenkschutzes bedeutet das, dass Sie erklären können, wie Verhal-

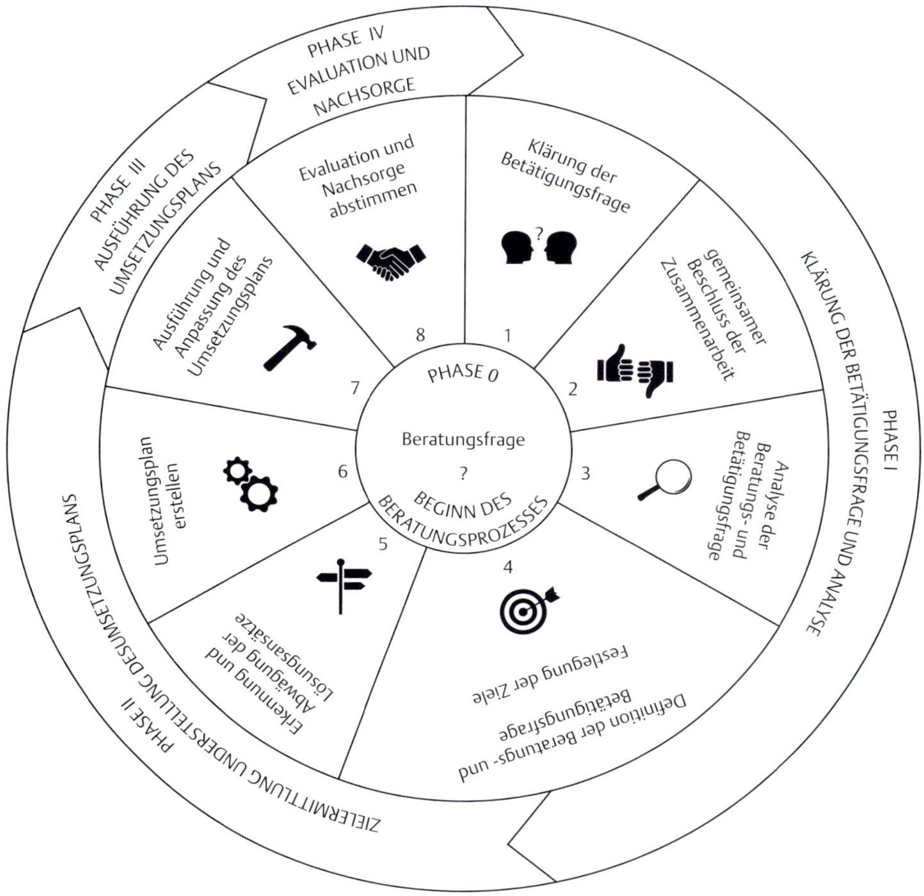

Abb. 6.1 Beratungsmodell. Gelenkschutz ist hauptsächlich Beratung, weshalb ein Beratungsmodell als therapeutischer Rahmen naheliegt. (Quelle: Hagedoren-Meuwissen E, Heijkers J. Ergotherapeutisches Beratungsmodell. In: le Granse M, Kinébanian A, Hrsg. Grundlagen der Ergotherapie. 1. Auflage. Stuttgart: Thieme; 2019)

tensänderung vonstattengeht, aber auch Verstehen, Wollen und Können nach dem Modell von Balm (S. 26) können durchaus in diesen Bereich fallen. Denn sie alle tragen dazu bei, dass die Autonomie Ihres Gegenübers betont wird, und zeigen, wo die wahre Kraft des Gelenkschutzes liegt: im Training zu Hause und in der konsequenten Umsetzung der Übung von erarbeiteten Veränderungszielen.

Der Alltag wird genauer unter die Lupe genommen, um die wahren Problemherde, aber auch durchführbare Lösungsoptionen zu eruieren. Hierunter fallen der Wochenplan (S. 80) genauso wie das Sehen-Lernen (S. 83) der eigenen Handlungsausführungen.

In der Beschreibung des Beratungsmodells selbst werden verschiedene Lösungsrichtungen genannt. Darunter auch die Möglichkeiten zur Veränderung der Person, aber auch das Ändern von Handlungen und/oder der Umgebung. Kommt Ihnen das irgendwie bekannt vor? Wenn nicht, schicke ich Sie hiermit zurück zu Kap. 4.5, in dem es um Veränderung der Person, der Umgebung und der Handlung geht. Wenn ja, merken Sie bereits, dass von Ihrer

Seite der Gelenkschutz schon fast zur Gänze durchgenommen wurde. Für Ihr Gegenüber beginnt die Arbeit jedoch erst noch. Denn es folgt die *Ausführungsphase*, in der die neuen Verhaltensweisen im Alltag ausprobiert und, so notwendig, angepasst werden. Schritt für Schritt, Handlung für Handlung.

Der vierte und letzte Schritt im Beratungsmodell wird unter anderem mit folgenden Worten beschrieben: „dafür sorgen, dass die Lösungen durchgehalten werden". Auch hier sollte ein zartes Glöckchen in der Größe des Big Ben in Ihrem Kopf erklingen. Denn hier sind sich endlich einmal alle Modelle einig. Durchhalten, was sich als gut erwiesen hat – und das Neuformatieren von ungeeigneten Zielen bleibt niemandem erspart.

Dieselben Schritte durchlaufen Sie auch, wenn die auftraggebende Instanz nicht direkt vor Ihnen sitzt, sondern zum Beispiel Ihr Gehalt bezahlt. Dann sollten Sie sich allerdings auch darüber im Klaren sein, ob und welchen Einfluss dies auf die Beratungsfrage hat. In einer Rehabilitationseinrichtung, in der Sie neben einem einstündigen Vortrag noch drei Einzeltherapieeinheiten zur Verfügung haben, werden Sie dies anders durchlaufen, als wenn Sie in Ihrer eigenen Praxis den extramuralen Bereich bereichern.

Genau auf diesen Unterschied werde ich im kommenden Kapitel sowie im Kapitel 6.6 noch näher eingehen.

6.1.1 Gelenkschutz im Kurzverfahren

Was tun, wenn man gar keine 3–6 Stunden hat, um in aller Ruhe den Alltag der hilfesuchenden Person einmal komplett umzugestalten? Wenn man sich in Wahrheit zwischen Edukation und Umsetzung entscheiden muss? Ja, auch diese Situationen gibt es und auch damit muss gearbeitet werden.

Zuallererst sollten Sie sich die Frage stellen, was Ihr Ziel in dieser Geschichte ist. Aufgrund der zeitlichen Einschränkung muss von der Vorstellung der selbstständig reflektierenden und sich verändernden Person, die ihre Handlungen an ihren Alltag und ihre Rollen anpasst, Abschied genommen werden. Es stellt sich sogar die Frage, ob überhaupt eine Veränderung erwartet werden kann. Bleiben Ihnen wirklich nur drei Einheiten à 25 Minuten zur Abhandlung des Gelenkschutzes, so muss das Ziel entsprechend angepasst sein. Es kann in diesem Fall nicht um die Vermittlung des Gelenkschutzes in seiner Gesamtheit gehen. Dies würde unweigerlich zu einer enormen Qualitätsminderung der Therapie führen und mit großer Wahrscheinlichkeit den Gelenkschutz in der Schublade verschwinden lassen (s. Kap. 6.4.1).

Merke

Ist der Zeitrahmen eingeschränkt, kann es nicht um die Vermittlung des Gelenkschutzes in seiner Gesamtheit gehen. Hier ist es sinnvoll, sich auf kleine Untersegmente und 1–3 Situationen im Alltag der Klient*innen zu konzentrieren.

Auch das Ausgeben von Handzetteln mit Merksätzen, um den Gelenkschutz in irgendeiner umfangreichen Form mitgeben zu können, zeigt kaum Wirkung. Wenn Ihre Therapiesituation nicht mehr zulässt, ist es sinnvoller, sich auf kleine Untersegmente zu konzentrieren. So ist es durchaus denkbar, dass nur die wichtigsten 1–3 Situationen im Alltag der jeweiligen Person gemeinsam analysiert und optimiert werden. Schließlich ist es immer noch sinnvoller, *eine* Handlung zu ändern als gar keine. Vielleicht legen Sie Ihre Zwickmühle auch offen, geben einen Überblick über die Macht des Gelenkschutzes und verweisen auf die eingeschränkte zeitliche Kapazität. Hierdurch geben Sie der hilfesuchenden Person ausreichend Informationen, um selbst zu entscheiden, was sie als sinnvoll erachtet, wobei Sie natürlich beratend zu Seite stehen. Im Idealfall können Sie zumindest an geschultes Personal im extramuralen Bereich verweisen und mit einer gewissen Dringlichkeit zu weiterführender Therapie in eben diesem raten.

Eine andere Möglichkeit besteht darin, eine ausführliche Gelenkschutzbroschüre zu gestalten, die nach den ersten akustischen Inputs als Leseeinladung für zu Hause mitgegeben werden kann. Da es jedoch viele Menschen gibt, die Lesen im Allgemeinen und das Lesen von Gesundheitsinformationen im Besonderen nicht zu ihrer Liste der Freizeitaktivitäten hinzufügen würden, ist diese Option nur für einen bestimmten Personenkreis eine gute Lösung. Sollte es eine Gelegenheit geben, ein Informationsvideo zu produzieren, welches abends im Zimmer oder in Warteräumen angesehen werden kann, wäre dies eine visuelle Option, die bei entsprechender Produktionsqualität vielleicht eine größere Zielgruppe anspricht. Im Großen und Ganzen bleiben die Ideen unendlich, die richtigen Umsetzungspläne müssen allerdings noch geboren werden.

6.2 Gelenkschutz nach Traumata

Denkt man an Gelenkschutz, denkt man an rheumatische Erkrankungen. Es sind die Krankheitsbilder, bei denen er am häufigsten angewandt wird. Daneben gibt es außerdem die Erscheinung der posttraumatischen Arthrose [92]. Diese hat den unsympathischen Nachteil, dass sie vor dem Trauma nicht absehbar war, daher auch keine speziellen präventiven Maßnahmen gesetzt werden können. Darüber hinaus entwickelt sich dieses eigentlich akute Geschehen gerne zu einem chronischen, bei dem die Prinzipien des Gelenkschutzes dann allerdings sehr wohl einen positiven Mehrwert verzeichnen können. Unklar ist, welchen Einfluss die Anwendung des Gelenkschutzes in der Akutphase auf den späteren Verlauf hat. Sollten Sie im wissenschaftlichen Bereich arbeiten, so dürfen Sie dies gerne als Arbeitsauftrag verstehen und Forschung dahingehend betreiben.

Die Physiologie des Gelenkes lehrt uns allerdings, dass ein Trauma auch langfristig gesehen die Basis für Knorpelschäden sein kann. Erinnern Sie sich daran, dass die Gelenkkapsel bzw. die darin verbaute Synovialmembran für die Produktion von Synovialflüssigkeit verantwortlich ist. Was passiert dann, wenn diese Gelenkkapsel verletzt wird? Ursächlich können zum Beispiel Luxationen, Bänderrisse, Frakturen oder Quetschungen sein. Auch Frakturen, die das Gelenk nicht direkt betreffen, sondern unscheinbare Querfrakturen an der Basis im Sinne einer intraartikulären Fraktur können das Gelenk beeinflussen, wenn sie im Bereich der Gelenkskapsel stattfinden.

Indirekt können auch Sehnenverletzungen, Muskelrisse oder einfach große Hämatome ausschlaggebend für eine negative Veränderung der Knorpelqualität sein, und zwar dann, wenn mit ihnen eine Immobilisation oder Mobilitätseinschränkung einhergeht. Denn Gelenke brauchen Bewegung. Ob aus einem Trauma eine Arthrose resultiert, kann jedoch nicht mit Sicherheit gesagt werden, sofern der Knorpel nicht direkt beschädigt wurde. Nachdem das Orakel von Delphi schon seit geraumer Zeit nicht mehr aktiv ist, können wir also nur Vermutungen zur Zukunft von traumatisierten Gelenken aussprechen.

Gelenkschutz ist somit viel öfter angeraten, als es auf den ersten Blick scheint. ABER – und hier liegt die Schwierigkeit dieser Zielgruppe – die Probleme, die diese Verletzungen nach sich ziehen, sind noch nicht ersichtlich. Nach dem Motto „Wo kein Schmerz, da kein Bedarf" sind die zukunftsgerichtete Auslegung einer Situation und die Umsetzung von Präventivmaßnahmen im Alltag oftmals sehr schwer. Da jedoch alle Verhaltensänderungen auf die Offenheit der jeweiligen Person angewiesen sind und diese weder erzwungen noch erwartet werden kann, lautet die Aufgabenstellung somit nicht, den Gelenkschutz zu vermitteln, sondern herauszufinden, ob besagte Offenheit erreicht werden kann.

Ich habe mir angewöhnt, bei entsprechenden Verletzungen darauf hinzuweisen, dass diese eventuell Arthrose auslösen können. Interessanterweise gibt es darauf bisher nur drei Reaktionen:

Die erste ist Erstaunen. Erstaunen ist das Synonym von „in Verwunderung geraten". Verwunderung wiederum trägt die aufkommenden Fragezeichen gefühlt schon vor sich her. Diese Reaktion zeigt also, dass vielleicht noch kein Interesse besteht, jedenfalls jedoch Fragen auftauchen. Auch wenn diese selten ausgesprochen werden, so dürfen wir sie doch über andere kommunikative Wege aufnehmen und, so gewünscht, auch beantworten. Bei dieser Reaktion haben Sie somit direkt einen Fuß in der Edukationstür.

Die zweite Reaktion, die mir oft entgegenschwingt, ist: „Das haben die Ärzt*innen über mein Knie auch schon gesagt." Ebenfalls eine großartige Antwort, da in diesem Fall bereits auf ein ähnliches Event aufmerksam gemacht wurde, Ihr

Hinweis somit an Gewichtung gewinnt. Betrachten Sie diese Aussage als Einladung und fragen Sie nach, ob die Person mehr darüber erfahren möchte. Wenn ja, liegt es an Ihnen, Interesse zu generieren. Wenn nicht, so haben Sie es zumindest angeboten und bleiben mit großer Wahrscheinlichkeit für diesen Menschen als Ansprechperson im Hinterkopf.

Die letzte Reaktion, die allerdings sehr selten auftritt, ist ein einfaches „A-ha". Dies kann natürlich als absolutes Desinteresse abgetan werden. Hartnäckigere Charaktere könnten allerdings auch einfach einmal nachfragen, wie ihr Gegenüber diese Aussage einschätzt oder was es über Arthrose weiß. Vielleicht eröffnet sich ein Gespräch. Und wieder: Wenn nicht, haben Sie es gut probiert.

6.3 Gelenkschutz für den Eigenbedarf

Hände von Therapeut*innen, sowohl in der Physio- als auch in der Ergotherapie, sind oftmals mit ihren Besitzer*innen arm dran. Unter vollem Einsatz behandeln sie andere Menschen, lösen Verspannungen, stabilisieren, führen und mobilisieren. Doch sie selbst werden so lange außer Acht gelassen, bis ihnen die Luft ausgeht.

Kontinuierliche unergonomische Belastungen von Hand- und Fingergelenken führen über kurz oder lang zu Überlastungssyndromen. Was in den Weichteilen mit Verspannungen beginnt, zieht sich später im Gelenkbereich in Form von arthrotischen Veränderungen fort.

Werden die eigenen Probleme zu lange unter den Tisch gekehrt, kann es durchaus sein, dass sich die eine oder andere gesundheitsdienstleistende Person mit dem Thema Arbeitsunfähigkeit auseinandersetzen muss. Das wollen wir natürlich tunlichst vermeiden, weshalb in der Therapie auch ein Blick auf die eigene Körperhaltung sowie die der Hände bzw. der Finger geworfen werden darf.

6.3.1 Präventivmaßnahmen

Mit Stand 31.12.2021 gab es in Österreich 15-mal mehr Ergotherapeutinnen als Ergotherapeuten [93]. Weil das Bindegewebe bei der weiblichen Bevölkerung naturgemäß lockerer ist, sind auch Gelenke oft weniger gut fixiert. Dieser Zustand ist bei jeglichem Geschlecht auffindbar, bei Frauen allerdings vermehrt. Gut zu sehen ist das, wenn man versucht, mit dem Daumen einen Knopf zu drücken, und dieser dabei sowohl im IP- als auch MCP-Gelenk deutlich hyperextendiert, oder wenn man beim Stehen die Knie durchdrücken oder den Ellbogen überstrecken kann. In diesem Fall kann Gelenkschutz, genauso wie er bisher beschrieben wurde, auch für den eigenen Körper eine wunderbare Präventivmaßnahme sein. Zumindest, wenn Sie die nötige Konsequenz aufbringen können. Wir Therapeut*innen sind angeblich auch nur Menschen und meiner Erfahrung nach gleichermaßen ignorant, was die Gesunderhaltung unseres Körpers angeht. Hierbei schließe ich mich selbst im Übrigen keineswegs aus, sondern lehne mich auch weiterhin mit vielen Ausreden im Schaukelstuhl zurück, während meine Laufschuhe langsam spröde werden.

Die allerbeste Idee wäre es an dieser Stelle, den Gelenkschutz selbst einmal durchzuarbeiten. Nehmen Sie dieses Buch und arbeiten Sie sich durch Kap. 4. Wobei Lesen alleine nicht ausreicht. Setzen Sie sich hin und machen Sie die Übungen mit. Lassen Sie sich Zeit und setzen Sie sich kleine Veränderungsziele. Genauso wie Sie es von den Menschen erwarten, die sich hilfesuchend an Sie wenden.

Ungeachtet jeglicher lern- und veränderungsmotivationstheoretischen Ideologien gebe ich Ihnen dennoch ein paar Tipps und Tricks zur Umsetzung des Gelenkschutzes im therapeutischen Alltag. Wir vergessen somit alle bisher durchgekauten Theorien und steigen direkt in die imaginäre Lösungskiste:

Achten Sie auf Ihre Finger und Daumen

Ob beim Schreiben, beim Schienenbau oder bei Hands-on-Techniken: Auch der therapeutische Daumen arbeitet besser im C-Bogen. Dieser muss allerdings auch erst antrainiert werden. Schnappen Sie sich also Ihr Gummiringerl (▸ Abb. 5.9) und üben Sie, den Daumen vom CMC-Gelenk aus zu extendieren. Wenn Sie das gut können, versuchen Sie im Pinzettengriff gerade so viel Druck

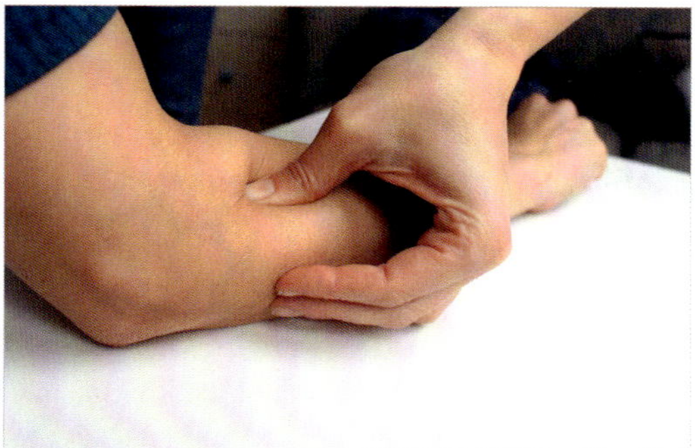

Abb. 6.2 Ungünstige Daumenhaltung bei manueller Therapie. (Quelle: © Florentina Van Ginneken)

aufzubauen, wie Sie im MCP-Gelenk noch stabilisieren können. Das wird anfangs vielleicht gerade genug sein, um eine Visitenkarte fixieren zu können. Üben Sie stetig täglich weiter und achten Sie vor allem auch in der manuellen Therapie darauf, Ihre Daumen bewusst einzusetzen (▸ Abb. 6.2).

Versuchen Sie jedoch vermehrt, auch auf die Handfläche umzusteigen. Dies ist vor allem bei der passiven Flexion von Fingern eine gute Alternative.

Achten Sie auf eine korrekte Körperhaltung

Die Beine übereinandergeschlagen, den Oberkörper leicht rotiert, so sieht eine absolut unergonomische Haltung vor dem Computer aus. Stehen Sie im Leben mit beiden Beinen fest auf dem Boden. Sitzkissen, Polster, Wechsel der Sitzgelegenheiten etc. können Ihnen diese Aufgabe erleichtern. Nach dem Motto „Der nächste Sitz ist der Beste" sollten Sie auch bei dieser Tätigkeit immer in Bewegung bleiben (▸ Abb. 6.3).

Allerdings ist die Körperhaltung auch bei der Produktion von Schienen oder im direkten Kontakt mit Patient*innen auschlaggebend.

Richten Sie den Arbeitsplatz großräumig ein

Alles in Griffweite zu haben ist zwar bequem, lockt jedoch unerwünschtes Verhalten hervor. So bleiben Sie eher auf Ihrem Sessel sitzen, wenn Sie sich nur zum nächsten Gegenstand umdrehen müssen. Sie verpassen jedoch die Gelegenheit einer Mikropause für den gesamten Körper.

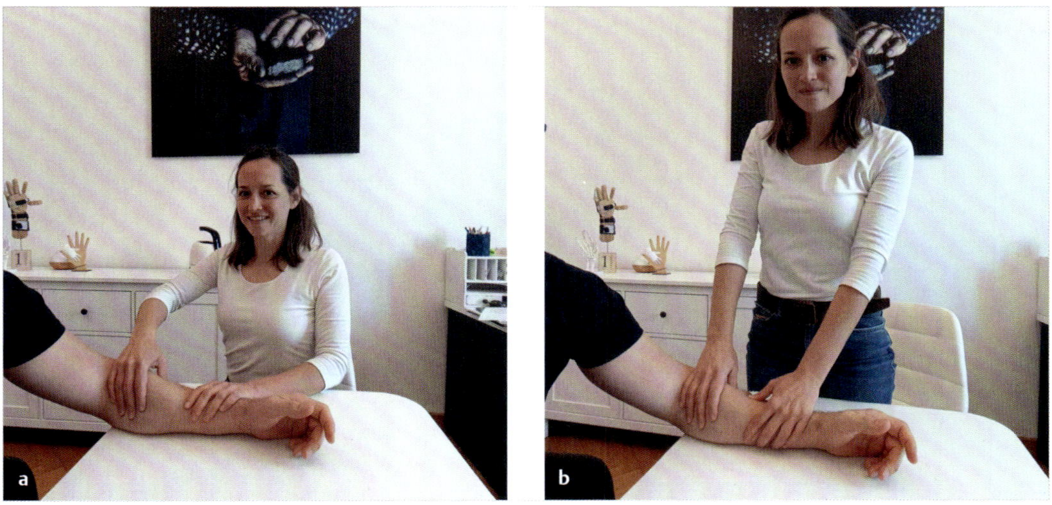

Abb. 6.3 Voller Körpereinsatz.

a Sitzend. Im Arm entsteht ein Hebel, der oftmals dafür sorgt, dass die Schulter nach oben gezogen und eine schiefe Körperhaltung eingenommen wird. (Quelle: © Florentina Van Ginneken)

b Stehend. Die Kraft kann aus dem Oberkörper kommen, wodurch die Muskulatur in der Hand selbst entlastet wird. (Quelle: © Florentina Van Ginneken)

Nutzen Sie Ihre Fähigkeiten (oder Ihr Netzwerk)

Lockern Sie Ihre eigene Daumenmuskulatur und die Unterarme bei Bedarf regelmäßig und nutzen Sie bei Schmerzen die Unterstützung von Tapes oder kleinen Schienen. Massage, Diätologie, Sport etc. sind nicht nur für hilfesuchende, sondern auch für therapiegebende Personen gesundheitsfördernd.

Lehnen Sie sich zurück!

Einer meiner Lehrer im Ergotherapiestudium meinte einmal: „Nur ein fauler Therapeut ist ein guter Therapeut." Gemeint war dabei nicht die Faulheit, die uns ans Sofa fesselt, Kinder und Haus vernachlässigen und Junkfood essen lässt. Er meinte damit, dass wir Therapeut*innen nur allzu gern mit vollem Körpereinsatz, verschiedenen Therapiemittelchen und unter Tränen und Schweiß arbeiten, damit unser Gegenüber die Therapie auch wirklich als intensiv erachtet. Dabei passiert es nicht selten, dass manuelle Therapie, Igelballmassagen und Thermotherapie angewandt werden, wo eigentlich aktive Übungen und Coaching angebracht wären. „Nur ein fauler Therapeut ist ein guter Therapeut" meint somit, dass wir uns öfter zurücklehnen und abwarten sollten, was passiert. Die Ideen der hilfesuchenden Personen und somit deren eigene Ressourcen fördern. Zurück zum Kern der Ergotherapie: Hilfe zur Selbsthilfe im Alltag.

6.4 Aus Fehlern lernen

Das kommende Kapitel gibt einen Einblick in mehrere Jahre Trial und Error. Sehen Sie es mit Humor, lernen Sie daraus und freuen Sie sich auf und über Ihre eigenen Fehler, denn sie geben Ihnen Potenzial zur Verbesserung.

6.4.1 Gelenkschutz in der Schublade

In der Schublade ist wohl der Platz, wo man Gelenkschutz am allerhäufigsten findet. Er liegt irgendwo unter viel anderem Therapiematerial versteckt und kommt erst heraus, wenn man alle anderen Ideen bereits verarbeitet hat, es jedoch noch weitere Einheiten zu füllen gilt. Es handelt sich dabei meistens um ein schüchternes Blatt Papier, mit viel Glück ist es sogar beidseitig bedruckt. Darauf finden sich 10–15 Gelenkschutzprinzipien aufgelistet, bei sehr motivierten Menschen sind die Überschriften auch bunt gedruckt und die Worte durch Bilder untermalt. In jedem Fall geht man jedoch davon aus, dass die visuelle Darstellung reicht. Schließlich sind die Gelenkschutzprinzipien an sich leicht zu verstehen und es bedarf keiner großen kognitiven Kapazitäten, um diese umsetzen zu können. Dennoch sind sie – wie Sie nun wissen, da Sie dieses Buch bis hierher wirklich durchgelesen und nicht die Abkürzung vom Inhaltsverzeichnis bis zu diesem Kapitel genommen haben – doch deutlich komplexer und es braucht mehr als nur die Aufforderung, um von der Empfehlung zur Durchführung zu gelangen.

Vom Umgang mit falschen Erwartungen

Dass besagter Zettel ein Ladenhüter ist, liegt manchmal auch daran, was von der Therapie erwartet wird. Wobei hier sowohl die Erwartungshaltung der Personen mit rheumatischen Beschwerden als auch die eigene therapeutische miteinfließt. Irgendwo in diesem System schwebt oftmals der Gedanke, dass Therapie eine manuelle Tätigkeit ist und dass in der Therapieeinheit aktiv gearbeitet werden muss. Es braucht schon viel Selbstbewusstsein und Therapieerfahrung, um zu sagen, dass man selbst dieses Gefühl nie hat.

Gerade in meinen Anfängen hing das Damoklesschwert der bedeutungsvollen Therapie dauerhaft über mir. Die Erfahrung hat gezeigt, dass der Gelenkschutz ungern angenommen wird und dass die meisten Menschen mit richtigen Arbeitsaufträgen an mich zur Therapie gekommen sind. Sie wollten Schienen, verlangten nach Paraffinbädern oder Fingerübungen, denn beim Rücken haben die Übungen auch so gut gewirkt. Wenn man selbst noch wenig Erfahrung hat und der Gelenkschutz ein schüchternes Blatt Papier in der untersten Lade ist, kann auch noch so viel Wissen nicht davor schützen, bei dermaßen zielgerichteten Anfragen spontan Schweißausbrüche zu produzieren. Menschen mit rheumatischen Beschwerden wurden zu meinen lebenden Albträumen. Doch warum? In meiner Ausbildung wurden die ergotherapeutischen Grundprinzipien so lange propagandiert, bis sie regelrecht ins Blut übergingen. Wenn ich mir heute in den Finger schneide, tropfen klientenzentriert, betätigungszentriert und evidenzbasiert aus mir heraus. Ich kann gar nicht anders handeln, nicht einmal, wenn ich mir Mühe gebe.

Merke

„Klientenzentriert" bedeutet nicht, dass man in der Therapie lediglich die initialen Wünsche der Klient*innen erfüllt!

Man könnte meinen, die Wunscherfüllung entspräche der Klientenzentriertheit. Wenn Fingerübungen gewünscht werden, dann gibt man doch einfach Fingerübungen. Leicht verdientes Geld, zufriedene Menschen, alles gut. Auf den ersten Blick stimmt das auch. Liest man zwischen den Zeilen, entspricht dies jedoch nur der halben Wahrheit. Fingerübungen, Paraffinbäder und Schienen werden aus bestimmten Gründen gefragt. Sie sollen Beschwerden minimieren. Zufällig sind es die Dinge, die in der Welt kursieren und bekannt sind. Ich selbst arbeite mit einem Rheumatologen zusammen, der monatelang dafür plädiert hat, dass ein Paraffinbad doch eine grandiose Investition wäre. Seit der Anschaffung vor sechs Jahren war es sagenhafte 8-mal in Verwendung. Davon nur 3-mal für Menschen mit rheumatischen Beschwerden. Es ist das unnützeste Ding in meiner Praxis.

Die Moral von der Geschichte: Lesen Sie zwischen den Zeilen, lassen Sie Wünsche in Ziele formulieren und fragen Sie nach, warum Therapiemaßnahmen so dezidiert verlangt werden. So kommen Sie zur wirklichen Klientenzentriertheit. Betätigungsorientiert ist keine der genannten Maßnahmen. Für rheumatische Beschwerden gibt es einzig und allein den Gelenkschutz als betätigungsorientiertes therapeutisches Mittel. Alles andere ist funktionell. Nicht falsch, aber eben funktionell. Ein weiterer Grund, warum Gelenkschutz so sehr nach Ergotherapie schreit. Weil auch die Ergotherapie nach Gelenkschutz verlangt. Nirgendwo außerhalb der Pädiatrie ist es so einfach, im Bereich der Betätigung tätig zu sein. Genießen Sie den Moment reinster Ergotherapie beim Vermitteln des Gelenkschutzes. Zu guter Letzt sollte auch eine gewisse Evidenzbasierung vorhanden sein. Literatur finden Sie gesammelt in diesem Buch oder auf diversen Plattformen. Im Zweifelsfall starten Sie selbst eine Studie.

Von der Schublade in die Vitrine

Irgendwann war es so weit und aus meinem ersten Gelenkschutzzettel wurde zumindest ein 4-seitiges Druckwerk, welches schon Anatomie, Pathologie und erst dann die Gelenkschutzprinzipien beinhaltete. Ich darf es vorwegnehmen: Es war immer noch grauenhaft. Stolz wie ein Pfau war ich, als ich es endlich drucken konnte. Doch in der ersten Therapieeinheit warf es bereits Fragen auf. Das Schlimmste allerdings war, dass es die Fragen nicht nur bei mir, sondern auch bei den Menschen aufkommen ließ, die in die Beratung kamen. Schwer in Erklärungsnot, leicht schwitzend und an den letzten Resten der Fantasie kratzend, kamen dann doch noch zusammenhängende Sätze aus mir heraus.

Und dank weiterer Zettel, auf denen gezeichnet und mitgeschrieben wurde, war die Information schlussendlich doch noch raus. Dennoch: Nach maximal zwei Stunden war die Sache erledigt und es fühlte sich weiterhin nicht danach an, dass das, was ich transportieren wollte, auch wirklich bei den Menschen ankam. Also auf zum nächsten Versuch. Und dem übernächsten und dem überübernächsten. Zugegeben, meine Gelenkschutzbroschüren lagern immer noch in der Schublade. Allerdings aus rein praktischen Gründen, weil sie anderweitig schwer unterzubringen sind. In meinem Warteraum befindet sich allerdings auch eine Glasvitrine. Ein Fach davon nimmt eine dieser Broschüren ein. Eine Broschüre, die sehr bald ihren Platz verlieren wird, denn beim Schreiben dieses Buches habe ich so viele Optimierungspunkte gefunden, dass wohl bald ein neues Druckwerk in den Praxisalltag integriert werden muss (▶ Abb. 6.4).

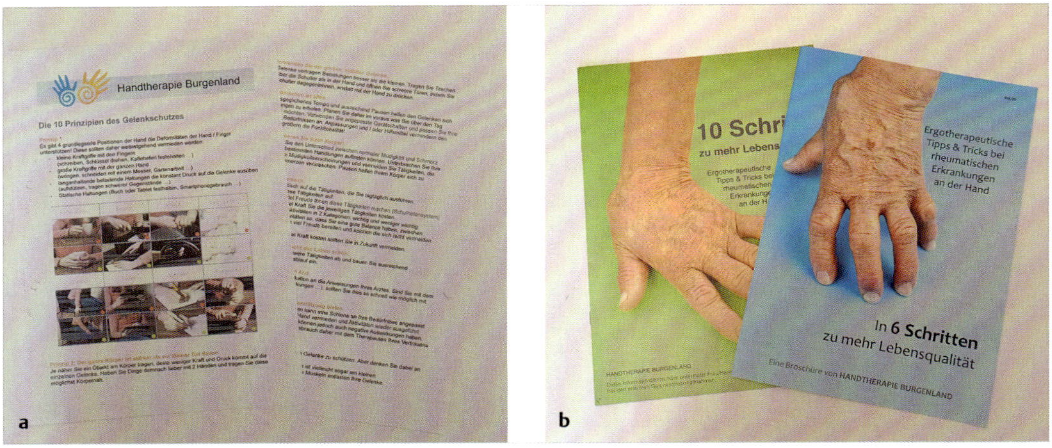

Abb. 6.4 Vom Zettel zur Vitrine.
a Die Evolution vom Zettel … (Quelle: © Florentina Van Ginneken)
b … zur Broschüre. (Quelle: © Florentina Van Ginneken)

6.4.2 Gelenkschutz zum Einschlafen

Versetzen Sie sich zurück an die Schule, in der Sie mehrere Stunden am Tag fast ohne Unterlass Vorträgen lauschen durften. Sitzen, jemandem zuhören und dabei auch noch interessiert wirken, bevor die Lehrperson auf die Idee kommt, nachzufragen, was genau sie gerade erzählt hat. Dabei gab es wahrscheinlich Stunden, die Ihnen kurz und unterhaltsam vorkamen, und andere, bei denen die Zeit stillzustehen schien. Der Unterschied kann im Inhalt oder der unterrichtenden Person liegen. Gehen wir davon aus, dass Ihnen in der Praxis zwar Menschen unterkommen werden, deren Interesse am Gelenkschutz dermaßen groß ist, dass ein Buch darüber auch geeignet wäre, um ihnen ausreichend Input für Veränderung zu geben. Diese Menschen werden Sie jedoch an beiden Händen abzählen können. Diese Personen werden kaum therapeutische Unterstützung benötigen. Deshalb konzentrieren wir uns darauf, die Person in Augenschein zu nehmen, die den Gelenkschutz kommuniziert. Sie!

Erziehen vs. wachsen lassen

Edukation kommt vom lateinischen „educere", was so viel bedeutet wie „erziehen". Ein Wort, welches durch seine Verbindung mit „ziehen" und „Zucht" immerzu von einem unangenehmen Hintergrundrauschen begleitet wird. Viel weicher und einladender umschmeichelt hingegen seine poetische Bedeutung das Ohr: „wachsen lassen". Fühlen Sie den Unterschied?

Bei der Führung von Menschen, und nichts anderes ist Anleiten oder Unterrichten, gibt es drei Positionen, die eingenommen werden können (▶ Abb. 6.5).

Gehen Sie der Person voran, wirken Sie lenkend. Sie geben die Marschrichtung, die Geschwindigkeit und das Ziel vor. Die hilfesuchende Person muss Schritt halten und hat wenig bis kein Mitspracherecht. Eine gute Position in Situationen, in denen akut Entscheidungen getroffen werden müssen. Wenn es um Erste Hilfe geht, wird immer jemand benötigt, der Anweisungen bezüglich Alarmieren der Rettungskette, Absperren des Unfallortes und Ersthilfeleistung gibt. Sehr devote, wenig autonomiefreudige Personen fühlen sich ebenfalls wohler, wenn sie eine starke führende Persönlichkeit als Gegenüber haben.

Bei zunehmendem Vertrauen wird es Ihnen vielleicht möglich sein, sich neben die Person zu stellen. Sie können sie in ihrem Tun und in ihrer Entscheidung begleiten, sie je nach Situation bremsen oder ihr einen kleinen Schubs geben. Bei Menschen mit hohem Autonomielevel, oder aber um

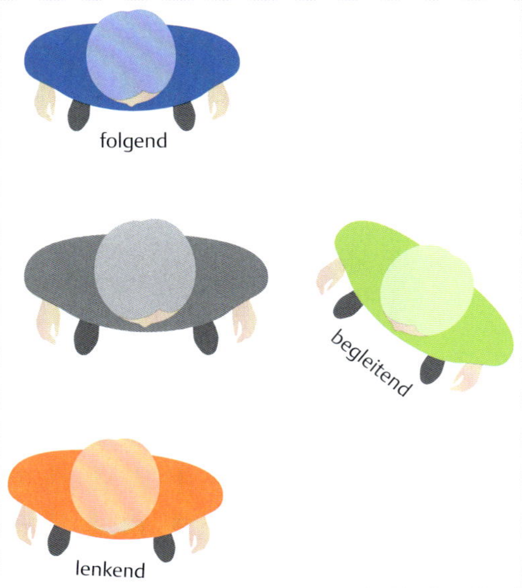

Abb. 6.5 Führungsstile. Sind Sie in der lenkenden Position, geben Sie Ziel, Geschwindigkeit und Richtung vor. Im begleitenden Führungsstil stehen Sie bildlich neben der Person und greifen ein, wenn Sie gebraucht werden. Hier können Sie sowohl bremsen als auch motivieren. Befinden Sie sich in der folgenden Position geben Sie maximale Autonomie, sind jedoch jederzeit zum Auffangen bei Problemen bereit.

die Autonomie bewusst zu stärken, kann man sich dazu entscheiden, sich hinter die Person zu stellen und zu folgen. In dieser Position kann man wunderbar auffangen und stützen. Der richtige Führungsstil für Trial & Error-Situationen, denn er gibt Vertrauen. Vertrauen darauf, dass man bei missglückten Versuchen jemanden hat, der einem die Hand zum Aufstehen reicht.

Wo sehen Sie sich selbst stehen, wenn es um „erziehen" geht, und wo, wenn der Tenor „wachsen lassen" ist?

Jede der Positionen hat ihre Berechtigung, wählen Sie weise und vor allem aktiv, welche Sie wann einnehmen. Verbleiben Sie zu lange in der lenkenden Rolle, besteht die Chance, dass Ihr Gegenüber das Interesse verliert. Sind Sie andersrum von Anfang an folgend, wird eine ratsuchende Person sich allein gelassen und überfordert fühlen. Wenn Sie jetzt meinen, begleitend sowieso richtig zu stehen, so stimmt das leider auch nicht. Denn es gibt schlichtweg Situationen, in denen Menschen die Verantwortung gerne abgeben und andere Umstände, in denen sie einfach ausprobieren und selbstständig Lösungen finden möchten.

Merke

Der Wechsel zwischen den unterschiedlichen Führungsstilen verleiht Ihrer Edukation Würze.

Lernen mit (fast) allen Sinnen

Der zweite Faktor, den sie mit einberechnen dürfen, ist der, dass jeder Mensch anders lernt. Da die Lernstile und -typen mehr und mehr in Verruf geraten [94], wage ich es nicht, mit einer Aufzählung dahingehend zu beginnen. Es reicht der Rat, den Menschen auf vielfältige Weise wahrzunehmen und seine Sinnesorgane tunlichst vollumfassend anzusprechen.

Zugegeben wird es herausfordernd sein, Gelenkschutz zu riechen und zu schmecken, es ist allerdings machbar, andere Sinnesorgane als lediglich das Gehör anzusprechen und dadurch die klassische Konditionierung ins Spiel zu bringen. Diese wird Ihnen spätestens dann bekannt vorkommen, wenn ich Pawlow, ein Glöckchen und einen sabbernden Hund erwähne. Was beim besten Freund des Menschen funktioniert, funktioniert auch bei seinen Besitzer*innen. Steht am Ende der Therapieeinheit ein köstliches Essen auf dem Tisch, welches unter Zuhilfenahme der Gelenkschutzprinzipien und eines diätologisch angepassten Rezeptes entstanden ist, wird das Gehirn beides als positiv speichern. Auch Stabilisierungsmaßnahmen üben sich leichter, wenn sich zwischen Daumen und Zeigefinger ein Gummibärli befindet.

Die Moral von der Geschichte: Wenn Sie sich wünschen, dass Ihr Gegenüber sich still und teilnahmslos verhält, bleiben Sie bewegungslos in Ihrer Position und reden Sie ohne Unterlass. Wenn es dabei auch noch darum geht, was dieser hierdurch sedierte Mensch alles an sich ändern muss, wird kaum ein Auge offen bleiben. Möchten Sie jedoch einen Funken entzünden, so seien Sie kreativ, herausfordernd, farbenfroh und vor allem: Zeigen Sie sich selbst begeistert!

6.4.3 Therapiefallen

In Kap. 3.2.2 habe ich auf die 12 Kommunikationssperren nach Thomas Gordon (S. 48) hingewiesen, die Ihnen mit Rat und Tat zur Seite stehen, wenn Sie mit den auch noch so besonnensten Menschen Streit anzufangen gedenken. Nun gehe ich davon aus, dass dies – zumindest in der Therapie – nie Ihr Begehren ist. Dennoch gibt es kommunikative Besonderheiten, die bei aller Hilfsbereitschaft oder gerade wegen dieser Menschenliebe problematisch wirken.

Merke

Ob Experten-, Diagnosen-, Small-Talk- oder Zu-schnell-Falle: Versuchen Sie, trockenen Fußes aus der Therapie zu kommen.

Die Expertenfalle

Eine dieser Fallen ist die sogenannte *Expertenfalle*. Sie zeichnet sich dadurch aus, dass eine Person, die sich in ihrem Fachgebiet sehr gut auskennt – oder glaubt, dies zu tun –, dieses Expertendasein aktiv lebt. Sie beschließt, was machbar und erlaubt ist, und was eben nicht. Diese Rolle muss gar nicht aktiv eingenommen werden, sondern füllt sich schon damit, dass Sie bestimmtes Wissen haben, bei dem Sie davon ausgehen, dass es die andere Person nicht hat.

So habe ich noch in meiner Anfangszeit einmal eine hitzige Diskussion mit einer Klientin geführt, die unbedingt eine Schiene für ihren Daumen haben wollte. Diese Schiene war in meinen Augen nicht indiziert, das Problem lag sehr deutlich in den Handlungen, die die Hand der Klientin ausführen musste. In solchen Situationen hilft Sturheit übrigens nicht. Die Expertenfalle war bereits zugeklappt und die Kreativitätsblockade, die dieser mentale Hinterhalt ausübt, voll entfaltet. Erst meine Mentorin konnte mit sanftem Druck auf die Schulter den Nebel lichten und meinen Kopf dafür öffnen, dass manchmal auch andere Wege gute Wege sein können. Nach Anfertigung der Schiene war die Klientin übrigens sehr wohl offen für Veränderung. Sie steckte wohl selbst auch mit dem Kopf in einer Idee fest.

Ein Glück, dass ich mich mit dieser Erfahrung in eine Reihe berühmter Köpfe einordnen darf:

Gottlieb Daimler soll 1900 gemeint haben, die weltweite Nachfrage nach Kraftfahrzeugen werde 5000 nicht überschreiten – allein schon aus Mangel an verfügbaren Chauffeuren.
In Zeiten des Stummfilms fragte Harry Warner von den Warner Brothers: „Wer zum Teufel will den Schauspieler sprechen hören?"

Zu Beginn, wenn noch Information und Fachkenntnis gefragt sind, dürfen Sie Ihrem inneren Expertenmonster freien Lauf gönnen. Später, ab der Phase der Ausführung, wenn es darum geht, Lösungen zu generieren, ist es durchaus sinnvoll, sich von den Limitationen des eigenen Fachgebietes bzw. der eigenen Fachkenntnis zu lösen. So ist im Raum mehr Platz für die Ideen Ihres Gegenübers. Mit ein wenig Glück dürfen Sie sogar neue Ideen für Ihre Lösungsschatzkiste ernten. Auf diese Weise durfte ich lernen, dass Gummiringerl sich sehr gut als Antirutsch-Öffnungshilfe für Flaschen eignen.

Die Diagnosefalle

Die *Diagnosefalle* ist auf zwei Arten zu interpretieren. Zum einen wird das Wort verwendet, wenn einer Person ungerechtfertigterweise ein Diagnosestempel aufgedrückt wird. Ist der Stempel einmal oben, ist er kaum noch wegzubekommen. In der Statistik fehlen der Person dann gesunde Lebensjahre, aber auch psychisch kann eine Diagnose eine Lawine an Problemen lostreten. Es sollte somit gut bedacht sein, was ausgesprochen wird.

„Wer macht denn so was? Wer gibt denn unbedacht Diagnosen?" sind nun die begründeten Fragen. Leider passiert dies öfter, als uns lieb ist, wobei es vielleicht nicht immer unbedacht, sondern eher nicht fertig gedacht ist. Gerade Rhizarthrosen werden häufig unabhängig vom Schmerz diagnostiziert. Mir sind schon M. De Quervain untergekommen, die als CMC-I-Arthrose klassifiziert waren. Ebenso wie simple Verspannungen des Unterarmes. Was bei Arthrose machbar ist, ist mit anderen rheumatischen Erkrankungen noch viel leichter, für Personen aus dem Therapiesektor jedoch nicht so leicht überprüfbar.

Allerdings haben auch wir Therapeut*innen manchmal unsere Diagnosen im Kopf. Womit wir bei der zweiten Verwendungsart des Wortes *Diagnosefalle* wären. Mit einer Diagnose im Kopf ist das Denken eingeschränkt. Ähnlich wie bei der Expertenfalle. Die Denkrichtung wird von der Diagnose vorgegeben. Ein Glück für uns Ergotherapeut*innen, denken wir doch in aller Regel Top-down statt Bottom-up. Für uns steht die Person zentral, nicht ihre Diagnose. Nur für den Fall, dass Sie diesen Hinweis gerade noch einmal brauchten.

Die Small-Talk-Falle

Als dritte im Bunde ist die *Small-Talk-Falle* zu nennen. Gerade in Beratungssituationen, in denen die Kommunikation das Hauptwerkzeug darstellt, kann es durchaus vorkommen, dass man sich in Nichtigkeiten verrennt. Ein Gespräch über kleine Kinder, die Haustiere oder das Erlebnis vom Wochenende können schon auf ein „zu offenes" Ohr treffen. Das Gespräch wird amüsant und interessant. Es reißt mit und verschiebt den Fokus. In Kap. 3.1 über die innere Haltung wurde die Wertoffenheit erwähnt. Das Annehmen der Person, die Ihnen gegenübersitzt, in all ihren Normen, Werten und Denkweisen. Unabhängig von den eigenen Gedankengängen und Gefühlen. Sind die Werte Ihres Gegenübers konträr, ist leicht verständlich, wozu die Wertoffenheit dienen soll. Es geht darum, anzunehmen, was ankommt, jedoch nicht darüber zu diskutieren und die eigenen Werte einbringen zu wollen.

Sie sollten jedoch auch dann wertoffen sein, wenn Ihre Werte identisch sind. Natürlich ist es schön, wenn man sich einer Person gegenüber wiederfindet, die ähnlich denkt und fühlt. Lässt man sich jedoch zu sehr darauf ein, verschwimmt die Therapiegrenze mit der Freundschaftsgrenze. Wobei dieses Ineinanderfließen keinesfalls beidseitig sein muss. Auch nach einem wunderbaren Gespräch über Enkel, Haustier und Co. kann es durchaus passieren, dass am Ende der Therapieeinheit die Frage fällt, was denn nun eigentlich die Therapie war. Die Lösung des Dilemmas liegt abermals in den drei Grundpfeilern der Ergotherapie. Bleiben Sie klientenzentriert. Andersherum heißt das allerdings nicht, dass Sie nie Small Talk führen dürfen. Wenden Sie ihn bewusst an und achten Sie darauf, ihn jederzeit wieder beenden zu können. Aktive, klientenzentrierte Gesprächsführung ist also gefragt.

Die Zu-schnell-Falle

Zu guter Letzt möchte ich noch die *Zu-schnell-Falle* erwähnen, deren Name eindeutig auch ihren Inhalt wiedergibt. Sie ist mein absolutes Lieblingsfettnäpfchen, in dem zumindest immer einer meiner Zehen feststeckt. Oft genug stehe ich jedoch beidbeinig und fest verankert darin.

Jedes Gehirn denkt anders. Sowohl Inhalte als auch Denkgeschwindigkeit unterscheiden sich. In der Therapie, und gerade beim Gelenkschutz, ist es wichtig, das Tempo an das der hilfesuchenden Person anzupassen. Leichter gesagt als getan, denn leider trägt niemand ein Schild mit seiner persönlichen Denk- und Verarbeitungsgeschwindigkeit um den Hals. Wenn Sie Gelenkschutzberatung in Ihrem eigenen Tempo abspulen, werden Sie nach einer Stunde damit fertig sein. Sie kennen den Inhalt, wissen, wie die Übungen auszuführen sind, und können die Veränderungsaufträge gut ausführen. Die Person, die Ihnen gegenübersitzt, weiß davon allerdings nichts.

Ich habe den Gelenkschutz auch schon mit Fachkräften aus der Gesundheits- und Krankenpflege und sogar mit ärztlichem Fachpersonal durchgeführt. Sie können mir glauben, da war der Expertenmodus bei mir kurzfristig aus, dafür die *Zu-schnell-Falle* auf höchster Stufe eingeschaltet. Wie sich herausstellte, war aber auch hier Ruhe angesagt. Denn die Art, wie Anatomie, Physiologie und Handeln in Zusammenhang gebracht werden, ist einzigartig – und keine dieser Personen zeigte auch nur einen Funken Langeweile. Im Gegenteil, das Interesse war riesig und die Fragen sprudelten nur so heraus. Das hilft übrigens beim Abbremsen. Womit wir auch schon bei der Lösung wären. Wenn eine Person, die hilfesuchend zu Ihnen kommt, eine Frage stellt, bremst Sie das automatisch ab. Andersherum können Sie aktiv bremsen, wenn Sie selbst eine Frage stellen. Hierdurch können Sie auch die Verarbeitungsgeschwindigkeit Ihres Gegenübers herausfinden. Stellen Sie offene Fragen, lassen Sie sie in eigenen Worten wiederholen.

Fassen wir also zusammen, dass Sie die Herrschaft abgeben, sich zurücklehnen und abwarten, aktive, klientenzentrierte Gesprächsführung nutzen, weiterhin Top-down denken, wie Sie es in der Ergotherapieausbildung (hoffentlich) gelernt haben, und offene Fragen stellen, anstatt Einzelvorträge zu geben. Wenn Sie sich an diese Kleinigkeiten halten, ist die Gelenkschutzberatung in Ihren Händen sicher. Wenn nicht, haben Sie wie ich weiterhin Lernpotenzial. Auch schön.

6.5 Gelenkschutz im Flow

Auf den folgenden Seiten finden Sie einen Überblick über traditionelle Gelenkschutzprinzipien und ein Beispiel für den Aufbau einer Gelenkschutzbroschüre, wie sie bis vor kurzem noch in der Praxis verwendet wurde und mittlerweile viele Privathaushalte ziert. Es soll tatsächlich rein als Anregung dienen, damit Sie sich ein Bild davon machen können, wie ein denkbarer Aufbau aussehen könnte. Wie Sie vielleicht feststellen, unterscheidet sich dieses Produkt doch sehr von dem, was man anderweitig findet. Darauf aufbauend findet sich ein Beispiel von einem Herrn, der voller Begeisterung zum Gelenkschutzjunkie mutiert ist.

Zuvor jedoch ein paar Anregungen und Gedankengänge der letzten 10 Jahre.

6.5.1 Gelenkschutzprinzipien im Überblick

In meinen Workshops frage ich regelmäßig, welche Gelenkschutzprinzipien bekannt sind. Die Antwort ist immer ähnlich: „Es sind zehn." Und dann folgt eine Litanei von mindestens 20–30 verschiedenen Merksätzen, die alle irgendwie anders und doch ähnlich sind. Man kann demnach zusammenfassen, dass es keine einheitliche Beschreibung der Gelenkschutzprinzipien gibt. Der Inhalt ist allerdings schon wiederkehrend. Es geht um die Veränderung von Arbeitsgewohnheiten, die korrekte Verwendung der Biomechanik im Körper, um Hilfsmittel und Schienen und häufig auch um Fatigue-Management, gepaart mit Übungen für die Beweglichkeit und Kraft der Hände [76].

Wichtig ist, dass die Prinzipien leicht verständlich, positiv formuliert und einfach zu merken sind, wobei niemand erwartet, dass sie auswendig gelernt werden. Sie wirklich zu verstehen würde schon ausreichen. Und hier sind wir beim Kern der Geschichte angelangt. Bisher hat sich niemand ausreichend damit beschäftigt, warum wir Gelenke in möglichst stabiler Haltung und achsengerecht benutzen sollen. Oder warum eine Verteilung über mehrere Gelenke besser sein soll. Genau dieses *Warum* ist jedoch ausschlaggebend dafür, ob etwas langfristig umgesetzt wird. Abgesehen davon, dass ich – die sich im Zuge der Erstellung dieses Buches wirklich intensiv mit dem Thema beschäftigt hat – mit der „stabilen Haltung" auch nichts anfangen kann. Dafür müsste ich für jedes einzelne Gelenk auswendig wissen, wo seine stabilste Haltung ist. Der Gedanke allein versetzt mich in einen Müdigkeitszustand, der dem Winterschlaf eines Siebenschläfers Konkurrenz machen könnte.

Wenn es keine einheitliche Richtlinie gibt, was Gelenkschutz eigentlich umfasst, wie lässt sich dann seine Effektivität messen? Genau: Gar nicht. Viele Studien haben es probiert, doch irgendwie schneidet der Gelenkschutz hierbei immer sehr unterschiedlich ab. Genauso unterschiedlich wie seine Ausführung. Meistens wird Gelenkschutz in einem geschriebenen Werk definiert, wobei dieses von einem Faltblatt bis zu einem mehrseitigen Skript variieren kann [77], [78]. Vielleicht erhält dieses wertvolle Therapiekonzept nun endlich eine sinnvolle Definition. Aber wenn Sie es geschafft haben, die Menschen motivierend durch den Veränderungsprozess zu begleiten, werden die Merksätze an Wichtigkeit verlieren. An ihrer Stelle tritt Verständnis für die Anatomie, Pathologie und Biomechanik, wodurch sich die Menschen selbst herleiten können, was gut und was weniger gut für ihre Gelenke ist.

Dennoch möchte ich Ihnen hier einen kleinen Überblick gebräuchlicher Merksätze geben (S. 143). Sie können in Gedanken kurz versuchen zu erklären, was hinter den Sätzen steht. Was Ihr *Warum* ist. Gelingt es Ihnen bei einzelnen Sätzen nicht, darf ich Ihnen gratulieren, denn Sie erleben, wie es ist, als Laie mit den Sätzen konfrontiert zu werden. Merken Sie sich dieses Gefühl. Es hilft in der Therapie, empathischer auf das Gegenüber einzugehen.

Können Sie hingegen allen Merksätzen sinnvolle Erklärungen hinzufügen, waren meine Erläuterungen doch halbwegs brauchbar und ich wünsche Ihnen unendlich viel Freude damit diese Gedanken weiterzutragen. Hinaus in die Welt damit!

Ein paar gebräuchliche Gelenkschutz-Merksätze

- Belasten Sie die Gelenke nicht zu lang oder schwer!
- Bleiben Sie in Bewegung!
- Wechseln Sie zwischen Ruhe und Aktivität ab!
- Belasten Sie Gelenke in der stabilsten Haltung!
- Wechseln Sie zwischen statischer und dynamischer Arbeit!
- Verwenden Sie große statt kleiner Gelenke!
- Verteilen Sie die Belastung über mehrere Gelenke!
- Achsengerechtes Halten und Bewegen – achten Sie auf anatomische Achsen!
- Hebelwirkung ausnutzen
- Griffverdickungen benutzen, um die Gelenke zu entlasten
- Viele und große Gelenke in die Bewegung mit einbeziehen
- Stoß- und Schlagbewegungen vermeiden
- Zug an Gelenken vermeiden
- Dauerbelastung vermeiden
- Tätigkeiten in Teilschritte aufteilen
- Pausen einlegen – Geben Sie Ihrem Körper Zeit, sich zu regenerieren!
- Individuelle Schmerzgrenzen erkennen

Sie sehen: Die Auswahl an Merksätzen ist groß, fasst dennoch nur zusammen, was in den vorherigen Kapiteln ausführlich beschrieben wurde. Bisher habe ich selbst mit einer Art Merksatz gearbeitet, darf aber nach ausgiebiger und eingängiger Reflexion sagen: Sie kommen nicht an. Groß, fett, gelb unterstrichen. Wenn Sie die Inhalte gut erklärt haben, ist Ihr Gegenüber so erleuchtet, dass die Merksätze nur noch als Schatten erscheinen. Was aber umgekehrt auch nicht bedeutet, dass ihre Verwendung grundlegend falsch ist. Wenn Sie die Formulierung einfach und positiv gestalten, angelehnt an Bauernweisheiten oder Motivationssprüche (S. 143), könnte der ein oder andere Satz durchaus Wirkung zeigen.

Praxistipp

Beispiele für Bauernweisheiten und Motivationssprüche

Wer rastet, der rostet.
Wasser ist Leben.
Man ist, was man isst.

Für den Eigengebrauch hingegen ist eine Übersicht der Gelenkschutzprinzipien ein guter Leitfaden für die Therapie.

6.5.2 Gestaltungsmerkmale für eine Gelenkschutzbroschüre

Prinzipien-Merksätze

Wie schon im vorstehenden Kapitel zu den Gelenkschutzprinzipien erläutert: Das Wort „Merksatz" beinhaltet bereits die Problematik selbst. Es ist ein Satz, den man sich merken soll. Ähnlich wie bei Formeln, Gedichten und geschichtlichen Jahreszahlen ist auch hier die dauerhafte Speicherung schwierig, wenn nicht laufend von der Information Gebrauch gemacht wird. Sie können wie eine To-do-Liste benutzt werden, bei der abgehakt wird, was bereits erledigt ist, oder als Überschriften der Broschüre eine Struktur bieten. Von Anwender*innenfreundlichkeit sind sie jedoch weit entfernt. Der Übertrag in den Alltag ist einfach zu komplex.

Praxistipp

Denken Sie nicht zu lange drüber nach. Nutzen Sie für die Erstellung Ihrer Abhandlung eine Sammlung der für Sie wichtigsten Aussagen als Leitfaden. Verschwenden Sie jedoch keine Energie auf die Formulierung von Sätzen. Nutzen Sie die Macht des Verständnisses und verzichten Sie auf Merksätze.

Beispielbilder

Neben Bildern zur Verdeutlichung der Anatomie und Pathologie sind auf den meisten Gelenkschutzinformationen auch Bilder von Maßnahmen zu finden. Drei verschiedene Varianten haben dabei einige Gedanken losgetreten, die ich gerne mit Ihnen teilen möchte.

Egal wie Sie sich schlussendlich entscheiden, so ist der Gebrauch von Bildern in vielen Fällen auch eine finanzielle Frage, die entsprechend bedacht werden muss. Denn Bilder brauchen neben Farbe auch Platz. Zwei nicht zu unterschätzende Faktoren.

Variante 1: Mit dem Bild wird bewertet und eine Aussage darüber getroffen, was falsch ist

Ein und dieselbe Handlung wird einmal so dargestellt, wie sie häufig ausgeführt wird, und mit einem roten X gekennzeichnet – und einmal so, wie es laut Gelenkschutzanweisung richtig ist, was mit einem grünen Häkchen belohnt wird (▶ Abb. 6.6). Diese erste Variante suggeriert, dass die jeweilige Person ihr Leben falsch lebt. Diese Unterstellung ist wertend, doch die Entscheidung über „richtig" und „falsch" liegt nicht im Bereich irgendeiner Gesundheitsprofession, sondern einzig bei der Person selbst. Manchmal entscheiden sich Menschen absichtlich gegen bestimmte Maßnahmen. Sie sind deswegen jedoch nicht schlechter als andere. Natürlich kann der Einsatz dieser Gegendarstellungen sinnvoll sein, wenn zum Beispiel die Information nur mitgegeben, nicht jedoch durchgearbeitet werden kann. Selbst dann wäre jedoch eine positivere, wertfreie Darstellung vorzuziehen.

Variante 2: Mit dem Bild wird ein Hilfsmittel vorgestellt

Sie befinden sich in der misslichen Lage, dass Sie keine oder nur sehr eingeschränkt Hilfsmittel zur Verfügung haben, die in der Therapie ausprobiert werden können? Dann können Bilder eine wunderbare Hilfestellung sein, um Beispiele aufzeigen zu können. Ein QR-Code zu Webshops könnte zusätzlich dabei unterstützen, dass das eine oder andere Hilfsmittel auch tatsächlich in Verwendung gerät. Ich selbst habe keine Fotos von Hilfsmitteln in meiner Broschüre, da ich die für mich wichtigsten Teile zum Ausprobieren in der Praxis habe. Ich arbeite jedoch sehr wohl computergestützt und zeige je nach Fragestellung einzelne Hilfsmittel am Bildschirm.

Variante 3: Mit dem Bild werden Maßnahmen anhand von Handlungen visuell dargestellt

Diese Illustrationen sind hilfreich, wenn es darum geht, den erwähnten Merksätzen mehr Alltagsbezug zu verleihen. Gleichzeitig blockieren sie den Kopf allerdings für neue Ideen. Dadurch, dass den Menschen bereits bestimmte Handlungen nahegelegt werden, vergessen sie, in ihrer eigenen Le-

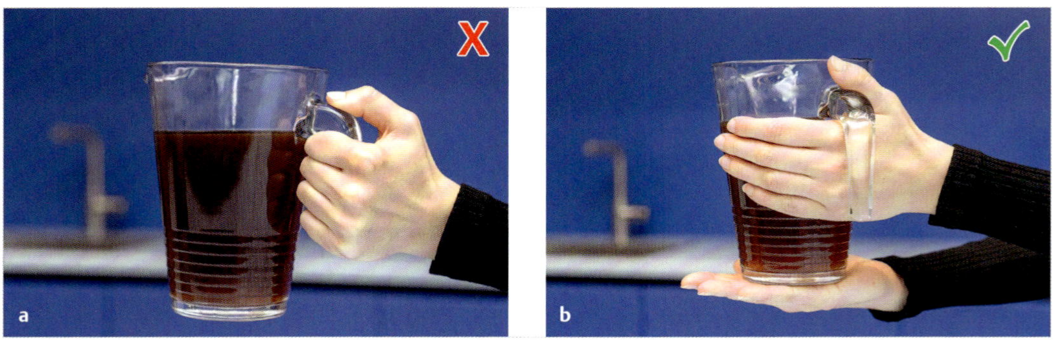

Abb. 6.6 Bewertende Bilder.
a Das rote X suggeriert Fehler. (Quelle: © K. Oborny/Thieme)
b Das grüne Häkchen belohnt und zeigt, was richtig ist. (Quelle: © K. Oborny/Thieme)

Person
Ist es wirklich notwendig, dass Sie die Aktivität selbst ausführen?
Wenn ja, dann achten Sie darauf, Ihre Gelenke möglichst achsengerecht zu belasten, und versuchen Sie, Belastung so gut wie möglich zu verteilen.

a) Handfläche statt Finger
b) beidhändig statt einhändig
c) der ganze Körper statt nur die Hand
d) Schieben statt Ziehen
e) ergonomisches Arbeiten und Heben

Beispiele aus Ihrer Lebenswelt:

a		
b		
c		
d		
e		

Abb. 6.7 Raum zum Denken. Felder zum Selbst-Ausfüllen animieren zur Mitarbeit und personalisieren Ihr Angebot.

benswelt zu bleiben. Es kann durchaus vorkommen, dass Sie in einer Diskussion enden, die sich darum dreht, dass die Beispiele für die jeweilige Person unpassend sind, obwohl Sie bereits mehrfach betont haben, dass es sich um Beispiele handelt. Aus Erfahrung kann ich berichten, dass dies eine äußerst frustrane Situation ist, die nicht nach Wiederholung verlangt.

Umfang

Begonnen habe ich mit einem 2-seitigen Handout und bin mittlerweile bei einem 12-seitigen Druckwerk angekommen. Allein dieser Unterschied spiegelt wider, welche Bedeutsamkeit der Inhalt in der Zwischenzeit angenommen hat. Trauen Sie sich, der Information Raum zu geben (▶ Abb. 6.7). Wenn man ein Buch damit füllen kann, dann sicherlich auch eine mehrseitige Broschüre.

6.5.3 Gelenkschutz zum Selberbasteln

Cover

Starten Sie mit einem einladenden Cover, es ist das Angebot weiterzulesen. Neben Farb- und Schriftgestaltung sollten Sie sich auch mit dem darauf erscheinenden Text auseinandersetzen. Dieser sollte kurz und knapp Inhalt und Ziel wiedergeben, wobei auf das Wort „Gelenkschutz“ dabei gerne verzichtet werden darf.

Einleitung

Um nicht gleich mit der Tür ins Haus zu fallen, kann eine Einleitung genutzt werden, um allgemeine Informationen über rheumatische Erkrankungen und gesundheitsfördernde Maßnahmen näherzubringen. In einem Rheumazentrum kann es sinnvoll sein, die wichtigsten Krankheitsbilder kurz zu beschreiben. Wenn Sie im Hausbesuch unterwegs sind, ist vielleicht ein kurzer Überblick über Rheuma als Krankheitsüberbegriff ausreichend.

Auf jeden Fall sollte die Einleitung eine Definition sowie einen Überblick über Möglichkeiten und Endlichkeiten des Gelenkschutzes bieten. Denn dies ist der Zeitpunkt, an dem sich die hilfesuchende Person für oder gegen die Maßnahme entscheiden soll. Überlegen Sie sich die Wortwahl daher gut. Gleichzeitig ist dies der Moment, an dem Sie aller Heilkräfte entsagen und gestehen, dass Sie nicht zu den Hogwarts-Alumni gehören. Arthritis und Arthrose werden demnach auch nicht auf wundersame Weise geheilt.

Sie können stattdessen auf weitere gesundheitsfördernde Maßnahmen hinweisen:

- Rauchfrei leben
- Bewegung und Sport
- Ausreichend Wasser, weniger Alkohol trinken
- Gesunde Ernährung mit weniger Fleisch und mehr Fisch
- Unterstützende natürliche Nahrungsergänzungsmittel
- Vermeidung von Stress

Wobei bei allen Punkten ein kleiner Einblick in das „Warum“ gegeben und auf Dienstleistende anderer Professionen verwiesen wird. Ein Überblick über andere ergotherapeutische Maßnahmen, die bei rheumatischen Erkrankungen sinnvoll sein können, komplettiert das Bild. Thermo- und Schienentherapie sowie Stabilisierungs- und Kräftigungsmaßnahmen dürfen der Vollständigkeit halber natürlich nicht fehlen. Ob sie angewandt werden, liegt bei der dienstleistenden Person ebenso wie bei ihrem Gegenüber.

Anhand des Aufbaus fällt Ihnen vielleicht auf, dass Gelenkschutz an vorderster Front genannt wird, während andere Interventionen fast wie Bonusmaterial behandelt werden. Diese Priorisierung ist eine Nachricht an das Unterbewusstsein. Nutzen Sie sie.

Wie funktioniert Verhaltensänderung?

Wenn dies alles kommuniziert ist und die hilfesuchende Person sich für das Erlernen des Gelenkschutzes entscheidet, mache ich persönlich gerne einen Ausflug in die Theorie der Verhaltensänderung. Der Grund findet sich in der Theorie selbst. Mit mehr Wissen kann besseres Verständnis entstehen. Wenn später der Zeitpunkt kommt, in dem nach Lösungen gedrängt wird, kann ich wieder zu dieser Seite zurückblättern und darauf verweisen, in welcher Phase der Verhaltensänderung sich die jeweilige Person gerade befindet. Erfahrungsgemäß minimiert das bei allen Beteiligten den Druck, Ergebnisse liefern und fühlen zu müssen.

Für die Broschüre entscheide ich mich für das vereinfachte Modell von Balm (S. 26), in dem nur die sechs Schritte abgebildet sind. Bei zu komplexen Verhältnissen verlieren Sie unweigerlich die Zuhörerschaft. Nutzen Sie auch hier die Macht des Storytellings (S. 28), wie es bereits in Kap. 2.1.2 beschrieben wurde. Zeigen Sie, dass Verhaltensänderung eigentlich ein Kinderspiel ist, vor allem, wenn eine dermaßen hochprofessionelle therapeutische Begleitung angeboten wird.

Los geht's!

1. Offen sein für Veränderung

So Sie dies alles gut in Wort und Bild gebracht haben, kann die eigentliche Intervention beginnen. Ihr Gegenüber sitzt immer noch gespannt vor Ihnen? Dann starten Sie mit einer Wertschätzung, in der Sie das Erreichen des ersten Zwischenziels lobpreisen. Offenheit kann abgehakt werden. Stärker noch kann hier gesagt werden, dass die Person, die so dringend nach Lösungen sucht, einige davon vielleicht schon kennt und umsetzt! Denn Not macht erfinderisch, und daran sieht man, dass die Umsetzung von Gelenkschutzmaßnahmen und somit Verhaltensänderung gar nicht so schwierig ist.

2. Verstehen

Wie auch in diesem Buch so darf der zweite Punkt auch in der Therapie und dem auszugebenden Informationsmaterial ruhig mehr Platz einnehmen. Sie können ihn so aufteilen, wie Sie es selbst gelesen und gelernt haben, in:

- Anatomie, Physiologie und Pathologie
- Physik
- Schmerz

Oder Sie suchen sich eine eigene passende Variante. Wie auch immer Sie es angehen, nun ist der Zeitpunkt gekommen, um multimedial zu arbeiten und so viele Sinne wie möglich anzuregen. Gestal-

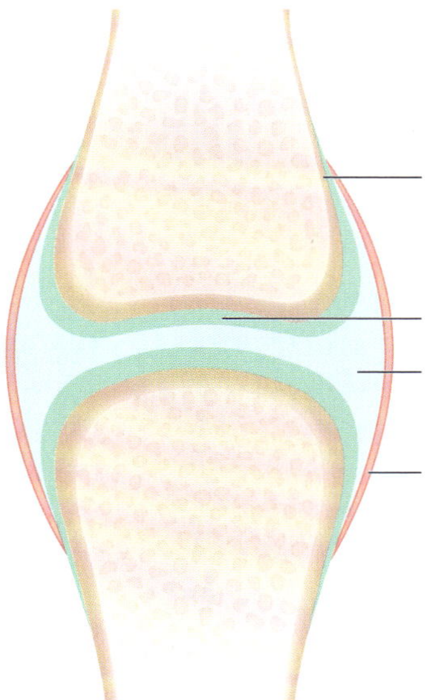

Abb. 6.8 Visuelle Unterstützung zur Erklärung der Anatomie eines gesunden Gelenks.

ten Sie sich Bilder von gesunden Gelenken, in die Sie vielleicht die wichtigsten Unterteile noch selbst vor Ort einzeichnen können (▶ Abb. 6.8). Hierdurch kreieren Sie direkt einen pädagogisch ansprechenden Moment des Lernens. Oder aber Sie schaffen es, ein gesundes Gelenk so zu übermalen, dass es ein arthrotisches Gelenk ist. Die Gelenkzerstörung würde fast fühlbar.

Menschen, die meine Praxis aufsuchen, werden in regelmäßigen Abständen auch mit übergroßen Gelenkmodellen aus Styropor mit einem Abwaschschwamm als Knorpel überrumpelt oder müssen dabei zusehen, wie ich dem Skelettmodell einer Hand Gewalt antue, wenn ich sein CMC-Gelenk luxiere. Egal wie Sie es darstellen, nutzen Sie dazu weitläufige, jedoch ebenso einfache Erklärungen. Am Ende soll Ihr Gegenüber in der Lage sein zu erklären, warum die gesundheitsfördernden Maßnahmen aus der Einleitung der Gesundheit wirklich zuträglich sind.

Ob Sie bei der Besprechung des Schmerzes den Wochenplan in die Broschüre integrieren oder als zusätzliches Arbeitsblatt aus dem Ordner zaubern, bleibt Ihnen überlassen. Sie sollten ihn lediglich leicht bei der Hand haben.

3. Wollen

Daten und Fakten lassen sich leicht darstellen. Da es jedoch ab nun individuell und subjektiv wird, wird auch die visuelle Gestaltung der Broschüre herausfordernder. In meiner Version wandelt die Informationsbroschüre nun ihr Bild und wird zu einem Workbook mit viel Platz für eigene Inhalte.

Wollen war die Phase des Sehen-Lernens (S. 83). Es sollen folgende drei Fragen bearbeitet und beantwortet werden:

- Welche Handlungen sind direkt schmerzhaft?
- Welche Handlungen verursachen bei längerer Ausführung Beschwerden?
- Welche Handlungen sind nicht schmerzhaft, dennoch übermäßig belastend für die Hände?

Eine Tabelle direkt im Anschluss oder unter jeder Frage ausreichend Platz zum Schreiben sind Varianten, diesen Punkt zu gestalten.

Idealerweise wird dieser Veränderungsschritt wirklich in einem Alltagssetting durchgeführt. In der Therapieküche, beim Hausbesuch oder in der mit den am häufigsten genutzten Gegenständen ausgestatteten Praxis lässt sich viel ausprobieren und erfühlen. Da dieses optimale Setting leider nicht überall vorhanden ist, bleibt es Ihrer Fantasie und Erfahrung überlassen, ob Sie dieses Thema mit Beispielbildern unterstützen.

4. Können

Bereits in Kap. 4.4 wurde darauf hingewiesen, dass das Auseinanderreißen von *Wollen* und *Können* in der Realität gar nicht so einfach ist und darum auch zu Schwierigkeiten in der Darstellung führen kann. In einer Version hatte ich mich dazu entschlossen, in dieser Veränderungsphase die Zielsetzung intensiv zu bearbeiten. In einer anderen, die psychisch-emotionalen Fähigkeiten der Selbstfürsorge zu vertiefen. Auch hier wird Ihre Klientel ausschlaggebend dafür sein, wofür Sie sich entscheiden.

5. Veränderung ausführen

Nun kommt der Punkt, auf den alle Beteiligten so lange gewartet haben. Die Veränderung darf ausgeführt werden. In diesem Buch wurde Ihnen dies anhand des PEOP-Modells (S. 88) verdeutlicht. Diese Weisheit möchte ich auch hilfesuchenden Personen nicht vorenthalten. Es folgt somit noch einmal ein kleiner Schritt zurück zum *Verstehen*, bei dem dieses Modell und seine Alltagsrelevanz näher erläutert werden. Wie immer anhand eines Beispiels aus dem täglichen Leben der Person, die Sie um Hilfe gebeten hat.

Bereits in Kap. 4.5 steht geschrieben, dass meine bevorzugte Veränderungsreihenfolge die der Person, der Umgebung und dann der Handlung ist. Wenn Sie sich mit einer anderen wohler fühlen, ist das auch in Ordnung, solange Sie wirklich alle drei Teile besprechen. Beginnen wir vorerst also mit der Person, bei der es darum geht, Gegenstände anders zu halten, zu manipulieren oder zu bewegen. Die entsprechenden Handlungsanweisungen sind:

- Handfläche statt Finger
- Beidhändig statt einhändig
- Der ganze Körper statt nur die Hand
- Schieben statt ziehen
- Ergonomisches Arbeiten und Handeln

Die Darstellungsmöglichkeiten sind so divers wie das Leben. Ob mit einer nüchternen Tabelle, die Sie mit Real-Life-Aktivitäten, also Ausprobieren anhand von Alltagshandlungen, zum Leben erwecken, oder anhand von Bildern oder Videos, bleibt wieder einmal Ihnen überlassen. Sie merken schon: Bis die Broschüre in den Druck geht, sind Sie meisterlich im Treffen von Entscheidungen.

Da es bei der Umgebung sehr viel um Hilfsmittel oder bereits vorhandenes Arbeitsmaterial und seine Qualität geht, sind auch hier Bilder oder richtige Hilfsmittel zum Be-greifen oftmals die erste Wahl. Im Internet finden sich zahlreiche Websites zu diesem Thema, die ansprechend gestaltet sind und auch einen Blick im Therapiesetting zulassen.

Wenn es schlussendlich um die Veränderung von Handlungen geht, braucht es abermals einen Edukationsteil. Hier können Sie den Unterschied zwischen Müdigkeit und Schmerz zum Besten geben, wenn Sie dies nicht schon anfangs getan haben. Oder Sie nutzen den Zeitpunkt, um diesen Inhalt einfach noch einmal zu wiederholen. Auch auf den Balanceakt zwischen Belastung und Belastbarkeit sollte näher eingegangen werden, bevor Sie zum Highlight dieses Punktes kommen: ▶ Tab. 4.1. Bei diesem rate ich dringend dazu, es gemeinsam in der Therapie auszuführen. Planen Sie also eine entsprechende Tabelle in Ihrer Broschüre oder haben Sie ein Arbeitsblatt zur Hand.

6. Durchhalten

Wenn das alles geschafft ist, sollten bereits die ersten Veränderungen geschehen sein. Es fehlt nur noch, diese eine Zeit lang durchzuhalten. Um das zu vereinfachen, können Sie Tipps mitgeben oder mit der mittlerweile in Änderung befindlichen Person erarbeiten.

Beispiele hierfür wären:

- Legen Sie sich diese Broschüre in Ihr tägliches Blickfeld.
- Nutzen Sie Gedankenstützen wie Post-its.
- Sprechen Sie mit Ihrer Familie und in Ihrem Freundeskreis über Ihre Veränderungen.
- Schreiben Sie sich Ihre – möglichst kleinen – Ziele auf und haken Sie ab, was Sie erreicht haben.
- Belohnen Sie sich!

Die letzte Seite

Kennen Sie das, wenn Ihnen zu Hause etwas einfällt, was Sie jemanden fragen wollen, und wenn Sie dann bei der Person sind, ist Ihr Gedächtnis vollkommen leer und ausgelöscht?

Besuche bei jeglichem Personal der Gesundheitsdienstleistungen erhöhen den Blutdruck und verstärken den Löscheffekt. Ich habe mir angewöhnt, die Rückseite der Broschüre immer als Notizseite einzurichten – und sie wird tatsächlich gerne und ausgiebig genutzt.

Vergessen Sie außerdem nicht, Ihre Kontaktdaten anzugeben. Schließlich fällt diese Broschüre nicht nur unter Informationsvermittlung, sondern auch unter Marketingmaßnahme.

6.5.4 Ein Gelenkschutzjunkie in der Großküche

Herr B. ist Anfang 50, verheiratet und Vater dreier Kinder. Er wohnt mit seiner Familie und einem kleinen Hund in einem Reihenhaus mit Garten. Sofern es die Zeit ihm erlaubt, macht er Krafttraining, Triathlon, spielt Tennis und geht gerne Skifahren.

Als diätisch geschulter Koch leitet er die Großküche eines Rehabilitationszentrums. Aufgrund dieser Funktion, aber auch aufgrund seiner angeborenen und bereits operierten Hüftdysplasie ist er sehr gesundheitsbewusst.

Er gibt an, in den letzten fünf Jahren vermehrt Gelenkschmerzen und Krämpfe zu verspüren, welche in den vergangenen Monaten stärker und mehr wurden. Besonders der gleichbleibende Griff beim Autofahren (der tägliche Weg zur Arbeit beträgt 85 km pro Strecke) wird als anstrengend erfahren, jedoch stellen ihn auch Schraubverschlüsse und das Halten von Gewichten vor immer größere Herausforderungen. Herr B. ist Rechtshänder, verspürt die Beschwerden beidseits, wobei die Gelenkschmerzen eher links, die Krämpfe jedoch rechts auftreten. Wärme empfand er als angenehm, während Kälte die Schmerzen eher verstärkte. Herr B. kommt mit dem Ziel zu mir, Übungen für zu Hause kennenzulernen, damit die Schmerzen und die Krämpfe weniger werden.

Die erste Therapieeinheit

Nach eingehender Untersuchung der Hände stellt sich ein Triggerfinger als Ursache für die Krämpfe in der rechten Hand heraus. Die Zeit, die es braucht, um hierfür eine Schiene zu produzieren, nutze ich gerne, um Information rund um Möglichkeiten und Endlichkeiten des ausgesprochenen Wunsches zu kommunizieren. Übungen allein werden das Problem wahrscheinlich nicht beheben. Es folgt ein nicht unbedingt angenehmes Gespräch darüber, dass die Wünsche von Herrn B. in der Form, wie er es sich vorstellt, wohl nicht erfüllt werden. In dieser Zeit ist jedoch der Blickkontakt unweigerlich durch die Bastelarbeiten unterbrochen, was die Situation entschärft. Herr B. hat in dem Moment auch nichts Besseres zu tun als zuzuhören. Hierdurch entsteht ein zwangloser und wenig konfrontierender Kontext, in dem Edukation quasi nebenbei geschieht.

Das Interesse von Herrn B. ist dank seiner bereits sehr gesundheitsfördernden Einstellung schnell gewonnen. Er ist offen für Veränderung und wir können direkt mit dem Gelenkschutz starten. Bereits bei der Erklärung von Anatomie, Pathologie und Physik wird sein Interesse spürbar größer und es zeigt sich eine wunderbare Eigenschaft: Herr B. hat die Angewohnheit, selbstständig Gesagtes für sich zu wiederholen, um sicher zu sein, dass er alles richtig versteht. Obendrein reflektiert er bereits in dieser Phase sein eigenes Handeln. Großartig! Ich freue mich wie ein frisch lackiertes Hutschpferd über so viel Gespür für das eigene Sein!

Die zweite Therapieeinheit

Seine erste Hausübung ist *Sehen Lernen*, also das Wollen spürbar zu machen. Noch nie zuvor ist jemand mit einem dermaßen akribisch ausgefüllten Wochenplan zur Therapie erschienen. Mit strahlenden Augen beginnt Herr B. in der nächsten Einheit direkt damit, seine Aha-Erlebnisse zu präsentieren. Ursprünglich meinte er Übungen für zu Hause zu benötigen, da er dachte, mindestens 80 % seiner Arbeit mit Menüplanungen, Bestellungen und Mitarbeitermanagement hinterm Schreibtisch zu verbringen.

Der Wochenplan zeigt jedoch, wie falsch diese Selbsteinschätzung war. Jeden Dienstag kommen Großlieferungen, die kontrolliert, ausgepackt, wieder kontrolliert und verräumt werden müssen. Krankenstände zwingen Herrn B. in den letzten Wochen außerdem dazu, mehr in der Küche zu arbeiten. Und um die Qualität zu kontrollieren und zu wahren, übernimmt er sowieso jede Woche einmal mittags und einmal abends die Essensausgabe. Zusätzlich sind da noch die Azubis, welche ausgebildet werden wollen – und auch hier hat Herr B. gerne selbst die Finger im Spiel, da er seine pädagogischen, inhaltlichen und sozialen Werte unbedingt vermitteln will. Als er mit seiner Zusammenfassung fertig ist, sind 48 der 60 Minuten bereits vergangen. Ich habe gerade noch genug Zeit, die nächste Hausübung zu besprechen. Er soll sein Ziel reflektieren und gegebenenfalls anpassen. Ob diese Hausübung sinnvoll ist, weiß ich zu dem Zeitpunkt nicht. Herr B. ist bemerkenswert reflektiert, die Zielfindung in den meisten Fällen jedoch zu komplex, um sie ohne weitere Unterstützung zu durchlaufen.

Die dritte Therapieeinheit

In der nächsten Einheit zeigt sich: kein Problem für Herrn B. Aus „Ich möchte Übungen für zu Hause“ wird „Ich möchte lernen, was es braucht, um schmerzfrei zu leben. Ich habe gemerkt, dass meine Arbeit hierbei eine große Rolle spielt, denn nach dem Wochenende bin ich eigentlich schmerzfrei. Es gibt demnach Dinge, die ich eindeutig verändern muss. Ich mag meine Arbeit sehr. Ich werde somit alles tun, was notwendig ist, um dort noch lange sinnvoll tätig sein zu können.“

Ja, solche Aussagen bringen das Herz schon so zum Anschwellen, dass die Augen vor Freude übergehen. Und so geht es mit großen Schritten durch das Gelenkschutzprogramm. Jede Aussage meinerseits führt zu einer Darstellung seinerseits. Schon nach wenigen Minuten verwandelt sich meine Praxis gedanklich in seine Küche. Wir gehen gemeinsam durch die Gänge, wurschteln uns an der gerade eingetroffenen Lieferung vorbei und kämpfen mit dem Backrohr, bei dem es ganzen Körpereinsatz braucht, um es benutzen zu können. Wir filetieren 300 Portionen Fisch, strecken uns dabei gleichzeitig einmal die Rückenschmerzen weg und geben schlussendlich gemeinsam mit einem Azubi das Mittagessen aus. Eine Gedankenreise mit vielen Momenten der Einsicht.

Die Veränderungsideen sprudeln

Die Kartons, die die neue Ware beinhalten, hat Herr B. bisher mit den Händen auseinandergerissen. Unnötige Anstrengung mit unnötigem Frust, da die Kartons oftmals einfach zu stabil sind. Fortan wird es dazu ein kleines Teamevent geben, bei dem alle, die zu viel Frust angestaut haben, nach Herzenslust auf den Kartons herumspringen dürfen. Herr B. meint dazu augenzwinkernd: „Dann ist auch die tägliche Turnstunde abgedeckt.“

Die nächste Station war der unsägliche Backofen. Wie in der Großküche üblich befindet sich dieser in ordentlicher Greifhöhe, allerdings verselbstständigt sich die Tür, wenn man versucht, etwas hineinzuschieben oder herauszuholen. Ein ungünstiger Zustand, bedenkt man, dass sowohl die Tür als auch das Backblech heiß sind – und das Backblech noch dazu nicht Haushalts-, sondern Gastroküchengröße misst. Bisher musste mit einer Hand die Tür gehalten und mit der anderen das Backblech herausgenommen werden. Dann musste blitzschnell die zweite Hand die Tür loslassen und zum Backblech greifen, um dieses noch schneller so weit herauszuziehen, dass die Tür nicht auf das jeweilige Küchenpersonal fällt. Wobei in so einem Backrohr selten nur ein Blech auf Interaktion wartet. Sicherlich eine Cirque-du-Soleil-reife Vorstellung, bei der mir beim Zuhören schon Brandblasen und Daumenarthrosen gewachsen sind. Herr B. hat einen höheren Rollwagen gefunden, der nun gleichzeitig als Türstopper und Blechtransporteur agiert. Hierdurch reduziert sich der freie Raum in der Küche allerdings deutlich. Ein Minuspunkt, der dazu führt, dass sowohl die Kommunikation als auch die Abläufe in der Küche noch einmal um ein ganzes Level verbessert werden müssen.

Das Filetieren der Fische ist eine Tätigkeit, die in diesem Umfang wohl in keiner Küche der Welt mit Freude vollbracht wird. Sie belastet je nach Haltung den Nacken oder den gesamten Rücken, die Schultern sowie die Finger in einem unerträglichen Maße. Diese Aufgabe gibt Herr B. fortan schlichtweg an die Jugend ab. Eine wunderbare Aufgabe, die Azubis schon bald vollautonom durchführen können. Bei der Ausgabe des Mittagessens bemerkt Herr B. zudem die Sinnhaftigkeit des beidhändigen Arbeitens. Es wirkt zwar weniger elegant und braucht anfangs gefühlt mehr Zeit, die Belastung reduziert sich dadurch jedoch enorm, denn mehrere hundert Teller einhändig zu beladen und dann über den Tresen zu geben hat es in sich.

An dieser Stelle bemerkt Herr B., wie sehr er auch die Gesundheit und Zukunft seines Teams beeinflussen kann, indem er neue Verhaltensweisen vorlebt und vorgibt. Im selben Atemzug betont er, dass er Budget für Schuhe suchen wird. Denn bisher haben alle ihre Schuhe selbst gekauft, und was dabei herauskommt, ist keines Vollzeitjobs würdig, den man ausschließlich stehend und gehend verbringt. Und wer auf Kartons springen muss, braucht erst recht ordentliches Schuhwerk.

Nutzbringende Erkenntnisse – für alle Beteiligten

Herr B. schließt nach 145 Minuten Therapie mit den Worten: „Ich bin gekommen mit dem Gedanken, dass ich Übungen bekomme – und gehe mit einer Maßnahme, die insgesamt viel wertvoller ist. Sie haben mich in meiner Gesamtheit stärker und reflektierter gemacht und mir beigebracht, dass ich meinen Körper als Ganzes sehen muss. Ich freue mich schon darauf, wenn ich in ein paar Jahren bei der Planung einer neuen Küche beteiligt bin, denn diese wird Ihre therapeutische Handschrift tragen.“ Und ich freue mich darauf, diese Küche in all ihren ausgeklügelten Facetten sehen zu dürfen.

Jahrelang mit dem Gelenkschutz beschäftigt, habe ich mich immer wieder gefragt, wozu es eigentlich Pfannen gibt. Rein aus Sicht der laienhaften Köchin und derjenigen, die tagtäglich arthrotisch schwer veränderte Hände sieht, hat diese Gerätschaft in der Küche eigentlich nichts zu suchen. Herde mit offenem Feuer wurden größtenteils von ihren elektrischen Verwandten abgelöst, wodurch es auch keinen Stiel mehr braucht, um brandblasenfrei zu kochen. Der Hebel, den Pfannen entwickeln, ist einfach zu groß, um noch gesund zu sein. Ein Glück, dass Herr B. mich aufklären konnte. Die Antwort lautete ungefähr so:

„Oh je, Sie sind auch so eine! Ich versteh nicht, warum Frauen immer alles rühren müssen. Mit der Pfanne schwenkt man. Durchs Rühren erschlagen Sie die Nahrungsmittel doch nur. Die wollen jedoch liebevoll geschwenkt und bewegt werden. Zart und mit Feingefühl. Das geht mit einem Topf nicht. Hören Sie sich doch allein schon dieses Wort an. Topf. Klingt das wie Feingefühl? Nein. Das klingt nach Deckel drauf und gut ist. Mit der Pfanne schenken Sie den Lebensmitteln Aufmerksamkeit und geben ihnen einen liebevollen Schubs zum optimalen Garpunkt. Wenn Sie alles totrühren wollen, werfen Sie die Pfannen raus. Ich könnte mir das aber nicht vorstellen. Kochen ohne Pfannen. Das ist wie Radfahren mit einem Gang. Komplett unnötiger Gedanke.“

Wie gesagt: Man kann von jedem Menschen, der einem begegnet, noch etwas lernen. Ich zum Beispiel rühre nicht mehr in Pfannen. Meine ganz persönliche Veränderung. Angestoßen durch Verständnis, welches zugegeben weniger auf Information als auf dem Herzblut basiert, mit dem es transportiert wurde. Wir sind eben alle individuell.

6.6 Gelenkschutz im Gruppensetting

Von der Individualität zur Gruppe. Welch Übergang. Er lässt sich allerdings nicht vermeiden, denn Gelenkschutz lässt sich eben auch wunderbar im Gruppensetting umsetzen. Wobei Gruppe nicht gleich Gruppe ist. Bedeutet in Ihrem Setting „Gruppe“, dass Sie eine 3-mal 25-minütige „Rheumagruppe“ leiten, ist dies ein ganz anderes Setting als eine Art Kurs, den Sie mit freier Zeiteinteilung selbst anbieten können.

Grundsätzlich kann in der Gruppe, im Gegensatz zur 1:1-Therapie, viel mehr auf die Erfahrung der teilnehmenden Personen zurückgegriffen werden. Es kann ein Austausch in Bezug auf Beschwerden, Werte und Ziele stattfinden, was zu anregenden Gesprächen und Mini-Selbsthilfeeinheiten führen kann.

Die kommenden zwei Kapitel führen uns zuerst in besagte 3-mal 25 Minuten, um danach einen Tageskurs und seine Besonderheiten in Augenschein zu nehmen.

6.6.1 Die „Rheumagruppe“

Die Rheumagruppe zeichnet sich dadurch aus, dass sie in einem Setting stattfindet, das nur eine beschränkte Zeit zur Verfügung stellt, und dass keine bis kaum Einzeltherapien nebenher durchführbar sind. Die Zeit, die zur Verfügung steht, bewegt sich meistens zwischen 2–4 Stunden. Wie auch beim Gelenkschutz im Kurzverfahren (s. Kap. 6.1.1) müssen auch bei der Rheumagruppe aufgrund dieser zeitlichen Einschränkung oft Abstriche gemacht werden. Sie ist einer der Gründe dafür, warum Gelenkschutzprinzipien so haltbar sind. Es stellt sich allerdings die Frage, welchen Outcome diese Gruppen wirklich haben. So ist es manchmal sinnvoller, einzelne Prinzipien auszusuchen und diese konzentriert durchzuarbeiten. Je nach Publikum können diese sehr unterschiedlich sein.

Setting Seniorenheim

Denken Sie zum Beispiel an eine Rheumagruppe im Seniorenheim. Sowohl das Alter als auch das Setting schränken diese Personengruppe stark in ihren alltäglichen Aktivitäten ein. Es macht wohl wenig Sinn, hier Küchentätigkeiten und die Handhabung von Pfannen näher zu beleuchten. Umfangreiche Erklärungen der Anatomie dürfen Sie hier ebenfalls unter den Tisch fallen lassen. Je nach Institution sind eher Themen wie der Umgang mit Hilfsmitteln, Probleme beim Schließen von Knöpfen oder Reißverschlüssen, das Rausdrücken von Zahnpasta oder Duschgel und das Tragen von Tellern als Stapel oder in Kombination mit einem Hilfsmittel an der Tagesordnung. Im Idealfall haben Sie sich schon vorab einen Überblick über die Aktivitäten der dort wohnhaften Personen gemacht und passen die Themen entsprechend daran an.

Gerade im hochgeriatrischen Bereich lassen sich die einzelnen therapeutischen Interventionen nicht mehr leicht voneinander trennen, sondern sind so multifaktoriell wie die ausführenden Personen multimorbid. Das kann auch dazu führen, dass Gelenkschutz in anderen Therapieeinheiten miteingebunden werden kann. Ein gemeinsames Gegenständefinden und -raten in einem übergroßen Rapsbad kann sowohl eine soziale Intervention, Sensibilitätsförderung, kognitives Training oder durch die gezielte Bewegung der kleinen Fingergelenke eine Intervention zur Förderung der Gelenkgesundheit darstellen. Ebenso kann beim gemeinschaftlichen Hemden-Zusammenlegen der Umgang mit einer Knopfschließe ausgiebig geübt werden, während eine Diskussion über die Knöpfe zu Kindheitszeiten aus Hirschhorn oder Zwirn die Erinnerungen ankurbelt.

Nach Vorbild des Response-to-Intervention-Modells (▶ Abb. 6.9) der schulbasierten Ergotherapie [95] ist es auch durchaus vorstellbar, erst Interventionen zu setzen, die für das gesamte Haus vorteilhaft sind. Dies könnten beispielsweise Seifenspender mit Bewegungssensoren in der Dusche sein. Hierdurch bleibt das Drücken von Hebeln oder Flaschen allen bewohnenden wie arbeitenden Menschen erspart. Als Nächstes könnte man sich zum

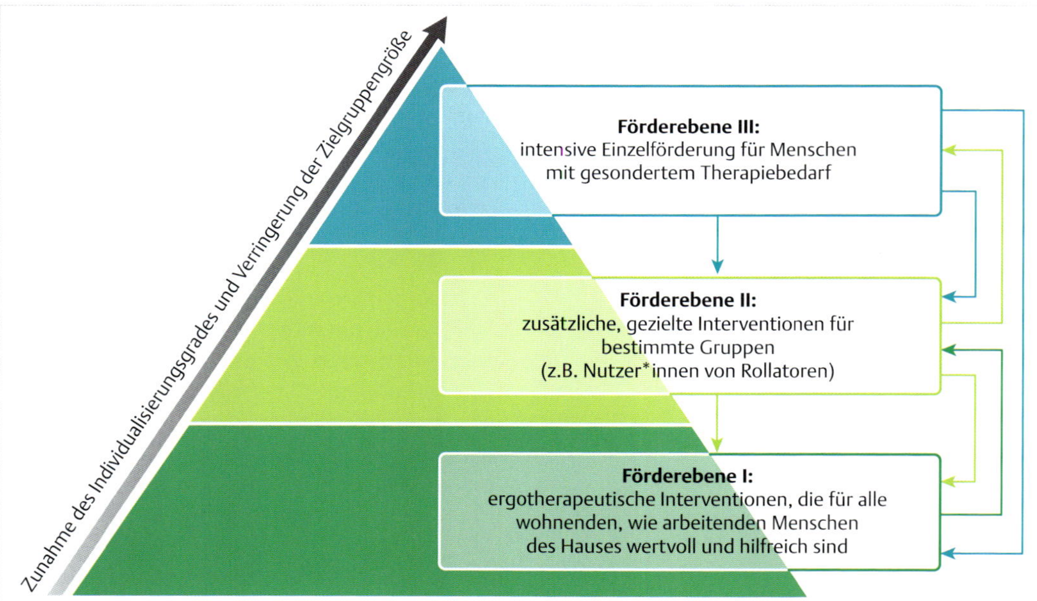

Abb. 6.9 Response-to-Intervention-Modell. Möchte man Gelenkschutz großflächig in einer Einrichtung implementieren, empfiehlt es sich, von der Mehrheit zur Einzelperson zu arbeiten. So können überschneidende Problematiken in einem Aufwischen behandelt werden.

Beispiel alle Menschen vorknöpfen, die mit Rollatoren unterwegs sind. Rollatoren richtig einstellen, Transportieren von Gegenständen und das Überbrücken von Hindernissen könnten multifaktorielle Themen mit Gelenkschutzhintergrund sein. Es ist ebenso denkbar, nur diejenigen zu selektieren, die rheumatische Diagnosen in ihrem Krankheitssammelalbum verzeichnet haben und daraus eine Trainingsgruppe zu gestalten. Diese Versammlungen sind auch bisher oft schon als sogenannte „Paraffingruppe“ vertreten. Die Spitze der Interventionspyramide formt dann die Einzelintervention, welche zur Schienenproduktion genutzt werden kann.

Setting Rehazentrum oder Kureinrichtung

Besagtes Modell lässt sich auch auf Rehabilitationszentren oder Kureinrichtungen übertragen. Der Unterschied findet sich darin, dass hier die Klientel keinen dauerhaften Wohnsitz einrichtet. Basale, allumfassende Maßnahmen können dennoch gesetzt werden. Bleiben wir bei besagtem automatischen, sensorgestützten Seifenspender. Dieser wird, wie zuvor in der Einrichtung für ältere Menschen mit Pflegebedarf, nun auch in der Kureinrichtung oder dem Rehabilitationszentrum flächendeckend verbaut.

Die gezielten Interventionen der Stufe zwei finden auch hier bereits als Vorträge oder im Gruppensetting statt und können weiterhin fortgeführt werden. Mit dem Unterschied, dass Sie nun auf bereits flächendeckend gesetzte Interventionen hinweisen können. Die Ihnen anvertrauten Personen haben hierdurch direkt Probematerial zum Begreifen, Beispiele und Ideen für zu Hause. Sie erweitern dadurch Ihre Intervention, ohne unnötig Zeit zu verlieren. Mit ein bisschen Glück vervielfältigt sich Ihre Information beim nächsten Essen auch unter den Gästen, die nicht die Chance hatten, Ihren Gelenkschutzgruppen beizuwohnen. Fallen aufgrund des Settings die Einzelinterventionen in Ihrer Arbeit flach, so ist dies hinzunehmen. Außer Sie fühlen sich als innovative Kämpferfigur. Dann bitte kämpfen Sie. Mich haben Sie bei Ihrem Einsatz für mehr Ergotherapie auf alle Fälle an Ihrer Seite.

6.6.2 Der Gelenkschutzkurs

Sie haben zu viel Zeit, suchen nach neuen Ideen, sich zu verwirklichen, oder bekommen von Ihrer Gemeinde unerwartet Geld, um eine gesundheitsfördernde Maßnahme anzubieten? Geben Sie Gelenkschutzkurse!

Meine Empfehlung für Kurse sind Gruppengrößen von 8–14 Personen, um die Gruppe einerseits vielseitig und andererseits gut handhabbar zu halten. Wobei die Größe natürlich auch davon abhängt, wie gut Sie selbst mit Gruppen jonglieren können. Auf jeden Fall sollten Sie sich im Voraus darüber Gedanken machen, ob Sie einen Tageskurs oder einen mehrteiligen Kurs halten wollen.

Kursformate

Ein Tageskurs von ca. 8 Lerneinheiten à 45 Minuten bietet die Gelegenheit, einander ausreichend kennenzulernen, was die Interaktion und den Austausch unter den Teilnehmenden fördert. Andererseits kann der Veränderungsprozess nur unzureichend begleitet werden. Ein mehrteiliger Kurs zu je 1–2 Stunden hingegen bietet diese Möglichkeit sehr wohl, hat jedoch den entscheidenden Nachteil einer wahrscheinlich eher langweiligen ersten Einheit. Für Veränderung braucht es Verständnis, und um dieses zu erlangen, braucht es zuallererst Information. Die erste Einheit wird somit vermutlich aus einer Vorstellungsrunde und Information bestehen. Um das Publikum hierbei für die nächste Einheit warmzuhalten, braucht es eine wirklich gute Präsenz und pädagogische Kenntnisse – oder aber einen vollkommen anderen, aktiveren Zugang.

Dies soll Sie auf keinen Fall von der Durchführung solcher Kurse abhalten, sondern Ihnen die Fallstricke verdeutlichen. Zu beachten ist nämlich in jedem Fall, dass die Grundideen Ihrer Klientel, die Wünsche und Ziele, weshalb sie Ihren Kurs bucht, keine anderen sind, als jene, welche sie in die Therapie führen: Schienen, Übungen und Zauberei. Überlegen Sie sich, wie es Ihnen ginge, wenn Sie einen Kurs buchen, bei dem Sie auf Übungen für Ihre Gesundheit hoffen, schlussendlich jedoch einen Vortrag bekommen. So oder so, Sie werden Abstriche machen müssen, welche jedoch durch andere bereichernde Faktoren ausgeglichen werden.

Merke

Auch im Gruppensetting gibt es Wünsche und Erwartungen. Nehmen Sie diese wahr und sprechen Sie sie aktiv an. Nur so können Sie alle Teilnehmenden von Anfang an voll in den Prozess miteinbeziehen.

Didaktische Aspekte

Im Gruppensetting braucht es unbedingt Interaktion. Bieten Sie Gelegenheiten und Instrumente, um viel auszuprobieren und Erlebnisse und Wahrnehmungen erzählen zu können. Sie werden merken, dass Sie mit Fortschreiten des Kurses die Regie abgeben und sich mehr der Moderation der Geschehnisse widmen können. Erfahrungsgemäß verselbstständigen sich Gruppen mit ähnlichen Wünschen, Zielen und Beschwerden, sobald ein gewisses Vertrauensmaß erreicht ist. Auch hier gilt: Lehnen Sie sich zurück und genießen Sie. Es wird Ihnen niemand übelnehmen, wenn schlussendlich Ihr Redeanteil eher klein war. Allein das Aussprechen der eigenen Eindrücke, noch mehr jedoch das Gehört-Werden und Sich-verstanden-Fühlen durch Gleichgesinnte, hat einen dermaßen wohligen Charakter, dass Ihnen alle Beteiligten dankbar sein werden. Nicht umsonst sind Selbsthilfegruppen so erfolgreich.

Im Gruppensetting haben Sie auch weniger Zeit, um auf die spezifischen Aktivitätsprobleme der einzelnen Teilnehmenden einzugehen. Das Ausfüllen eines Wochenplanes fällt vollkommen durch den Rost. Es bedarf einer globaleren Herangehensweise. Eine denkbare Art ist zum Beispiel, gemeinsam einen Tagesablauf zu gestalten. Ähnlich dem Spiel „Ich packe meinen Koffer“ ergänzen alle Personen einen Teil des Tages. Sie fangen an mit: „Ich stehe auf und …“, die erste Person ergänzt zum Beispiel „… und gehe ins Badezimmer.“

An dieser Stelle können Sie einen Einblick in ergotherapeutisches Denken geben. Mit der Feststellung „gehe ins Badezimmer“ ist es für die meisten Menschen schon getan. Für sie ist es recht klar, was im Badezimmer getan wird. Bei genauerem Hinsehen wird jedoch deutlich, dass dies keinesfalls einer genormten Handlung entspricht. Während für die einen morgendliches Duschen obligatorisch ist, ist es für die anderen optional. Manche verwenden elektrische Zahnbürsten, manche Schallzahnbürsten und wieder andere Handzahnbürsten. Kurze Haare werden vielleicht gar nicht beachtet, während lange Haare gebürstet und geflochten werden – und eine Glatze vielleicht sogar täglich nachgeschoren werden muss.

Lassen Sie die teilnehmenden Personen selbst darüber nachdenken und auch selbst entscheiden, wie sie die einzelnen Handlungen beschreiben. Einige werden Tätigkeiten erfinden, einige werden aus ihrem eigenen Tag erzählen, beides ist in Ordnung. In einem Kurs mit diesem Hintergrund und dieser Größenordnung kann nicht erwartet werden, dass alle ihr Innerstes nach außen kehren. Dennoch werden Normen und Werte genannt werden. Hierbei ist es von allergrößter Wichtigkeit, dass diese erkannt und gewahrt werden. Lassen Sie keinesfalls zu, dass jemand über die Art urteilt, wie Handlungen ausgeführt werden und welche Wichtigkeit ihnen gegeben wird. Nur so können Sie sicherstellen, dass alle Personen wirklich an ihren eigenen Baustellen arbeiten können.

Wenn Sie gemeinsam einen Tagesablauf skizziert haben, können Sie die einzelnen Tätigkeiten im Plenum begutachten. Welche Handlungen sind schmerzhaft, vielleicht auch bei anderen teilnehmenden Personen? Welche könnten nach längerer Ausführung zu Beschwerden führen und welche sind, wenn auch nicht schmerzhaft, so sicherlich belastend? Durch diese Übung trainieren Sie erste reflektorische Gedankengänge.

Danach könnten Sie Zeit geben, damit jeder für sich seinen Tagesablauf durchdenkt und Handlungen notiert, die als schmerzhaft erkannt wurden. Vielleicht schaffen es einige auch, Handlungen zu notieren, die größerer Aufmerksamkeit bedürfen. Hierdurch geben Sie erste Hilfestellung zum Verhaltensänderungsprozess. Wenn Sie danach auch noch die Zielformulierung üben oder gemeinsam sogar erste Veränderungsziele erarbeiten, halten die Teilnehmenden auch einen kleinen Leitfaden zum Durchhalten in ihren Händen.

Wie im Einzelsetting ist es auch in der Gruppe durchaus sinnvoll, Begreifen mit Greifen in Verbindung zu bringen. Halten Sie Pfannen, Scheren, Abwaschschwämme, Stifte, Besen und allerlei anderes Alltagsmaterial bereit, um das Sehen direkt im Kurs zu schulen. Regen Sie Diskussionen an und saugen Sie die Einfälle und Gedankengänge auf, die Ihnen entgegenschwappen. Ich hatte bisher noch keinen Kurs, der mir nicht neue Ideen oder Ansichten lieferte, und sei es nur die Aussage „Ich habe schon Falten im Gesicht, ich brauche sie nicht auch noch im Bett", die gefallen war, nachdem eine Kursteilnehmerin einer anderen vorgeschlagen hatte, der Einfachheit halber größere Leintücher/Bettlaken zu verwenden.

6.7 Zusammenfassung

Gelenkschutz findet in einem Beratungssetting statt. Dies ist ein wichtiger Hinweis für alle, die den Drang verspüren, Hands-on zu arbeiten. Die Rückbesinnung auf ein spezifisches ergotherapeutisches Modell und das kurze Innehalten bei den einzelnen Stadien helfen einerseits beim Zurücklehnen, andererseits unterstützen sie dabei, den Inhalt dort zu formen, wo chronischer Zeitmangel besteht oder gleich mehrere Menschen aufeinandertreffen. Zwei besondere Settings sind dort zu finden, wo es um Personen geht, die den Sinn der Präventivarbeit noch nicht sehen und dort, wo die therapiebedürftige Person jene ist, die eigentlich die Therapie anbietet. Wobei die beiden Szenarien gut und gerne auch ein und dasselbe sein können. Denn auch wir Menschen aus dem Gesundheitssektor handeln gerne erst dann, wenn wirklich Bedarf besteht.

Bevor Sie jedoch versuchen, Gelenkschutz dort an die Frau oder den Mann zu bringen, wo der Bedarf nur einseitig erkannt wird, optimieren Sie Ihre Beratung in Situationen, wo danach verlangt wird. Holen Sie den Gelenkschutzzettel aus der Lade, hauchen Sie ihm Leben ein und sorgen Sie so dafür, dass die Therapie ein Erlebnis wird. Für die Vermittlung von Gelenkschutz gibt es keine Gebrauchsanleitung wie für Sehnenverletzungen. Sie beruht auf Kommunikation, Wissen, empathischen und sozialen Fähigkeiten und Ihrer hauseigenen Freude am Thema. Das Gute ist jedoch: Alles ist besser als der graue Zettel.

Selbst wenn Ihr Gegenüber die Augen nur mit Mühe offen halten kann, ist dies ein großartiger Moment, denn Sie lernen, was nicht funktioniert. Und da die Steigerungsmöglichkeit einzig darin besteht, dass besagte Person noch während der Therapie ins Koma fällt, können Sie mit ruhigem Gewissen spontan auch eine neue Variante ausprobieren. Stellen Sie eine offene Frage und sehen Sie, ob die kleiner werdenden Augen auch wieder an Fläche gewinnen können. Oder nutzen Sie den Moment für eine kleine Reflexion. Sitzen Sie in der Expertenfalle fest oder sind Sie vielleicht einfach zu schnell für die andere Person? Selbst wenn Sie während dieser gedanklichen Pause das Sprechen einstellen, wird Ihnen Aufmerksamkeit zuteilwerden. Stille regt zum Denken an.

Mit diesen neuen Erfahrungen bepackt, können Sie voller Tatendrang das Projekt „Gelenkschutzbroschüre" angehen. Bedienen Sie sich hierfür der Selbstbauanleitung oder lassen Sie Ihrer Kreativität freien Lauf. Ich bin mir sicher, auch Sie werden Begegnungen wie die mit Herrn B. haben und davon beflügelt dabei helfen, dem Gelenkschutz die Wertschätzung angedeihen zu lassen, die er verdient.

Und wenn Sie mehr Glücksgefühle dabei empfinden, vor Gruppen zu treten, so lässt das Thema auch dies großzügig zu. Werden Sie Expert*in für Gelenkschutz im Blitzverfahren oder begeben Sie sich mit Ihrem persönlichen Gelenkschutzprogramm auf Rundreise. Wie auch immer Sie es angehen: Ich freue mich über Rückmeldungen zu Ihrer erfolgreichen Umsetzung. Zögern Sie jedoch auch nicht, mich an weiteren Erkenntnissen teilhaben zu lassen, denn Wachstum geschieht, wenn wir uns erlauben, aus unseren Fehlern zu lernen und uns weiterzuentwickeln.

Literatur

[91] Heijsman A, Hrsg. Adviseren als ergotherapeut: competenties en verhalen uit de praktijk. Meppel, Niederlande: Boom Lemma; 2007

[92] Punzi L, Galozzi P, Luisetto R et al. Post-traumatic arthritis: overview on pathogenic mechanisms and role of inflammation. RMD Open 2016; 2(2): e000279. DOI: 10.1136/rmdopen-2016-000279

[93] Ergotherapie Austria Berufspolitikbeilage. ergotherapie 2022, 4

[94] Brown AL. „Mythos" Lernstile – die Evidenz und ihre Relevanz in der deutschsprachigen Mediendidaktik. Medienimpulse 2022, 60 (4). DOI: 10.21243/mi-04-22-08

[95] Huber C, Grosche M. Das Response-to-Intervention-Modell als Grundlage für einen inklusiven Paradigmenwechsel in der Sonderpädagogik. Zeitschrift für Heilpädagogik 2012, 63: 312–322

7 Anhang

Tab. 7.1 Wochenplan.

Zeit	Montag	Dienstag	Mittwoch	Donnerstag	Freitag	Samstag	Sonntag
06:00							
06:30							
07:00							
07:30							
08:00							
08:30							
09:00							
09:30							
10:00							
10:30							
11:00							
11:30							
12:00							
12:30							
13:00							
13:30							
14:00							
14:30							
15:00							
15:30							
16:00							
16:30							
17:00							
17:30							
18:00							
18:30							
19:00							
19:30							
20:00							

Tab. 7.1 Fortsetzung

Zeit	Montag	Dienstag	Mittwoch	Donnerstag	Freitag	Samstag	Sonntag
20:30							
21:00							
21:30							
22:00							

Tab. 7.2 Handlungs-Scoring.

Handlung	Wichtigkeit (0–10)	Energie (-10–10)	Summe

Sachverzeichnis

W

Z